Die unpässliche Frau

Sabine Hering, Gudrun Maierhof

Die unpässliche Frau

Sozialgeschichte der Menstruation
und Hygiene

Mabuse-Verlag
Frankfurt am Main

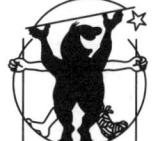

Bibliografische Information der Deutschen Bibliothek
Die Deutsche Bibliothek verzeichnet diese Publikation
in der Deutschen Nationalbibliografie; detaillierte
bibliografische Angaben sind im Internet abrufbar
über http://dnb.ddb.de.

© 2002 Mabuse-Verlag GmbH
Kasseler Str. 1a
60486 Frankfurt am Main
Tel.: 069 / 97 07 40 71
Fax: 069 / 70 41 52
E-Mail: info@mabuse-verlag.de
www.mabuse-verlag.de

Dieses Buch wurde hergestellt mit freundlicher Unterstützung
der Procter & Gamble GmbH (Schwalbach am Taunus)

Umschlaggestaltung: Karin Dienst unter Verwendung
eines Bildes von Anne Eusterschulte und Jürgen Brinkmann
Satz: Karin Dienst, Frankfurt am Main
Druck: FVA, Fuldaer Verlagsagentur GmbH
ISBN: 3-933050-99-5
Printed in Germany

Inhalt

Vorwort 7

Vorwort zur 2. Auflage 9

»Der Uterus als Ursache von tausend Übeln«. Die Vorgeschichte

Die frühen Menstruationslehren 13

Der Medicus und die Weibs=Personen der Neuzeit 22

Das Ei des Dr. von Baer 26

»Das Weib ist eben Weib, nur durch seine Eierstöcke«. 1860 – 1900

Die Gynäkologie und die Frauen der Kaiserzeit 29

Die Menstruation als Krise 31

Das »periodische Irre-Sein« der Frauen 34

»Hygiene des Gemüts und Diätetik der Seele« 37

Das »immer kranke«Weib –
Menstruationsbeschwerden und deren Therapie 44

Vom Uterus zum Eierstock 50

Die Frau verläßt das Haus. 1900 – 1918

Die sexuelle Reformbewegung 55

Neues aus der Menstruationsforschung 57

Die Menstruation als Schnupfen? –
Regelbeschwerden und deren Therapie 59

Alte Reden über moderne Frauen 63

Wäsche, Waschungen und Wegwerfbinden 66

»Kriegstüchtig sei der Mann und gebärtüchtig das Weib!« 70

Sie radeln wie ein Mann, Madame! 72

»Die Menstruation ist dein bester Freund«. 1918 – 1933

Die neue Frau und ihre Tage 77

Die Selbstentgiftung des Körpers 80

»Deine Hormone – Dein Schicksal?« 83

Das Leben in Perioden 85

Die »schlechte«Periode 87

»Gebärneid« versus »Penisneid« 90

Die »blutige Tragödie« der Frau 94

»Wir brauchen eierstockstabile Frauen!«. 1933 – 1945

Das Vorbild der Ahnen 99
Die Ärzteschaft im Nationalsozialismus 100
»Körperlich-seelische Ertüchtigung« 102
»Was soll man nun für eine Therapie betreiben?« 103
Aufklärung für die »Mütter von morgen« 106
Die »gesunde und gepflegte Frau« 109
Die weibliche »Schwachstelle« 112
Die »Kasernierungsamenorrhoe« 115
Abgründe medizinischer Forschung 117
»Dem Führer (k)ein Kind schenken!« 119

»Die blutige Träne der Frau«. 1945 – 1965

Was gibt es Neues in der Medizin? 123
Hungerjahre und Wirtschaftswunder 128
»Therapieversager werden nicht gesehen!« 131
»Bei allem Respekt vor Großmama...« 135
»Ich sehe was, was Du nicht siehst!« 139

»Don't worry – be happy!«. 1965 – 1985

Die Aufklärung – Ausbruch aus der Unmündigkeit 143
Die »sexuelle Revolution« 145
Dein Körper – das unbekannte Wesen 146
»Schwestern, zerreißt Eure Ketten ...« 150
Magierinnen oder Medizin-Männer? 156
Drei Dinge braucht die Frau: Reinheit, Normalität
und den Willen zur Verfügbarkeit 159

Neues und Altes zu Menstruation
und Hygiene – Ein Ausblick 163

Anhang

Glossar 171
Ausgewählte Literatur 175
Abbildungsnachweis 181
Die Autorinnen 183

Vorwort

»Mit Blut Schreiben!«
(Nietzsche)

In den 60er Jahren, so wurde uns berichtet, stand eine renommierte Fotofirma Baden-Württembergs kurz vor der Pleite. Die meisten der entwickelten Bilder wiesen schwarze Flecken auf. Ein Akt der Sabotage? Nein! Die Nachforschungen entlarvten die Mitarbeiterinnen der Entwicklungsabteilung als unfreiwillige Täterinnen: Ihr Menstrualschweiß – so hieß es – habe sich mit den Silbersalzen verbunden und auf diese Weise die häßlichen Flecken auf den Fotos verursacht. Die Frauen wurden daraufhin in andere Abteilungen versetzt oder entlassen.

In der Firmenleitung mag sich heute niemand mehr dieser Vorgänge entsinnen, aber die Belegschaft weiß nicht nur von der damaligen Krise zu berichten, sie glaubt auch nach wie vor felsenfest daran, daß es tatsächlich der Menstrualschweiß gewesen sei, der sie damals fast alle um ihren Arbeitsplatz gebracht habe.

Dies ist – wie gesagt – keine Geschichte aus dem Mittelalter, sondern eine Begebenheit aus einer Ära, in der Kernspaltung, Raumfahrttechnik und Microchips bereits zu den Standards wissenschaftlichen Fortschritts gezählt wurden. Dennoch erinnert der Vorfall an die alten Volksmythen von der Unreinheit der Frau und der Giftigkeit des Menstrualblutes. Und er erinnert auch daran, daß dieser Volksaberglaube – bis ins 20. Jahrhundert hinein nicht zuletzt von den Medizinern gestützt – seine Wirksamkeit behielt.

Für die Menstruierenden hieß dies: Das Blut muß fließen, sonst vergiftet die Frau sich nicht nur selber, sondern sie infiziert auch Lebensmittel, Blumen, Muttermilch und vieles mehr. Die wohlmeinenden hygienischen Ratschläge besagten deshalb, daß alles zu unterlassen sei, was den Blutstrom zum Versiegen bringen könne: z.B. Waschungen, Wäschewechsel u.ä.

Die Resultate solcher Vorschriften verwiesen die Frauen zwangsläufig ins Abseits und bestätigten damit das traditionelle männlichen Credo: Die Frau gehört ins Haus! Außerdem zeitigte der »Giftwahn« Folgen in Form von Vorurteilen und Arbeitsverboten bis in unsere Zeit hinein – nicht nur im Bereich der Fotochemie.

Aber damit nicht genug! Neben der Vorstellung vom Menstrualgift findet sich ein zweiter Markstein, der geeignet erscheint, den uneingeschränkten Zugang der Frau zu Öffentlichkeit und Beruf zu versperren: das Bild von der durch die Menstruation geschwächten, kränkelnden und nur begrenzt einsatzbereiten Frau.

Dieses Bild hat seinen festen Platz im allgemeinen Bewußtsein gefunden – egal, ob eine Frau sich im »Menstruationsalter« befindet oder nicht, ob sie gerade menstruiert oder nicht, und ob sie unter der Menstruation leidet oder nicht.

Die Frauenrechtlerin Hedwig Dohm hat dieses Phänomen bereits 1903 folgendermaßen kommentiert: »*Natürlich weiß ich, daß es eine große Anzahl von weiblichen Individuen gibt, die während der Menstruation mehr oder minder leidend sind. Das größte Kontingent zu diesen Leidenden stellen die Blutarmen. Wir wollen aber doch nicht auf der Blutarmut eine Gesellschaftsordnung gründen!*« (Die Antifeministin, 1903, S. 39)

Die Gesellschaftsordnung, auf die Hedwig Dohm anspielt, ist gekennzeichnet durch jene patriarchale Tradition, welche die Frauen als Gesamtheit diskriminiert und ausgrenzt – nicht zuletzt aufgrund ihrer periodischen Blutungen.

Unsere Beschäftigung mit dem Thema Menstruation und Hygiene – vor allem die Lektüre der gynäkologischen Schriften – trug nicht nur, Schritt für Schritt, zur Bestätigung der gesellschaftspolitischen Bedeutung der »Menstrualfrage« bei, sondern sie zeigte auch in frappierender Weise, wie sehr sich das Frauenbild einer jeden Epoche in diesen Texten widerspiegelt: Die leidenschaftliche, die gefährliche, die kranke, die hysterische, die labile und die unzurechnungsfähige Frau – sie alle finden sich wieder in den Beschreibungen und Interpretationen des weiblichen Zyklus aus medizinischer Sicht.

Aber wir fanden auch ganz andere Quellen, die die Menstruation als Zeichen der Erneuerung und als Symbol weiblicher Kraft deuten. Vor allem die neue Frauenbewegung hat sich das Verdienst erworben, nicht nur die »vorgeschichtlichen« und ethnologisch bedeutsamen Zugänge zu einem positiven Menstruationsverständnis freizulegen, sondern auch zur Entmystifizierung der Sache beizutragen.

So erweist sich die Menstruation bei genauerer Betrachtung als kein festumrissener, vorwiegend pathologischer Vorgang, sondern als Plattform für die unterschiedlichsten »zeitgeistigen« Projektionen und Zuschreibungen. – Und vor allem eines wird deutlich: »Die Regel« ist keine Regel, sondern ein differenzierter, individueller Prozeß, aus dem keine allgemeingültigen Normen und Verbote abzuleiten sind. Trotz aller Fortschritte und aller Aufklärung gilt die Menstruation im allgemeinen Verständnis jedoch noch immer als etwas An-Rüchiges und Scham-Volles. Das Tabu ist nicht gebrochen.

Und die große »Menstruationsparade«, die die norwegische Schriftstellerin Gert Brantenberg in ihrem Roman »Die Töchter Egalias« beschreibt, gehört nach wie vor ins Reich der Utopie:

»Endlich war es soweit! Die großen Menstruationsspiele hatten begonnen (...) Zuerst kamen zwei dunkelrote Fahnen, die das Menstruationsblut symbolisierten, dann die Bläserinnen – ein Orchester von zwanzig schwangeren Frauen, die einen Triumphmarsch spielten – und anschließend eine Truppe aus fünfzehn Frauen, die mit verschiedenen Monatsbinden winkten, sie in die Luft warfen, wieder auffingen und mit ihnen – wenigstens fünf Binden auf einmal – geschickt jonglierten, während sie im Takt der Musik gingen. Am Ende des Zuges folgten die Männer mit den Kindern auf dem Arm oder an der Hand.« (S. 216f.)

Ob als »blutige Tragödie« oder als Anlaß für Triumphmärsche – die Menstruation erscheint in Vergangenheit, Gegenwart und Zukunft als ein Fokus der Weiblichkeit. Und die Beschäftigung damit erweist sich als einer der wesentlichen Zugänge zur »Frauenfrage«.

Wir danken allen, die uns während unserer Arbeit mit Rat und Tat zur Seite gestanden haben.

Vorwort zur 2. Auflage

Nach elf Jahren liegt endlich die 2. Auflage der »Sozialgeschichte der Menstruation und Hygiene« vor. Wir haben den Verlag gewechselt, ein anderes Format gewählt und kleinere Veränderungen inhaltlicher Art vorgenommen. Einige Bilder wurden herausgenommen, andere dafür hinzugefügt und die Ausgabe um einen Ausblick erweitert. In diesem Ausblick stellen wir »Neues und Altes zu Menstruation und Hygiene« vor. Mythen über das Gift im Blut, jüngste Forschungen über die Abschaffung der Menstruation sowie neue Entwicklungen in der Damenhygiene in den letzten Jahren werden hier thematisiert. Wir beenden diese Ausführungen mit der Beschreibung einiger Erfahrungen, die wir während unserer Lesungen machen konnten.

In den letzten Jahren hatten wir vielfach Gelegenheit, mit Frauen aus aller Welt über Menstruation zu sprechen. Wir reisten kreuz und quer durch Deutschland, um das Buch vorzustellen, und trafen auf ein interessiertes und offenes Publikum. Wir haben neue Ausdrücke für die Periode kennengelernt, etwa:

Besuch aus Rotenburg

Happy days

Meine Schönen

Rote Fahne

Während dieser Lesungen merkten wir aufs Neue, daß wir noch weit entfernt sind von einem befreiten Umgang mit den Tagen. Menstruationsparaden mit Schmuck aus Menstruationsbinden und Tampons, wie sie beispielsweise Gert Brantenberg in ihrem Buch »Die Töchter Egalias« beschreibt, konnten wir weder in Erfurt noch in Heide/Holstein entdecken. Auch die Menstruationshütten suchten wir vergeblich, obwohl diese Idee bei vielen Frauen auf Interesse stieß.

Immer noch äußerst selten wird das Mensblut kompostiert oder gar probiert, wie Germaine Greer bereits vor Jahren vorschlug. Für die Mädchen von heute – so unsere Erfahrung in den Menstruationsgruppen – sind die Tage nicht selten negativ besetzt. Es wird nach wie vor zu wenig gefeiert und zelebriert, auch zu selten bei Lampenlicht geschlafen, um den Zyklus wieder ins Lot zu bringen, lautet doch angeblich eine Regel: Bei Vollmond ovulieren, bei Neumond menstruieren!

Aus diesem Grund möchten wir über Neues und Interessantes aus der Menstruationsforschung berichten und die Diskussion über die Rosenblüte, die Days bzw. die Tage erneut anregen.

Unser Dank gilt dieses Mal den Mitarbeiterinnen und Mitarbeitern des Mabuse-Verlages, die den wesentlichen Impuls für die 2. Auflage gaben und sehr kooperativ waren. Im besonderen danken wir der Procter & Gamble GmbH (Schwalbach am Taunus), die das Erscheinen des Buches durch eine großzügige Abnahme ermöglicht hat.

Sabine Hering und Gudrun Maierhof, im August 2002

»Der Uterus als Ursache von tausend Übeln«

Die Vorgeschichte

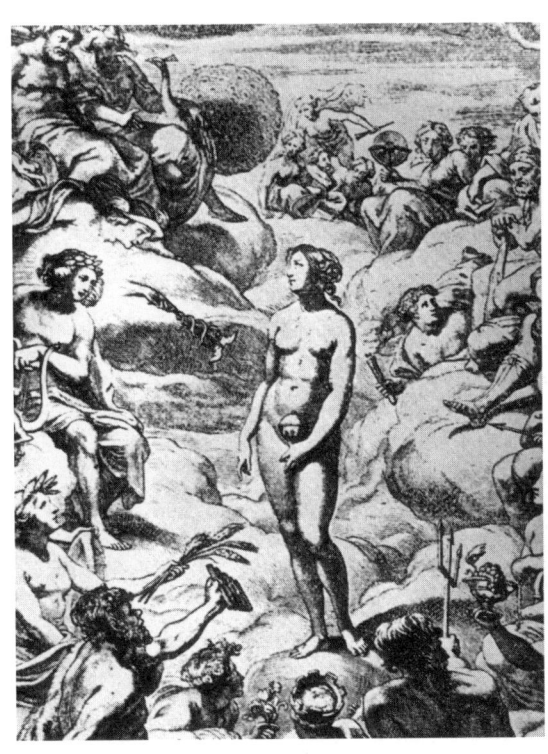

Die frühen Menstruationslehren

Im Jahr 1841 beschreibt der in Hamburg praktizierende Arzt Dr. Alexander in der damals üblichen Sprache den Vorgang, der unter fortschrittlichen Wissenschaftlern seiner Zeit mit dem Menstruationsbegriff verbunden wird.

»Die Menstruation ist eine Function des menschlichen, weiblichen Körpers, durch welche, wenn sie einmal nach vorhergehenden Naturanstregungen eingeleitet ist, ein Blutabgang aus den Genitalien [Geschlechtsorganen] statt findet, der einige Tage anhält, regelmäßig nach einem Mondsmonate wiederkehrt, durch Schwangerschaft und Säugegeschäft gehemmt und endlich durch ein gewisses Alter aufgehoben wird. Ihr erster Eintritt bezeichnet der Kindheit Ende, den Anbeginn der Geschlechtsreife; ihr Aufhören das Erlöschen der Geschlechtsverrichtungen.«[1]

Diese so einfach und verständlich klingende Erklärung umfaßt zwar noch nicht alle uns heute geläufigen Informationen, aber sie kennzeichnet einen wesentlichen Schritt in Richtung auf die moderne Gynäkologie [Frauenheilkunde] und beschließt die Ära einer tausende von Jahren währenden Geschichte der Mythen, Vorurteile und Irrtümer, die sich um das Phänomen Menstruation ranken. Daß auch die Folgezeit durchaus nicht frei von Mißverständnissen, ärztlichen Fehleinschätzungen und Aberglauben ist – bis in unser Jahrhundert hinein –, bleibt unbestritten. Dennoch bedeutet die Erkenntnis, die Dr. Alexander stellvertretend für zahlreiche seiner zeitgenössischen Kollegen formuliert, einen entscheidenden Fortschritt: Erstmals ist es gelungen, sich soweit Klarheit über die Beschaffenheit und Funktionsweisen des menschlichen Körpers zu verschaffen, daß die grundlegenden, zuvor die allgemeine Lehrmeinung bestimmenden Irrtümer ausgeschlossen werden können.

Die bis dahin bestehenden »Menstruationslehren« muten uns heute mehr als abenteuerlich an. Dennoch haben sie bis in die Mitte des 19. Jahrhunderts hinein das Verständnis der Ärzte geprägt – und sie finden im allgemeinen Volksglauben noch immer ihren Niederschlag.

Die Beschäftigung mit den Mythen und Irrlehren über die Menstruation deckt nicht nur einen Teil der Medizingeschichte auf, sondern läßt auch bedeutsame Aussagen über die Entwicklung des Frauenbildes zu. Die geschichtliche Stellung der Frau, ihre Rechte und ihre Diskriminierungen sind nicht zuletzt abhängig davon, welches Verständnis des Menstruationsvorgangs jeweils herrscht: ob sie als geheimnisvolle und mächtige oder als minderwertige und unreine, als starke oder schwache, als fruchtbringende oder makelhafte betrachtet wird.

---

1 Alexander, A.: Physiologie der Menstruation, Hamburg 1841, S. 1

Die Geschichte der Menstruationslehren und der daraus abgeleiteten Hygienevorschriften und -praktiken ist deshalb auch eine Geschichte der Ideologien und Erkenntnisse über den weiblichen Körper und das »weibliche Wesen«, den »weiblichen Charakter«.

Die Annahme, daß Frauen vor Beginn der abendländischen Geschichte aufgrund ihrer Gebärfähigkeit der Natur nähergestanden und deshalb in einem weniger getrübten Verhältnis zur Schöpfung gelebt hätten, läßt sich – zumindest angesichts der überlieferten Dokumente – nur sehr eingeschränkt aufrechterhalten.

Daß die frühen matriarchalen Kulturen die Menstruation nicht negativ besetzt haben, ist zumindest plausibel. Allerdings gibt es kaum gesicherte Zeugnisse über das weibliche Selbstverständnis dieser Epochen. Sicher ist, daß im Zentrum der religiösen Vorstellungen »die große Göttin« stand.

»Es handelte sich dabei nicht nur um eine milde, segenspendende Muttergottheit: Die große Göttin war nicht nur schön, sondern auch furchterregend für die Männer – eine reife, unabhängige Frau, die nur sich selbst gehörte.

Dieser Göttin wurden von ihren Geschlechtsgenossinnen auf kleinen Hausaltären Tonfigürchen geopfert, die die Form von nackten Frauenkörpern hatten. Diese Figürchen waren Opfergaben an die Göttin, sie stellten gleichzeitig die Gestalt gewordene Bitte dar, an der Macht der Göttin teilhaben zu dürfen. Einige Figürchen waren mit jeweils zwei oder drei Reihen zu jeweils 28 oder 29 Löchern bedeckt. Der Altertumsforscher Wolfgang Helck (...) nimmt an, daß es sich dabei um kleine Menstruations-Steckkalender handelt, die in ähnlicher Form auch noch im Mittelalter verwendet wurden.«[2]

Aber daraus läßt sich keine durchgängig positive Einstellung der Frauen zur Menstruation ableiten. Eine der frühesten erhaltenen Urkunden ist ein Tontäfelchen in Keilschrift aus dem Jahre 3000 v. Chr., auf dem zu lesen ist: *»Frauenpein hat meinen Körper ergriffen, lasset die Götter mir dieses Übel ausreissen.«*[3]

Aus dem knappen Zitat wird dreierlei deutlich: Eine Frau spricht selber über ihre Einstellung zur Menstruation, sie wird nicht von Männern dargestellt und interpretiert, wie es in der Folgezeit üblich ist. Sie äußert ihren Schmerz und ihren Zorn über ihren körperlichen Zustand, den sie offenkundig nicht akzeptiert. Und sie benennt die Menstruation als Übel – eine durchaus moderne Sichtweise angesichts der bis ins 20. Jahrhundert vorherrschenden Auffassung, daß die »monatliche Reinigung« ein für den weiblichen Körper gesunder und unerläßlicher Vorgang sei.

Aber es gibt auch ganz andere Ansätze:

»Die primitivste Vorstellung über die Menstruation ist sicher die, daß von außen her ein Dämon in den kritischen Tagen von der Frau Besitz ergreift, ihr also Schaden zufügt. Folgerichtig versucht man deshalb, diesen Dämon durch Zaubersprüche, Fetische oder gar Brech- und Abführmittel auszutreiben. Bestimmte Vorschriften versuchen, die Frauen vor diesen regelmäßig wiederkehrenden bösen Geistern zu bewahren, etwa, wenn ihnen ein besonderer, versteckter Eingang an der Rückseite der Hütte zugewiesen wird, um so die vor dem Haupteingang wartenden Dämonen zu täuschen.«[4]

---

2   Blume/Schneider: Die Regel, München 1984, S. 18
3   Hauser/Mambourg: Deutung und Bedeutung der Menstruationsblutung, in: Therapeutische Umschau 30, 1973, S. 472

Vor allem beherrscht das Bild der unreinen Menstruierenden die Vorstellung der Menschen. Viele der vorliegenden Schriftstücke dokumentieren nicht das Unbehagen der Betroffenen über ihren Zustand oder die Maßnahmen zur Hilfestellung für sie, sondern die Sorge der (männlichen) Umwelt über die Bedrohung, die von den Menstruierenden ausgeht.

Besonders aufschlußreich hierfür sind die Anweisungen des Alten Testaments im Dritten Buch Mose:

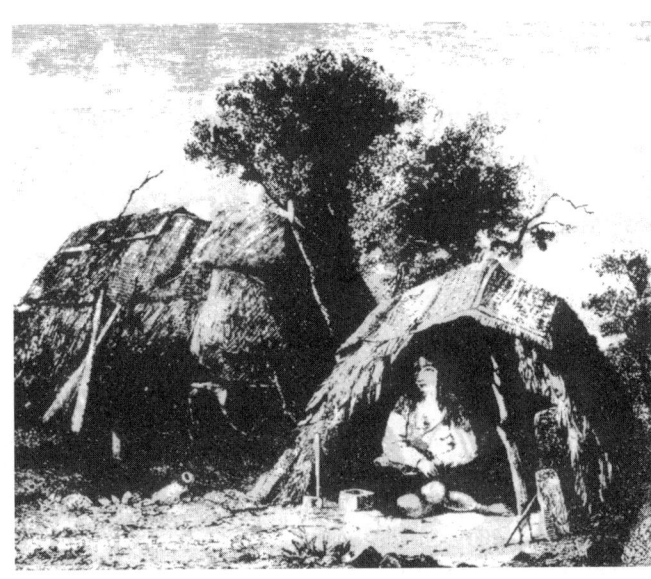

Indianische Menstruationshütte (Nordamerika)

»*Wenn ein Weib ihres Leibes Blutfluß hat, die soll sieben Tage beiseite getan werden; wer sie anrührt, der wird unrein sein bis auf den Abend. Und alles, worauf sie liegt, so lange sie ihre Zeit hat, wird unrein sein, und worauf sie sitzt, wird unrein sein. Und wer ihr Lager anrührte, der soll seine Kleider waschen und sich mit Wasser baden, und unrein sein bis auf den Abend (...) Und wenn ein Mann bei ihr liegt, und es kommt sie ihre Zeit an bei ihm, der wird sieben Tage unrein sein, und das Lager, darauf er gelegen ist, wird unrein sein. (...) Wird sie aber rein von ihrem Fluß, so soll sie sieben Tage zählen, danach soll sie rein sein. Und am achten Tag soll sie zwo Turteltauben und zwo junge Tauben nehmen und zum Priester bringen. Und der Priester soll aus einer machen ein Sündopfer, aus der anderen ein Brandopfer, und sie versöhnen vor dem Herrn über den Fluß ihrer Unreinheit.*«[5]

Diese Zeilen, die immer wieder als Beispiel für die »sinnvollen« hygienischen Vorschriften im israelitischen Raum benannt werden, kennzeichnen nicht nur die Vorstellung von der Unreinheit der Frau, sie geben auch ein Bild von ihrem 14 Tage währenden Ausschluß aus der Gemeinschaft – Monat für Monat. Darüber hinaus jedoch lassen sie sich bei näherer Betrachtung als durchaus wirksame bevölkerungspolitische Maßnahme deuten: Die Menstruation einer Frau dauert ungefähr eine Woche. Danach ist sie – nach alttestamenarischer Auffassung – noch eine weitere Woche unrein. Erst dann kann sie sich vom Priester reinigen lassen und wieder den Geschlechtsverkehr mit einem Mann vollziehen. Die Erfahrung mag damals schon gelehrt haben, daß vierzehn Tage nach Beginn der Menstruation der Eisprung – die Zeit der Empfängnisfähigkeit der

---

4   Schadewaldt, H.: Vorstellungen über die Entstehung und den Zweck der Menstruation, in: Med. Mitteilungen der Schering AG, 1978, S. 87

5   3. Buch Mose 15/19

Frau – liegt. Die Vorschrift, erst zu diesem Zeitpunkt den Verkehr wieder aufzunehmen, ist deshalb ohne Zweifel als Maßnahme zur Förderung des Kinderreichtums zu interpretieren.

Das im Alten Testament vorgeschriebene Verfahren räumt allerdings der Frau allein die Definitionsmacht über den Anfang und das Ende ihrer Menstruation ein, so daß sie sich, wenn sie den Zusammenhang durchschaut, dem Geschlechtsverkehr während ihrer empfängnisfähigen Tage entziehen kann.

Der Hinduismus kennt ähnliche Regelungen, die fast noch stärker die Bedrohung verdeutlichen, die angeblich von der menstruierenden Frau ausgehen soll.

»Sobald eine Frau von ihrem monatlichen Unwohlsein ergriffen ist, wird sie in einen gesonderten Raum gebracht und darf drei Tage lang mit keinem verkehren. Wenn mehrere Frauen sich in diesem Zustande an demselben Ort vereinigt befinden, so dürfen sie nicht miteinander sprechen. (...) Am 4. Tag geht sie zum Fluß, um sich durch ein Bad zu reinigen. Auf dem Weg dorthin schreitet sie mit gesenktem Haupt und nimmt sich in acht, niemanden anzusehen, weil ihre Blicke allein diejenigen beschmutzen, auf die sie sie heftet. Sie geht in das Wasser und taucht darin 12mal unter, so daß ihr Körper ganz damit bedeckt ist. Dabei muß sie sorgfältig acht geben, daß ihr Blick nicht auf ein lebendes Wesen fällt. Dazu müssen ihre Augen jedesmal, wenn sie den Kopf aus dem Wasser herausstreckt, sich sogleich gegen die Sonne richten. Sie kehrt in das Haus zurück, und, indem sie dort eintritt, nimmt sie sich in acht, ihre Blicke nicht auf ihre Kinder zu heften; wenn sie es täte, würden sie den größten Gefahren ausgesetzt sein. Sie beeilt sich, einen Brahmanen kommen zu lassen, um die Reinigung zu vollenden.«

Fast alle alten Kulturen kennen eine besondere Menstruationskleidung und auch entsprechende hygienische Hilfsmittel.

»Die besondere Menstruationskleidung diente dem hygienischen Zweck, das abfließende Menstrualblut aufzufangen. Dafür wurden schon in den ältesten Zeiten Binden aus Bast, Fasern oder Gras benutzt. In China dienten vorgelegte Papiertüten demselben Zweck. Bei den Griechen wurden derartige Stoffvorlagen als Schutzbinden oder auch Lumpen/Fetzen bezeichnet. Diese wurden beim ersten Eintreten der Monatsblutung der die Menstruation schützenden Gottheit Artemis als Opfergabe dargebracht oder auch als Zeichen der Reife zeitlebens zuhause aufbewahrt. (...)

Zum anderen diente die Kostümierung der Kenntlichmachung, weil ja die menstruierenden Frauen von den meisten primitiven Völkerschaften als unrein angesehen wurden und daher schon die Berührung oder die Annäherung Unglück bringen sollte. Diese Warnkleidung mußte natürlich möglichst auffallend sein. Deshalb wurden die Frauen mit grellen Farben angemalt, mußten bestimmte, bunte Tücher tragen, einen auffallenden Ring anstecken oder eine besondere Haartracht anlegen.«[6]

Die ersten »naturwissenschaftlichen« Überlegungen zur Menstruation sind aus der Antike überliefert. Berühmte griechische und römische Philosophen, Mathematiker und Ärzte äußern sich zu den Regeln der Natur, zur Beschaffenheit des menschlichen Körpers und der weiblichen Psyche – auch im Zusammenhang mit der Frage der Menstruation.

---

6   Schadewaldt, a.a.O., S. 88 f.

Zumindest in den Fragen des weiblichen Zyklus setzen sie eine Reihe von Irrlehren in die Welt, die nicht nur zu ihrer Zeit als gültig betrachtet werden, sondern fast 2000 Jahre lang als unwiderlegbar gelten. – Dabei sind sich die Urheber dieser Lehren durchaus nicht einig. Aristoteles z.B. ist der Ansicht, daß die männlichen Keime die alleinige Ursache der Schwangerschaft sind. Die Gebärmutter ist

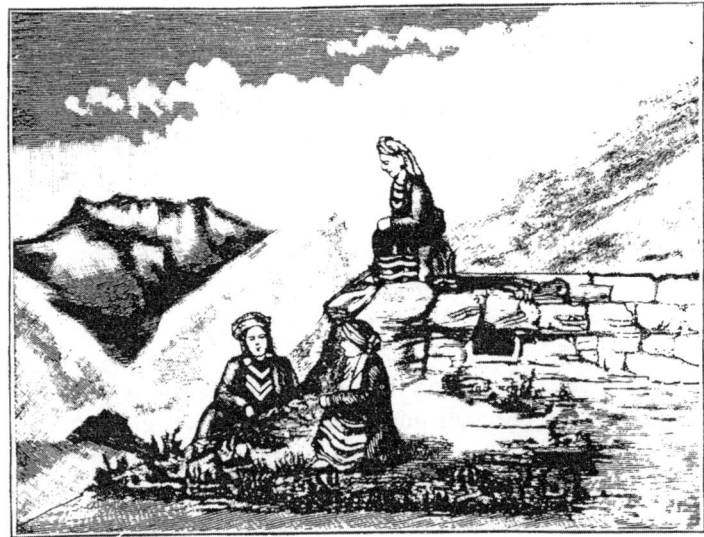

Kaukasische Menstruationshütte

ihm nichts weiter als der Ort, in dem diese Keime wachsen können, genährt von dem Menstrualblut der Frau.

In seiner Abhandlung »Über die Entstehung der Lebewesen« sagt er: »Die Frau stellt immer das *Material zur Verfügung und der Mann das, was diesem Material seine Form verleiht.*« Damit macht er deutlich, daß die Frau die minderwertigere und im Zeugungsakt keinesfalls gleichberechtigt ist. Den Ursprung des Menstrualbluts sucht er im Überschuß ungebrauchter Nahrung. »*Wenn die Blutgefäße voll sind, wird ein Überfließen unumgänglich und dieses Überfließen ist die Menstruation.*«[7]

Der Philosoph Plinius (23–79 n. Chr.) geht davon aus, »*daß das Kind aus dem Menstrualblut geformt wird. Unter dem hefeartigen Einfluß des männlichen Samens vereinigt sich das Blut zu einer Form, die in gegebener Zeit zur Körperform wird und Leben annimmt. Außerhalb der Schwangerschaft aber wird das Blut ausgeschieden und ist unrein.*«[8]

Daß das Blut seiner Meinung nach nicht nur unrein, sondern sogar giftig ist, hat weitreichende Folgen, die an anderer Stelle ausführlich zur Sprache kommen werden. Hier soll es vorerst um die unterschiedlichen Definitionen der Menstruation gehen.

Der Mathematiker Pythagoras (6. Jh. v. Chr.), dessen wegweisenden Dreieckskonstruktionen kein Schulkind zu entgehen vermag, hat sich ebenfalls Gedanken zur Menstruation gemacht. Für ihn hat die Frau zuviel überschüssiges Blut, welches ein ganz besonderes Bedürfnis nach »Entleerung« hervorruft.[9]

7   Courage, Sonderheft 1979, S. 20
8   Hauser/Mambourg, a.a.O., S. 473
9   Courage, Sonderheft 1979, S. 21

Ähnlich äußert sich der Arzt Hippokrates (460–377 v. Chr.). In seiner Schrift »Über die Krankheiten der Frauen« stellt er die Menstruation als einen Ausdruck der weiblichen Konstitution dar:

»Diese ist feuchter, weniger dicht, weniger stark als die des Mannes. Wie lockere Wolle viel Nässe in sich aufsaugt, saugt auch das lockere weibliche Gewebe sich mit viel Flüssigkeit übervoll – die Menstruation ist, so besehen, ein regulatives Abtropfen des Überflüssigen.« [10]

Auch der berühmte Arzt der Antike, Galen, geht von der »Überfüllungstheorie« aus: »Entlastet die Natur nicht jede Frau, indem sie bei ihr monatlich das überflüssige Blut abstößt? Da die Frau eine große Menge von Säften anspeichert, indem sie das Haus nie verläßt, nicht schwer arbeitet und sich nicht der Sonne aussetzt, ist die Menstruation zur Entlastung dieser Fülle notwendig.« [11]

Mit dieser Behauptung – die Frau arbeite nicht und säße den ganzen Tag im Hause – gelangt Galen über eineinhalb Jahrtausende zu großer Autorität bei seinen Kollegen. Ebenso wie Plinius, dessen Behauptung, das Menstruationsblut sei unrein, allergrößte Folgen zeitigt, und Aristoteles, dessen Bezeichnung der Frau als Mangelwesen Schule macht, geht auch Galen über die wertfreie Darstellung und Erklärung der Menstruation hinaus und trägt einen gewichtigen Teil zur frauenfeindlichen Ideologiebildung in Altertum und Mittelalter bei.

So findet die Frau sich in den antiken »Theorien« durchweg als ein faules und unreines Geschöpf wieder, das dem Mann an Stärke und Beschaffenheit in jeder Weise unterlegen ist.

Wie kann sie es angesichts solcher Unterstellungen wagen, einen gleichberechtigten Platz in der Gesellschaft für sich zu fordern? Und wie kann sie gegen ihre Diskriminierung und Unterdrückung rebellieren? Man erklärt ihr ja, daß die Natur und ihr eigenes Verhalten ihren Ausschluß aus der Gemeinschaft bedingen, nicht etwa der Hochmut und die Machtgier der Männer.

So oder ähnlich stellt sich das Bild der Frau zum Ausgang der Antike angesichts der Lektüre der »Klassiker« dar. Und der Fortgang der Geschichte liefert Beweis über Beweis, daß die von Männern über Frauen verhängten Ideologien in der Praxis ihre Wirkung nicht verfehlt haben – der bis heute bestehende Mythos vom schwachen Geschlecht ist nur ein Beleg dafür.

Ein weiterer überaus bedeutsamer Beleg ist die Praxis des Ausschlusses der Frau aus der Gemeinschaft zur Zeit ihrer Menstruation. Wir mögen darüber lächeln, wenn wir die Abbildungen von kaukasischen oder indianischen Frauen sehen, die während ihrer Periode in Menstruationshütten verbannt sind, weil die Männer fürchten, durch ihren Anblick krank, blind oder gar impotent zu werden. Oder weil davon ausgegangen wird, daß durch ihre Berührung Speisen verderben könnten oder die Ernte mißlingt.

Oder wir mögen uns empören, wenn wir lesen, daß es, um jede zufällige Berührung mit einer menstruierenden Frau zu vermeiden, die Vorschrift gab,

---

10 zit. nach Fischer-Homberger, E.: Krankheit Frau, Frankfurt 1988, S. 34
11 zit. nach Hauser/Mambourg, a.a.O., S. 473

»daß die Frauen sich das Gesicht mit greller Farbe zu bestreichen, eine Maske oder besondere Kleidung zu tragen und – sollte sich ihnen jemand nähern – ›unrein! unrein!‹ zu rufen hatten «.[12]

In den »zivilisierten« Kulturkreisen gibt es zwar keine Masken und keine Menstruationshütten mehr, wohl aber die weibliche Leidensmiene und den Satz: »Die Frau gehört ins Haus!« Diesem kommt weit mehr als nur symbolische Bedeutung zu, wenn wir uns das Bild der migränegeplagten Dame aus dem Bürgertum der Jahrhundertwende vor Augen halten, oder wenn wir uns die Folgen der damaligen hygienischen Vorschriften wie: »Kein Wäschewechsel während der Periode!« vorzustellen versuchen.

Noch krasser werden die Parallelen, wenn wir dem nachgehen, was von Plinius' Liste der unheilbringenden Folgen der Berührung mit Menstruierenden erhalten geblieben ist: Der Hefeteig geht nicht an, die Konserven verderben, der Wein kippt, die Milch wird sauer, Blumen und Früchte verdorren usw. Mag alles dies längst als Aberglaube entlarvt sein, bis ins 20. Jahrhundert hat es für Frauen Arbeitsverbote gegeben, die auf eben diesen Annahmen beruhten.

Doch zurück zur Frühzeit der Menstruationsgeschichte. Die Kirche greift die Idee des Ausschlusses der Frau aufgrund von Unreinheit freudig auf, weil dieses Argument die Tendenz stützt, die Frauen in ihren kirchlichen Rechten zurückzusetzen. Ungeachtet der Tatsache, daß das Neue Testament zahlreiche Beispiele für den Bruch mit den alten Tabus aufweist – der Umgang Jesus Christus mit »unreinen« Frauen und seine Heilung einer langjährig Menstruierenden (Matthäus 9, 20–22) widersprechen allen alttestamentarischen Vorschriften – beschreitet die Kirche den Weg der Ächtung und Ausgrenzung von Frauen im allgemeinen, vor allem aber in der Zeit ihrer Periode.

»Besonders wichtig war für die Kirchenväter die Frage: Darf eine Frau während der Menstruation die Kirche betreten und die Kommunion empfangen? (...) Papst Gregors Antwort im Jahr 735 war ein Ja: Die monatliche Perioden der Frauen sind nicht ihre Schuld, da die Natur sie verursacht. «[13]

So großzügig und aufgeklärt geben sich aber durchaus nicht alle Päpste: Im wesentlichen hält man an den Tabus des Alten Testaments fest und versucht vor allem, den Geschlechtsverkehr während der Periode durch Strafen zu verhindern. Seit dem 8. Jahrhundert sind die Beichtväter angewiesen, u.a. folgende Fragen zu stellen:

»Hast du dich mit deiner Frau von hinten gepaart wie die Hunde? Wenn ja, dann zehn Tage Buße bei Wasser und Brot. Hast du dich mit deiner Frau während der Menstruation gepaart, dann zehn Tage Buße bei Wasser und Brot (...) Hast du dich mit deiner Frau gepaart, nachdem die Empfängnis feststand, dann wirst du zehn Tage Buße tun bei Brot und Wasser. Hast du dich mit deiner Frau während der Fastenzeit besudelt? Dann hast du vierzig Tage Buße zu tun bei Brot und Wasser. «[14]

Auch die Äbtissin Hildegard v. Bingen (1098–1179), eine bekannte Wissenschaftlerin und einflußreiche Persönlichkeit ihrer Zeit, legt an die Bewertung der Menstruation eher

---

12 ebenda, S. 473
13 Courage, Sonderheft 1979, S. 18
14 Ranke-Heinemann, U.: Eunuchen für das Himmelreich, Hamburg 1988, S. 155 f.

den Maßstab der Moral als den der gesundheitlichen Folgen an. Für sie ist der Sündenfall Evas der Ausgangspunkt der Menstruation:

»*Als der Fluß der Begierde in Eva eingezogen war, wurden alle ihre Gefäße dem Blutstrom geöffnet. Daher erlebt jede Frau bei sich stürmische Vorgänge im Blute, so daß sie, ähnlich dem Ansichhalten und Ausfließen des Mondes, die Tropfen des Blutes bei sich behält und vergießt.*«[15]

Damit wird in seltsamer Weise die Begehrlichkeit der Frau ebenso wie der Mondzyklus für die Menstruation verantwortlich gemacht.

Der Hinweis auf die weibliche Libido als Ursprung ihres »Körperschicksals« eröffnet später der Verfolgung von Frauen als »Hexen« den Weg, wobei ähnliche Phänomene bei der Erkennung des Hexenwesens wie bei dem »normalen« Menstruationsvorgang geltend gemacht werden: Die Vernichtung der Ernte, Erkrankung des Viehs und die Erzeugung menschlicher Krankheiten werden Frauen, deren Lebensweise als undurchsichtig erscheint, zur Last gelegt, wie vordem jenen Menstruierenden, die sich nicht an die Ausschlußregeln hielten. Nur die Strafen – im Regelfall Folter und das Todesurteil durch die Abgeordneten der päpstlichen Inquisition und lokaler »Untersuchungsbefugter« – sind bis ins 18. Jahrhundert hinein wesentlich härter.

Und der Mond? Bis heute ist der Zusammenhang zwischen dem Mondzyklus und der Menstruation einerseits nicht von der Hand zu weisen – dennoch bleiben die unmittelbaren Verbindungen umstritten:

»*Der auch viel verbreiteten Auffassung, die Menses rührten vom Mond=Lauf her, wird widersprochen: Es ist bey den Weibs=Bildern dieser Fluß nicht zu einer Zeit, sondern sie bekommen solchen, je nachdem ihre vierte Woche verflossen sey, und dieses kann bey jungen Mädchen bey Vollmond geschehen, bey alten und erwachsenen am Neumond.*«[16]

Die bis ins 18. Jahrhundert gemeinhin gültige Aussage dazu war: »Luna vetus vetulas, nova luna juvenes repurgat.« (Paré, 1586) – was soviel bedeutet, daß bei Neumond die alten, bei Vollmond die jungen Frauen menstruieren (gereinigt werden). Ergänzt wurde diese Formel durch den Arzt Varandé (1615):

»*Die blut- und saftreichen jungen Mädchen werden bereits unter dem Einfluß des neuen Mondes menstruiert, während es bei den Älteren der ganzen Kraft einer Mondperiode bedarf, um ihre Gefäße zur Öffnung zu bringen.*«[17]

Bis ins 16. Jahrhundert hinein besteht im Prinzip noch ebensoviel Unsicherheit über die Funktionsweise und den Zweck der Menstruation wie in den Zeiten des Altertums. Noch nicht einmal über den Ort der Ausscheidung des Blutes (Hauptadern, Uterus, andere Gefäße) besteht gesicherte Kenntnis und Einigkeit. Und der berühmte Arzt Paracelsus vertritt noch im Jahre 1566 voller Überzeugung die These: »*Es gibt kein Gift in der Welt, das schädlicher ist als das menstruum [Menstruationsblut].*«[18]

---

15 zit. nach Fischer-Homberg, a.a.O., S. 42
16 Scheidt/de la Motte: Tractat von Krankheiten schwangerer und gebärender Weibs-Personen, Straßburg 1732, S. 231
17 Müller-Hess, H.: Die Lehre von der Menstruation, 1938, S. 19
18 ebenda, S. 16

Allen Spekulationen stehen nach wie vor Tür und Tor offen – und nicht nur die Kirche bedient sich gerne dieser Möglichkeit, um eigene Absichten mit dem Hinweis auf die Menstruationslehren zu untermauern.

Ungeachtet des geringen Kenntnisstandes existiert vor allem seit dem Beginn des 18. Jahrhunderts eine Fülle von Schriften und Traktaten über das »Wesen der monatlichen Reinigung«, über deren »Unregelmäßigkeiten« und die »nothwendigen Behandlungsweisen«.

Aus diesen Schriften sei im Folgenden zitiert, um eine Vorstellung der gynäkologischen Behandlungsmethoden in dem Jahrhundert vor der entscheidenden Entdeckung der Eizelle zu vermitteln.

»Der Einfluß des Mondes auf die Weiberköpfe«

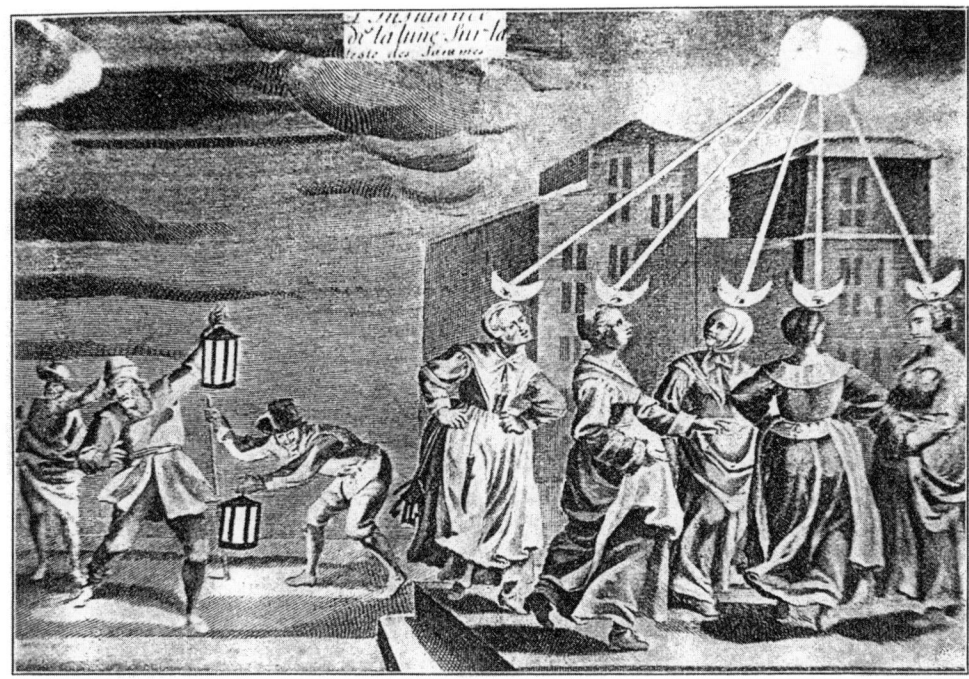

Der Medicus und die Weibs=Personen
in der Neuzeit

Der französische Arzt de la Motte gesteht im Jahre 1732 voller Zerknirschung den Umstand ein, daß Ursprung und Zweck der Menstruation noch immer nicht erforscht seien und er resümiert: *»Es ist und bleibt ein Geheimnis.«*[19]

Er stützt sich deshalb vor allem auf seine eigenen Beobachtungen, um den »normalen« Menstruationsverlauf vom »krankhaften« zu unterscheiden:

»Das Geblüth [Blut] muß von dem Tage an, als es zu fließen angefangen, bis zu seinem Ende beständig anhalten, und ohne Aufhören fortfließen, jedoch mit diesem Unterschied, daß es nicht schutt=weiß [schüttend] fortgehe, sondern Tropfens=weiß, und zwar anfänglich gemach, hernach immer mehr und mehr, bis in den dritten Tag zunehme und stärker werde, darnach aber wieder auf die nemliche Weise abnehme. Es darf auch der Fluß nicht länger als ordentlicher Weiß 6 bis 8 Tage an einem Stück anhalten, dann wann er länger währet, so darf man ihn nicht die monatliche Zeit nennen, sondern ist viemehr ein Blut=Sturz.«[20]

Eine besondere Bedeutung bekommt die Entdeckung der Fermente:

»Mit dem Aufschwung der wissenschaftlichen Chemie entsteht, in ihren Anfängen wohl zurückgehend auf den Paracelsusschüler Helmont (1654), die Lehre von den Fermenten. In dem Begriff Ferment wird sehr Verschiedenes zusammengefaßt. Für uns mag die Tatsache genügen, daß man darunter eine Kraft verstand, die den Ablauf der chemischen Vorgänge im Organismus ermöglicht.

Niemand freilich hat das Ferment gesehen und so erfährt es, dem Geist der Zeit entsprechend, oft eine recht phantasievoll-metaphysische Auslegung (...)

Der Fermenttheoretiker Duncan z.B. vertritt die orginelle Ansicht, das menstruationserregende Ferment sei im Apfel Evas enthalten gewesen. Zeitgenössische und spätere Verfasser traten dieser »Apfeltheorie« mit Spott und logischen Argumenten entgegen. Baptist Verduc (1696) frägt, was denn die Affen verbrochen hätten, da sie auch von diesem ›fürchterlichen Schicksal‹ der Periode betroffen seien. Und ob es denn, gesetzt Eva wäre unschuldig geblieben, keine Menses gäbe.«[21]

Da noch immer die Vorstellung besteht, das Menstruationsblut sei giftig (= monatliche Reinigung!), wird eine starke Periodenblutung begrüßt und eine zu schwache für bedenklich gehalten:

---

19 Scheidt/de la Motte, a.a.O., S. 234

20 ebenda, S. 235

21 Müller, C.: Der weibliche Zyklus, 1948, S. 14 f.

»*Man hält es mit Recht für ein Zeichen der Gesundheit, wenn die monatliche Reinigung bey den Weibspersonen gehörig von statten geht.*«[22]

»*Wenn das monatliche Geblüth zu wenig abgeht, so verursacht es allerhand Mutter-Beschwer [Unterleibsbeschwerden], Reissen im Leibe, Übelkeit, Angst und Engigkeit um die Brust, Schwierigkeit und Müdigkeit in den Beinen, Kopff-Schmerz, Entzündungen und Aufschwellungen des Gesichts.*«[23]

Zu den wirksamen medizinischen Mitteln zur Bekämpfung der zu spärlichen monatlichen Reinigung zählen »*Dampfbäder und Blutegel an die Geburtstheile [hier: Schamlippen], die Schröpfköpfe an die innere Seite der Schenkel, das Tragen eines Strumpfes oder Beinkleides von Flanell, Senfumschläge oder Blasenpflaster und die Anwendung der Elektrizität [die damals neu erfundene Elektrotherapie].*«[24]

Nicht weniger schauderhaft stellt sich die Möglichkeit dar, die Heilung mit medikamentösen Mitteln zu versuchen. Der Arzt Samuel Adam Jüncken empfiehlt in seinem Werk »Die Kunst, sein eigener Medicus zu seyn« folgenden Trank: »*Nimm esels=koth, vermische ihn mit heydelbeer-syrup und wegerich-wasser, und trink davon morgens etliche tage nacheinander.*«[25]

Wem diese Empfehlungen als besonders frauenfeindlich erscheinen mögen, sei mitgeteilt, daß die medizinischen Verfahren damals im allgemeinen recht handfest und – aus heutiger Sicht – unmenschlich waren. Ein Unterschied zwischen den Geschlechtern wurde – auch in der Regel – nicht gemacht.

Dagegen wurde in dieser Zeit sowohl den äußeren Lebensumständen als auch den seelischen Einflüssen der Frau besondere Beachtung zugemessen.

Der Arzt Elias v. Siebold z.B. findet die Gründe für die zu früh im Lebensalter der Mädchen einsetzende Menstruation in folgenden Ursachen:

»*Armut, feuchte Wohnung, sitzende Tätigkeit – aber auch: Beschäftigung der Einbildungskraft mit wohllüstigen Vorstellungen, obscönen Schauspielen und Romanen, zu früh angereg-*

---

22 Krüger, 1750, S. 396

23 Richter, D.C.F.: Die höchst=nothwendige Erkenntniß des Menschen, 1725, S. 928

24 Siebold, E. v.: Handbuch zur Erkenntniß und Heilung der Frauenzimmerkrankheiten, Frankfurt 1821, S. 248

25 Jüncken, S.A.: Die Kunst, sein eigener Medicus zu seyn, Nürnberg 1744, S. 420

tem Geschlechtstrieb durch schlüpfrige Lectüre und Erzählungen, durch das zu baldige Besuchen des Theaters und den zu frühen Umgang mit dem männlichen Geschlecht.«[26]

Damit nicht genug. Er fährt fort: »*Da die Krankheit am häufigsten durch Onanie entsteht, so muß diese auch vorzüglich vom Arzt berücksichtigt werden. Unterlassung dieses Lasters und Entfernung aller Gelegenheiten zur Betastung der Geburtstheile ist die erste Bedingung der Heilung.«*[27]

Ebenso für das Nichterscheinen der monatlichen Reinigung werden vor allem die Zivilisationsschäden verantwortlich gemacht: »*Die erregenden Ursachen sind eine verkehrte physische und moralische Kultur der Frauenzimmer in den höheren und gebildeten Ständen.«*[28]

Und immer wieder wird auf die Irritabilität [Erregbarkeit] des weiblichen Nervensystems verwiesen. Verstärkt wird – laut Siebold – diese Erregbarkeit vor allem durch »*Kummer, Traurigkeit, unbefriedigte Liebe, Onanie und Geistesanstrengungen«.*[29]

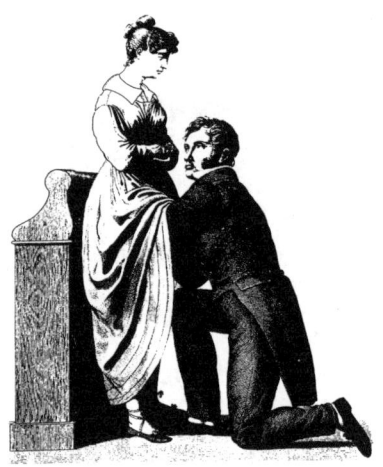

Untersuchung durch einen Arzt.

Mit solchen Deutungen offenbaren sich uns in klassischer Weise die männlichen Phantasien und Befürchtungen gegenüber den damaligen »Frauenzimmern«.

Diese von Siebold beschriebenen Damen beginnen in der Zeit der Romantik (um 1830) erstmals, öffentlich das Recht auf geistige Bildung und auf »Freie Liebe« zu fordern. Sie wollen nicht mehr nur das »schöne Eigentum« des Mannes sein. Sie gründen Cirkel oder Salons, in denen über Politik und Kunst diskutiert wird, und sie bringen das Wort von der »Emanzipation des Fleisches« auf, um damit ihr Recht auf freie Partnerwahl und sexuelle Erfüllung zu proklamieren. Auch wenn es nur ganz wenige Frauen sind, die sich in dieser Weise hervortun, so sind die von ihnen ausgehenden Signale für die Männerwelt doch beunruhigend genug, um auf breiter Front dagegenzuhalten. Deshalb ist es im Rahmen dieser Abwehrmaßnahmen auch nur zu verständlich, wenn ein Arzt wie Siebold eindringlich vor Onanie, Theaterbesuchen und Geistesanstrengungen warnt – wenn er sogar so weit geht, diese weiblichen »Ausschweifungen« mit den Menstruationsstörungen in Zusammenhang zu bringen.

Aber er ist kein dogmatischer Befürworter des Ehelebens, auch wenn er melancholischen jungen Mädchen die baldige Verheiratung als Heilmittel anempfiehlt. Als Arzt hat er offensichtlich auch die Kehrseiten des Ehelebens vor Augen geführt bekommen. Deshalb führt er das Auftreten zu starker und häufiger Blutungen in erster Linie auf die Folgen des Ehestandes zurück:

---

26 Siebold, a.a.O., S. 197
27 ebenda, S. 200
28 ebenda, S. 223
29 ebenda, S. 243 f.

24

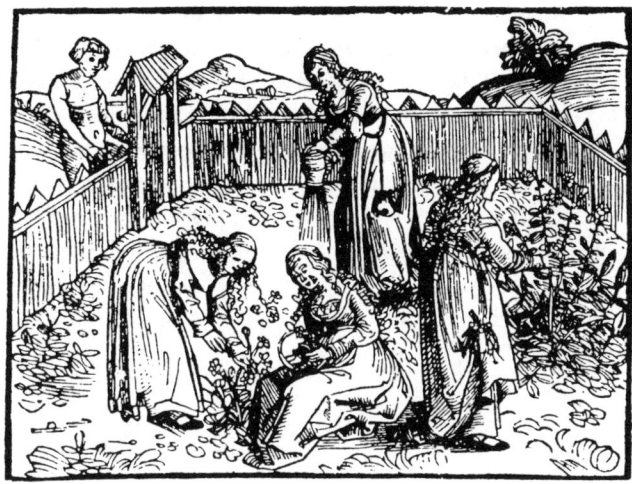

»Excesse im Beischlafe, Verbindung mit einem Manne, welcher dem Weibe an physischer Kraft zu weit überlegen ist, Reue und Täuschung, Kummer, Verdruß, Eifersucht, Zwietracht, Mißhandlungen von Seiten des Mannes (...), Fehlgeburten und zu schnell aufeinanderfolgende Schwangerschafte«[30] macht er vorrangig für zu starke Blutungen verantwortlich.

Das Klimakterium [Wechseljahre] bedarf nach Ansicht der fortschrittlicheren Ärzte damals im Normalfall keiner medizinischen Eingriffe: *»Die Zeit des Verlustes der Reinigung ist den meisten Frauenzimmern eine höchst unbehagliche, öfters sehr unglückliche Periode. Nur wenige sind es, welche um diese Zeit nicht über Hinfälligkeit, Unlust zur Arbeit, großen Trieb zum Schlafen, Appetitlosigkeit, Leibschmerzen und Übelkeit klagen.«*[31]

Dennoch wird konstatiert: *»Eine merkwürdige Erscheinung ist, daß mehrere Frauenzimmer gesünder werden, gleichsam aufblühen, und nach der Cessation [Nachlassen] ihrer Regel ein volleres, stärkeres Aussehen ihres Körpers erhalten, ja manche Krankheiten sich vollkommen verlieren.«*[32]

Die bei der Mehrheit der Ärzte zu dieser Zeit vorherrschende Kulturkritik – d.h., die Tendenz, Krankheiten durch »Zivilisationsschäden«zu erklären – fußt auf der Naturphilosophie Rousseaus und seiner Forderung, zur naturgemäßen Lebensweise zurückzukehren (weshalb er z.B. die Menstruation auf Überernährung zurückführt).

Vor allem bei der romantischen Naturphilosophie kommt es zu absonderlichen Interpretationsversuchen. Zu Anfang des 19. Jahrhunderts erscheint ein Werk, in dem das Thema Menstruation in Form einer Diskussion zwischen drei Freunden, die sich an einem schönen Frühlingsabend zusammenfinden, behandelt wird. Diese Diskussion fördert folgende Erkenntnis zutage:

»Die Menstruation ist mit der Mauserung der Tiere zu vergleichen. Wie die Vögel regelmäßig ihr Federkleid erneuern, die Pferde sich haaren, die Schlangen sich häuten, die Hirsche ihre Geweihe abwerfen, so mausert sich die Frau durch die Menstruation fortwährend zu neuer Lebensintensität.« Die Menstruation wird damit *»das Symbol der Erneuerung, der Wiedergeburt des ganzen Lebens und Leibes«.*[33]

---

30 ebenda, S. 259
31 ebenda, S. 350
32 ebenda
33 Müller, a.a.O., S. 20

Trotz der noch immer vorherrschenden Unkenntnis der Ärzte über die Menstruation und trotz ihrer ideologischen Ausfälle gegen die Emanzipation der Frau im 18. und beginnenden 19. Jahrhundert sei zu ihrer Ehrenrettung zweierlei angemerkt: Sie sind behutsame und genaue Beobachter ihrer Patientinnen (auch wenn die Interpretation der von ihnen festgestellten Frauenleiden nicht ideologiefrei ist) – und: Sie bedienen sich (noch!) einer Sprache, die sie nicht von ihren Objekten entfremdet.

Erst mit der Entwicklung der um 1830 einsetzenden neuen medizinischen Forschung, welche die wahren Zusammenhänge der menschlichen Körperfunktionen entdeckt, setzt auch eine Entwicklung ein, die durch die Spezialisierungen und ihre Fachsprache eine Barriere zwischen sich und den zu Behandelnden aufbaut und die *»den Kranken zum Schweigen bringt«*.[34]

Das Ei des Dr. von Baer

Durch die systematische Untersuchung des Unterleibs lebender und vor allem toter Frauen wird 1827 – endlich – von Karl Ernst v. Baer die weibliche Eizelle entdeckt. Damit wird nicht nur der Irrglaube hinfällig, daß der männliche Samen einzig und allein für die Zeugung erforderlich sei, sondern es wird auch die Bedeutung des Eileiters als Auslöser des Menstruationsvorgangs erkennbar. Einige Jahre zuvor hatte bereits J. Power (1821) *»klipp und klar die Theorie aufgestellt, daß die Periode unmittelbar durch ein das Ovar [Eileiter] verlassende Ei ausgelöst wird«*.[35]

Aber erst der Nachweis der Eizelle durch v. Baer verschaffte der damaligen Ärzteschaft endgültige Sicherheit. Durch seine Erkenntnisse kann Charles Négier 1840 in Frankreich Zusammenhänge zwischen Ovulation (Eisprung) und Menstruation beschreiben, obwohl er noch kein Mikroskop benutzt. Und 1844 kann Th. L. Bischoff den Beweis als erbracht ansehen, daß *»bei jeder Menstruation der Eierstock in einen erhöhten Thätigkeitszustand gerät, ein Graaf'sches Bläschen [das Follikel] sich bedeutend entwickelt, platzt, und ein gelber Körper an dessen Stelle sich bildet«*.[36]

Damit ist – so Müller-Hess (1938) – *»allen spekulativen Theorien ein Ende gesetzt und der weiteren Erforschung der Menstruation der Weg der realen Naturwissenschaft gewiesen«*.[37]

Dem ist zwar nicht so – denn spekulativen Theorien werden wir noch massenhaft begegnen –, aber: Die Wissenschaft ist einen entscheidenden Schritt vorangekommen.

---

34 Duden, B.: Geschichte unter der Haut, Stuttgart 1987
35 Müller-Hess, a.a.O., S. 76
36 ebenda, S. 79
37 ebenda, S. 82

»Das Weib ist eben Weib, nur durch seine Eierstöcke«

1860 – 1900

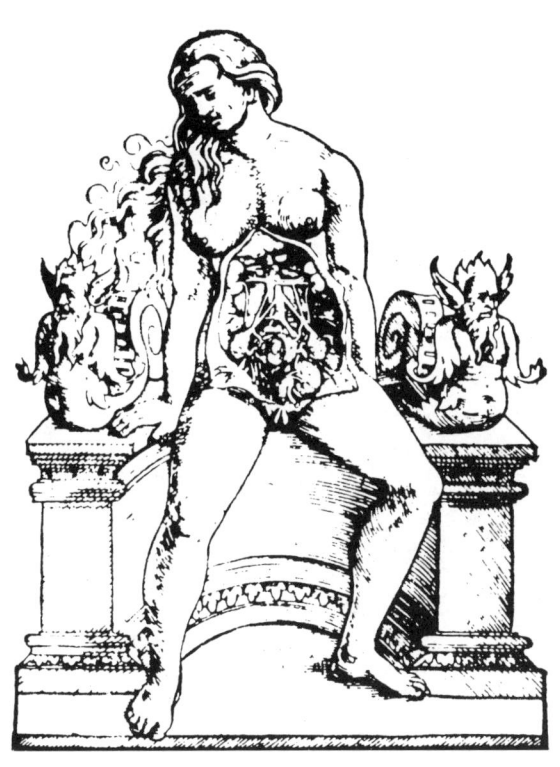

Die Gynäkologie und die Frauen der Kaiserzeit

England – Mitte des 19. Jahrhunderts: Erstmals führt der Arzt Wells vor Kollegen und Zuschauern eine Operation an Eierstöcken durch. Jeder Arzt oder Interessierte darf die Leibschnitte beobachten, wenn er sich zuvor verpflichtet hat, »*24 Stunden mit keinem septischen Material in Berührung gekommen*« zu sein.[1]

Allein die Vorstellung, unter welchen Bedingungen in damaliger Zeit operiert wird, so zum Beispiel ohne moderne Betäubungsmittel, weckt heute grausamste Phantasien. Die Tortur, der sich die Patientinnen unterziehen müssen, ist kaum auszumalen. Und doch hat Wells vielen Frauen das Leben gerettet und wichtige Schritte in der Entwicklung einer chirurgischen Gynäkologie unternommen. Immerhin haben bei seinen ersten 500 Operationen 373 Frauen überlebt ...

Deutschland – um 1870: Alfred Hegar führt in seiner Klinik in Freiburg Kastrationen [Entfernung der Eierstöcke] durch und verhilft – trotz einiger Rückschläge – vielen Frauen, die an Geschwüren leiden, wieder zur Genesung. Zwar haben sich schon Jahre vorher einzelne Ärzte an solcherart schwierigen Operationen versucht, 1837 zum Beispiel gelingt dem Wundarzt Benedikt Stilling in Kassel seine erste Ovarektomie [Entfernung der Eierstöcke],[2] doch nicht vor Zuschauern und nicht so zahlreich.

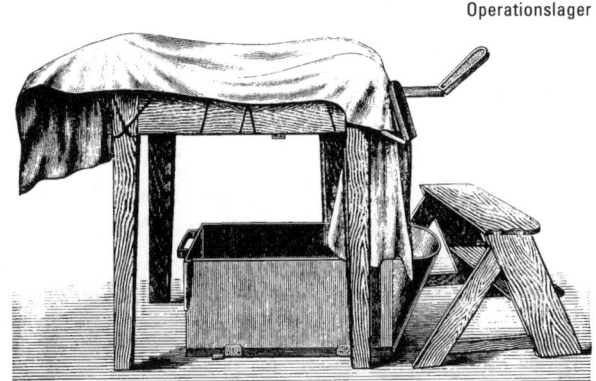

Operationslager

Die Jahre um 1860 gelten als Geburtsstunde der Gynäkologie in Deutschland. Daß sich die Frauenheilkunde als medizinisches Fach etabliert, liegt nicht zuletzt an den medizinischen Neuerungen in diesen Jahren. 1847 entdeckt der ungarische Gynäkologe Ignaz Semmelweis die Ursache und Ansteckungsweise des Kindbettfiebers und empfiehlt die Desinfektion als Vorbeugemittel. Es werden neue Erfahrungen in der Erforschung der Bakterien [Bakteriologie], der Schmerzbetäubung und Narkose [Anäs-

---

1   vgl. Fehling, H.: Entwicklung der Geburtshilfe und Gynäkologie im 19. Jahrhundert, Berlin 1925, S. 172

2   vgl. Balde, J./Biermer, L.: Medizin in Kassel, Kassel 1973, S. 72

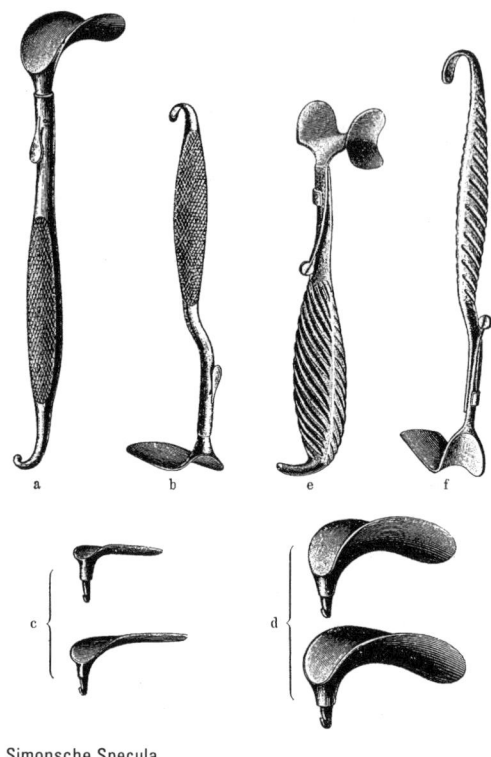

Simonsche Specula

thesie] und der Vernichtung von Krankheitserregern [Antisepsis] gewonnen. Neue Methoden und Hilfsmittel zur gynäkologischen Untersuchung (Uterussonde, Specula usw.) werden entwickelt; schließlich sind es die politischen und sozialen Umwälzungen dieser Jahre, die die Entwicklung der modernen Gynäkologie forcieren.

Mit der Reichsgründung im Jahre 1871 geht ein wirtschaftlicher und politischer Aufschwung in Deutschland einher. Die Aufhebung der Zollbeschränkungen und die französischen Reparationszahlungen führen zum eigentlichen Durchbruch der industriellen Revolution. Die Ära der »Gründerjahre« beginnt, und damit eine Zeit außerordentlicher gesellschaftlicher Veränderungen. Deutschland wird reich und gewinnt an Einfluß. In sämtlichen wissenschaftlichen Disziplinen ist ein Aufschwung zu verzeichnen, so auch in der Gynäkologie.

Doch die Wachstumseuphorie dieser Jahre und die kapitalistische Ordnung fordern ihren Tribut. Die fortschreitende Industrialisierung führt zu einer immer stärker werdenden Landflucht und der Verelendung weiter Teile der Bevölkerung besonders in den Städten. Es sind die Jahre, in denen sich die Klassengegensätze verschärfen – dem aufsteigenden Bürgertum steht das Proletariat, das tagtäglich ums Überleben kämpft, gegenüber. Die Arbeiterpartei entsteht, die der sozialen Not mit ihren politischen und sozialen Forderungen entgegentritt.

Der Prozeß der Industrialisierung hat ebenfalls einschneidende Folgen für die sozialen Bedingungen, unter denen die Menschen bisher gelebt haben. Gewachsene soziale Gemeinschaften wie die des Dorfes weichen der ökonomisch bestimmten Unternehmer-Arbeiter-Beziehung. Die Familienstruktur ändert sich, die Großfamilie wird mehr und mehr durch die Kleinfamilie ersetzt.

Dies bedeutet auch eine grundsätzliche Änderung der Stellung der Frauen. Nicht nur, daß Frauen der unteren Schichten nun gezwungen sind, unter miserabelsten Bedingungen ins Berufsleben zu treten, um den Familienunterhalt mitzubestreiten, sondern die Zeiten erfordern eine neue Standortbestimmung der Frauen überhaupt.

1865 wird in Leipzig der »Allgemeine Deutsche Frauenverein« gegründet und damit der Beginn der organisierten Frauenbewegung in Deutschland eingeleitet. Die bürgerlichen Frauen kämpfen in erster Linie um bessere Bildungschancen für die Mädchen und proklamieren die Berufstätigkeit der Frauen als wichtigen Schritt in die Unabhängigkeit. Natürlich – die Arbeiterin ist ohnehin gezwungen, mitzuverdienen, sie hat quasi eine eher »unfreiwillige« Emanzipation vollzogen. Aber viele bürgerliche Frauen sind durch die fortschreitende Industrialisierung zum scheinbaren Müßiggang verurteilt. Die Technisierung hat ihnen gewohnte Aufgabenbereiche im Haushalt entzogen, da früher selbsterzeugte Produkte nun industriell gefertigt werden. So sitzt sie müßig am Klavier, paukt französische Vokabeln, plagt sich mit langweiligen Handarbeiten und wartet auf den Mann, der sie heiratet und versorgt. Will sie den Schritt in die Unabhängigkeit wagen, so bieten sich ihr in der Mitte des 19. Jahrhunderts denkbar schlechte Aussichten. Die Schule kann sie nur bis zur 10. Klasse besuchen, sie hat keine Möglichkeit, das Abitur zu machen, geschweige denn zu studieren, und wenn sie einen Beruf ergreifen will, bleibt ihr nur der der Gouvernante. Sie ist rechtlos und kann nur auf eine »gute Partie« hoffen. Aber etwa 50 % der bürgerlichen Frauen bleiben unverheiratet. Vor diesem Hintergrund entwickelt sich die deutsche Frauenbewegung. In den folgenden Jahrzehnten kämpfen die Feministinnen auf verschiedenen Ebenen und mit unterschiedlichen politischen Zielsetzungen für die Rechte der Frauen.

Der Alltag der Frauen im Kaiserreich ist zweifelsohne bestimmt von der allgemeinen Aufbruchstimmung dieser Jahrzehnte. Und während das weibliche Geschlecht sich mehr und mehr befreit und in die Öffentlichkeit tritt, widmen sich die Gynäkologen vornehmlich dem Innenleben der Frauen.

Die Menstruation als Krise

Der Aufschwung in der Gynäkologie in diesen Jahren forciert nun auch die medizinische Erforschung der Vorgänge während der Menstruation. Während sich also einige immer noch mit dem Märchen von der allmonatlichen Reinigung von überschüssigem Blut zufriedengeben, gibt es andere, die bemüht sind, die Geheimnisse um Uterus und Eierstock zu lüften.

Seit der Lehre von Bischoff 1844 wird zwar von einem unmittelbaren Zusammenhang zwischen Ovulation und Menstruation ausgegangen, doch wie dieses Zusammenspiel konkret aussieht, ist nicht bekannt.

Eine wahre Pionierarbeit leistet der Physiologe Eduard Pflüger. 1865 veröffentlicht er eine kleine Schrift mit dem Titel: »Untersuchungen aus dem physiologischen Laboratorium zu Bonn. Über die Bedeutung und Ursache der Menstruation«. Seine darin entwickelten Thesen beherrschen lange Zeit die Vorstellungen der Fachwelt und werden zum Teil erst 1901 von dem Wiener Gynäkologen Josef Halban korrigiert.[3]

---

3   vgl. Schneckenburger, S.: Die Rezeption der Pflügerischen Menstruationstheorie zwischen 1865-1880, Diss. Erlangen/Nürnberg 1979, S. 1

Pflüger geht von der Annahme aus, daß die Menstruation »*eine Erscheinung ist, welche sich nur bei solchen Geschöpfen zeigt, in deren Innern die befruchteten Eier sich zu vollkommener Ausbildung entwickeln*«.[4] Zudem vermutet er eine enge Beziehung zwischen der Periode und der Entwicklung des befruchteten Eies. Zweck der monatlichen Blutung sei, die Gebärmutterschleimhaut zu verändern und auf eine mögliche Einnistung eines befruchteten Eies vorzubereiten.

»*Wenn ein Gärtner eine junge Knospe einem Zweige aufheilen will, so macht er zuerst eine Wunde am Zweige, dass heisst den Inoculationsschnitt, legt die Wunde der Knospe mit ihren jungen Zellen auf die Wunde des Zweiges, das heisst, auf dessen frisches Gewebe und erreicht so, dass beide Organismen bald zu einem zusammenwachsen (...) Sollte die Menstruation nicht ein ähnlicher Kunstgriff der Natur sein, welche da die Schleimhaut unter Blutung wund werden lässt, wo nachher das Ei inoculirt [übertragen] werden soll?*«[5]

Während der Blutung – so Pflüger – ist alles für eine mögliche Befruchtung vorbereitet. Tritt das männliche Element hinzu, komme es zur Befruchtung, da in der Gebärmutter ein reifes Ei in Erwartung verharre. Finde keine Befruchtung statt, so gehe das Ei jämmerlich zugrunde. Nach seiner Theorie fallen Eisprung und Menstruation zusammen.

Zwar behaupten einige immer noch, daß »*die Ovarien mit der Menstruation nicht mehr und nicht weniger zu schaffen hätten als die Leber*«[6], aber die meisten Forscher schließen sich der Pflügerschen Theorie an. Noch im Jahre 1896 schreibt Böhm:

»*Man hat sich also den Monatsfluß etwa so vorzustellen: Es reift und wächst ein Ei im Eierstocke und bewirkt dadurch einen Nervenreiz, der durch Nervenübertragung (...) zu einer Blutüberfüllung der inneren weiblichen Geschlechtsorgane führt. Hierdurch kommt es im Eierstocke durch Platzen der Eihülle zum Austritte eines reifen Eies, der Ovulation, und zur gleichen Zeit zu Blutüberfüllung der Gebärmutterschleimhaut mit Blutaustritt auf ihre Oberfläche, Menstruation.*«[7]

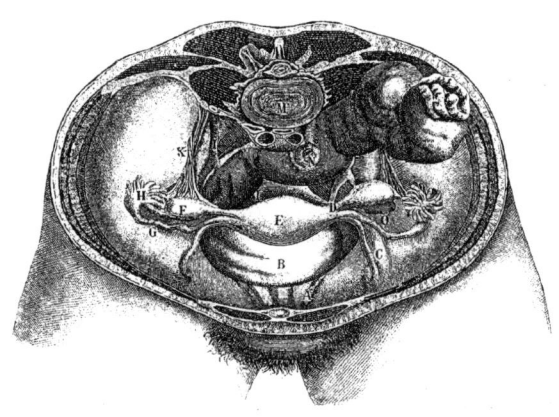

»Beckenorgane des Weibes, von oben gesehen, bei einem Horizontalschnitte zwischen letztem Rückenwirbel und dem Heiligenbeine geführt. *Nach Savage.*
A) Rest der Unterleibsschlagader, B) Harnblasengrund, C) rundes Mutterband, D) Gebärmutter-Eierstocksband, E) Gebärmutter, F) Eierstock, G) Eileiter oder Muttertrompete, H) Fransenende des Eileiters, I) Harnleiter, K) zum Eierstocke ziehende Gefässe, L) Gebärmutter-Heiligenbeinbänder, M oberster Heiligenbeinwirbel, N) Mastdarm, O) Nebeneierstock.«

---

4 Pflüger, E.: Untersuchungen aus dem physiologischen Laboratorium zu Bonn, Berlin 1865, S. 54

5 ebenda, S. 55

6 zit. nach Gebhard, C.: Die Menstruation, in: J. Veit (Hrsg.): Handbuch der Gynäkologie, 3. Bd., 1. Hälfte, Wiesbaden 1898, S. 27

7 Böhm, M.: Lehrbuch der Naturheilmethode, Chemnitz o.J., S. 9

Bei einigen Ärzten mehren sich jedoch die Zweifel an der Theorie, daß Eisprung und Menstruation zusammenfallen. Der Eisprung wird mehr in die vormenstruelle Phase verlegt. Loewenhardt und Sigismund stellen umfangreiche Berechnungen über die Dauer der Schwangerschaft an und kommen zu dem Schluß, daß die Empfängnis durchschnittlich am 11. Tag nach dem Beginn der Menstruation stattgefunden habe.[8] Sigismund deutet die Periode auch nicht als eine Öffnung des Eibettes, sondern als Ausdruck der Abstoßung eines überflüssig gewordenen Bettes. Die Menstruation sei daher gleichermaßen ein Abortus, eine *»verfehlte und enttäuschte Schwangerschaft«.*[9]

»Jedes Ei, welches in die Gebärmutter gelangt (...) muss stets befruchtet werden. Wenn jedoch die Frau den Cohabitationsact [Beischlaf] nicht häufig genug ausübt, so ist ihr Leben

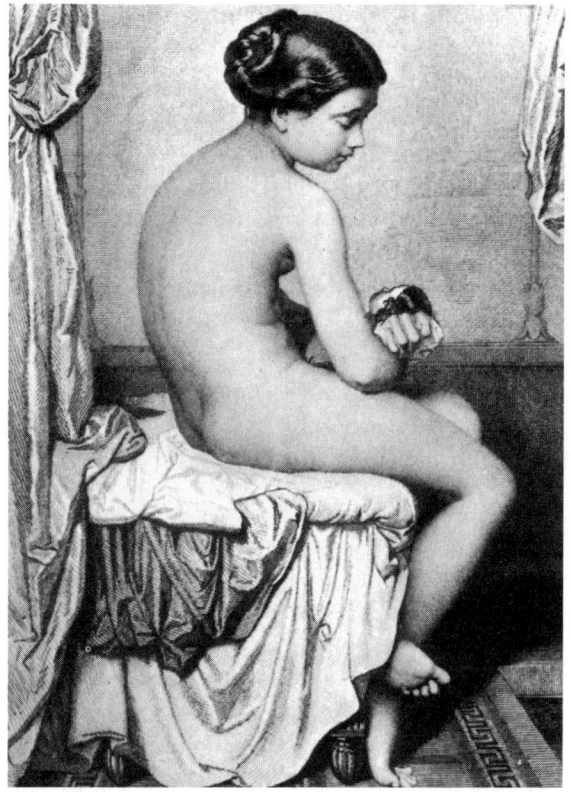

Mädchen mit Puppe

nicht hygienisch, und eine derartige Vernachlässigung dieser neuen hygienischen Regel führt zur Menstruation, d.h. (...) zu einem pathologischen Zustande.«[10]

Da nur die Schwangerschaft als gesunder Zustand erscheint, gilt also den frühen Menstruationsforschern die Periode als krankhaft, als eine allmonatlich wiederkehrende Krise, die auf mangelnde Hygiene und kulturelle Hintergründe zurückzuführen sei. Die Menstruation ist somit eine Entartungserscheinung. Denn folgen wir den Ausführungen einiger Gebär-Apologeten, so dürfe die Frau zu keiner Zeit aus der Phase von Schwangerschaft, Wochenbett und Stillperiode heraustreten.[11]

Am meisten wird darüber gerätselt, was denn nun die Regel und den Eisprung auslöse. Auch in dieser Frage berufen sich die meisten auf die Ausführungen Pflügers. Als Ursache (das auslösende Moment) der Menses beschreibt er einen Nervenreflex, der vom Ovar [Eierstock] ausgeht. Nicht die Reifung der Eibläschen bzw. der Eisprung rufe die Periode

---

8   zit.nach Schneckenburger, a.a.O., S. 20

9   zit. nach Fischer-Homberger, E.: Krankheit Frau, Bern/Stuttgart/Wien 1979, S. 70

10 zit. nach Feoktistow, A. E.: Einige Worte über die Ursachen und den Zweck des Menstrualprozesses, in: Archiv Gyn. 27, 1886, S. 396

11 vgl. Loewenthal, W.: Eine neue Deutung des Menstruationsprozesses, in: Archiv Gyn. 24, 1884, S. 260

hervor, sondern eine chronische Reizung des Nervensytems.[12] Denn warum sonst – fragt er – können heftige seelische Erschütterungen die Regel so stark beeinflussen?

»Es ist bekannt, dass bei reizbaren, sonst ganz gesunden, weiblichen Individuen plötzliche Veränderungen der Lebensweise oder stärkere Gemüthsaffekte zu irgend einer Zeit den menstrualen Blutfluss hervorzurufen im Stande sind.«[13]

Pflüger hat mit seiner Theorie wahrlich den Nerv der Zeit getroffen, indem er die Menstruation als chronische Reizung des Nervensystems begreift. Durch die Entwicklung der modernen Psychologie tritt das Nervensystem ins Zentrum wissenschaftlicher Neugier, so auch in der Menstruationsforschung. Es avanciert zum Träger des Menstrualprozesses, und die »üblichen« Menstruationsbeschwerden werden als Folge des nervösen Ausnahmezustandes gedeutet. So gesehen schwingt auch hier die Theorie von der Menstruation als Krise, als höchstem Erregungszustand im Körper der Frauen mit.

Bis zur Entdeckung der Hormone zu Beginn des 20. Jahrhunderts wird an Pflügers Nerventheorie festgehalten.

Das »periodische Irre-Sein« der Frauen

Daß die Menstruation als ein nervöses Phänomen natürlich auch die Psychologen der Zeit interessiert, liegt auf der Hand. Mit großem wissenschaftlichen Aufwand werden Studien über das »Irre-Sein zur Zeit der Menstruation« erstellt. Franz Windscheid, Richard von Krafft-Ebing, Ludwig Schlager, Louis Mayer, Heinrich Schüle – um nur einige zu nennen – sind sich darin einig, daß die Frauen während der Regel im besonderen anfällig für Psychosen oder andere Nervenkrankheiten seien, gerade weil sich das Zentralnervensystem des Weibes zur Zeit der Menses in einem Zustand erhöhter Erregbarkeit befindet.[14] Im Gegensatz zum Mann wird bei dem weiblichen Geschlecht von einem engen Zusammenhang zwischen den Erkrankungen der Genitalien und denen des Nervensystems ausgegangen. Zwar gibt es eine Analogie zwischen weiblichem Blut- und männlichem Samenverlust, aber schließlich hat es der Mann ja selbst in der Hand, seine »Ausschüttung« zu steuern.

Auch die Menstruationsstörungen [Anomalien] – so die Psychiater – stehen in einem kausalen Zusammenhang zu psychischen Störungen. Entweder tritt während der Periode eine Verschlimmerung der Geistesstörung ein oder Anomalien der Menses rufen dieselbige hervor.

Doch damit nicht genug. Da selbst der gesunde Eierstock permanent Reizungen ausgesetzt ist, gilt ihnen die Frau von Grund auf krank. Ihre Krankheit heißt Hysterie. Diese

---

12 Pflüger, a.a.O., S. 60

13 ebenda

14 vgl. Krafft-Ebing, R.: Untersuchungen über das Irre-Sein zur Zeit der Menstruation, in: Archiv Psychiat. Nervenkr. 8, 1878, S. 92

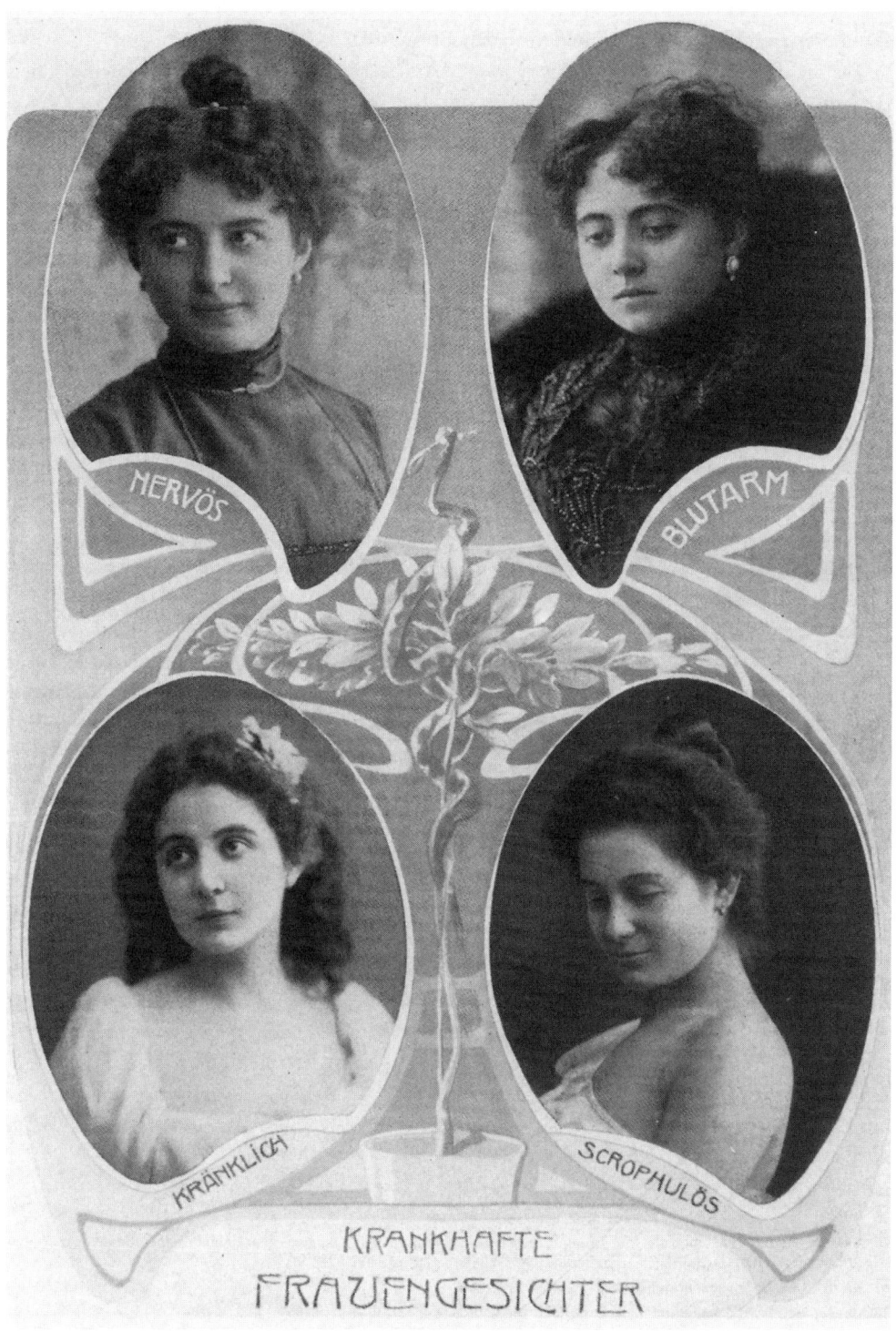

Bezeichnung rührt daher, daß in früheren Zeiten der »wild gewordene« Uterus als Ursache dieses angeblichen Frauenleidens betrachtet wurde.[15]

Da die Frau für einen »wildgewordenen Uterus« nichts kann und ihre »periodischen Irrsinnsanfälle« dem Erregungsvorgang der Eierstöcke entspringen, gebührt ihr nach Ansicht der Psychologen und Gerichtsmediziner besondere Nachsicht. Das heißt nicht nur, daß sie mit Höflichkeit behandelt wird, sondern auch, daß sie bei Straftaten, werden sie während der Menses begangen, das Recht auf die Gnade des Richters hat.

»Die Berücksichtigung des Menstrualprocesses und seiner Anomalieen für die Entwicklung und den Verlauf der psychischen Störungen ist aber nicht bloss für den practischen Irrenarzt von hoher Wichtigkeit, sondern erscheint insbesondere für den Gerichtsarzt bezüglich der Beurtheilung so mancher psychischer Zustände beim Weibe, und zwar bezüglich ihrer motorischen Entäusserung durch gesetzwidrige Acte von höchster Bedeutung.«[16]

Der Gerichtspsychiater Richard von Krafft-Ebing ist ebenfalls ein uneingeschränkter Verfechter dieser Theorie. In zahlreichen Schriften weist er auf die forensische [gerichtliche] Bedeutung der Menstruation hin und gilt bis weit in unser Jahrhundert hinein als eine Autorität in dieser Frage. In seiner Studie »Psychosis Menstrualis« heißt es:

»Das menstruierende Weib hat Anspruch auf die Milde des Strafrichters, denn es ist ›unwohl‹ zur Zeit der Menses und psychisch mehr oder weniger afficirt [erregt] (...) Unverträglichkeit mit dem Gatten, mit dem Gesinde, üble Behandlung der sonst geliebten Kinder bis zu Misshandlungen, Zornexplosionen, Ehrenbeleidigungen, Hausfriedensbruch, Unbotmässigkeit gegen Amtspersonen, Eifersuchtsscenen gegenüber dem Mann, Bedürfnisse nach Alkoholics (...) sind der Alltagserfahrung entlehnte Vorkommnisse bei unzähligen weiblichen Individuen.«[17]

Frauen können sich – so Krafft-Ebing – in dieser Zeit zu wahren »Furien und Xantippen« entwickeln, werden zu Mörderinnen, Diebinnen oder Brandstifterinnen. Besonders zur Zeit der Geschlechtsreife sind Mädchen im hohen Maße gefährdet.

So berichtet der Gerichtsmediziner Johann Ludwig Casper:

»212. Fall. Eine fünfzehnjährige Brandstifterin:
Die auf dem Lande dienende, 15 Jahre alte Auguste S. hatte geständlich am 11. und am 13. November in den Wohn- und Wirthschaftsgebäuden ihrer Herrschaft Feuer angelegt. Anfangs hatte sie einen unwiderstehlichen Drang zur That, später als Motiv angegeben, dass sie dadurch aus ihrem Dienst zu kommen gehofft habe. (...) Früher nämlich offen und leutselig, war sie seit Antritt dieses ihres ersten Dienstes verschlossen und arbeitsscheu geworden. Ihre Genitalien und Brüste waren nur erst halbjungfräulich ausgebildet, die Katamenien [Periode] hatte sie dreimal vor der That gehabt. Aber ich fand die S. deflorirt [entjungfert], und sie räumte ein, dass sie zu Hause einen Liebhaber habe, mit dem sie wiederholt geschlechtlichen Umgang gepflogen! (...) Ich erklärte sie (...) aus den oben angeführten Gründen in der Schwurgerichtsverhandlung für zurechnungsfähig (...) und die Geschworenen sprachen hiernach das Schuldig aus, empfahlen aber die Verurtheilte der Königlichen Gnade.«[18]

---

15 Konversationslexikon des Brockhaus, 1902, unter dem Stichwort Hysterie

16 Schlager, L.: Die Bedeutung des Menstrualprozesses und seiner Anomalien für die Entwicklung und den Verlauf psychischer Störungen, in: Allg. Zschr. Psychiatrie, Berlin 1858, S. 496 f.

17 Krafft-Ebing, R.: Psychosis menstrualis, Stuttgart 1902, S. 93

18 Casper, J.L.: Praktisches Handbuch der gerichtl. Medicin, 2 Bde., 4. Aufl., Berlin 1864, 1. Bd., S. 580

Leider hat das Mädchen S. Pech gehabt – hätte sie nicht schon geschlechtlich verkehrt, wäre sie sicherlich freigesprochen worden. So aber findet sie vor den Richtern keine Gnade. Dieses Beispiel zeigt sehr deutlich die Doppelbödigkeit der richterlichen Gnade. Auf der einen Seite muß dieses Mädchen unangenehme Fragen über sich ergehen lassen (nach der letzten Menses etc.), auf der anderen Seite scheint bei den Gerichtsmedizinern die Devise zu gelten: Menstruierende Mädchen sind gnädig zu behandeln, deflorierte jedoch nicht.

Nichtsdestotrotz berichtet der Arzt E. H. Kisch von einer Studie, bei der unter 80 Frauen, die wegen Widerstandes verhaftet werden, nur neun davon zur Tatzeit nicht menstruierten.

»Vier berüchtigte Mörderinnen und eine Brandstifterin waren bei der Ausführung der Verbrechen menstruiert. Krugenstein hat bei 107 Selbstmörderinnen Spuren der Menstruation gefunden. Die von Pariser Damen häufig in den großen Magazinen verübten Diebstähle werden meist während der Menstruation ausgeführt (...) hysterische Mädchen, welche Nippsachen, Parfümerien und ähnliches stehlen, [sind] fast immer zugleich menstruiert.« [19]

Dies scheint aus heutiger Sicht recht abenteuerlich, fest steht jedoch, daß bis vor nicht allzulanger Zeit das prämenstruelle Syndrom [Störungen in den letzten Tagen vor der Menses] strafmindernd eingeschätzt worden ist. Besonders Anfang der 80er Jahre hat das prämenstruelle Syndrom in den USA Schlagzeilen gemacht. Die Richter vertreten damals wie heute die Ansicht, daß die Frauen in den Tagen vor der Menses großen Stimmungsschwankungen unterworfen seien und deshalb für ihre Handlungen nicht zur Verantwortung gezogen werden könnten. [20]

»Hygiene des Gemüts und Diätetik der Seele«

Während der eine Teil der Mediziner abstrakt und theoretisch über die biologischen Vorgänge im Körper der Frau streitet und Abhandlungen zum Nutzen seiner Kollegen verfaßt, wendet sich der andere Teil direkt an die Frauen. Ziel der letzteren ist es, die Frauen über ihren Körper aufzuklären und sie auf diese Weise zu einer vollkommenen Gattin, Hausfrau und Mutter zu erziehen. Hintergrund ihres Anliegens ist die Ansicht, daß die Gesellschaft zunehmend sittlich »verrohe« und dem Verfall nahe sei. In diesem Sinne konstatiert Klencke 1889:

»Man blicke hinein in die Gesellschaften, Concerte, Theater, Bälle (...) in der weit überwiegenden Mehrzahl erblickt man bleiche, abgemagerte, hinfällige, hohläugige, hohlwangige,

---

19   Kisch, E. H.: Das Geschlechtsleben des Weibes, Berlin/Wien 1904, S. 162
20   Zur Nieden, S.: »Die Tage vor den Tagen«, in: Emma 11, 1983, S. 30

haarlose, schwachathmige, kraft- und rastlose Gestalten, mit schwindsüchtig flachem Brustkasten, die alle Zeiten der vernachlässigten oder erworbenen Blutarmuth und deren Folgen, wie Menstruationsbeschwerden, Bleichsucht, Schleimfluß zur Schau tragen (...) ein blühendes, frischblütiges, elastisches Mädchen oder junges Weib erscheint unter dieser heutigen weiblichen Flora wie ein vereinzeltes Heidenröschen auf versengter Wiesenfläche. Und – so denkt der Arzt oft im Anblicke dieser bleichen Gestalten – diese wollen Gattinnen, wollen Mütter unserer künftigen Generation werden?« [21]

Nicht ärztliches Mitleid also veranlaßt die Gynäkologen, die Frauen aufzuklären, sondern die Angst um den gesunden Erhalt der Menschheit. Und noch etwas spielt eine Rolle. Ist die Frau eine schlechte Ehefrau, Hausfrau und Mutter, so muß der Mann schließlich dafür bezahlen – durch einen schlecht geführten Haushalt, schwächliche Kinder (vor allem schwächliche Buben) und dergleichen mehr.

Der Aufbau dieser Aufklärungsliteratur ähnelt sich. Meist beginnen die Ärzte damit, den Prozeß von Ovulation und Menstruation – soweit er bekannt ist – sehr anschaulich zu beschreiben, informieren dann über die Blutmenge, die Dauer der Blutung, den Beginn [Menarche], das Versiegen der Menses [Menopause], beschreiben die normalen Begleiterscheinungen und die hygienischen Verhaltensregeln und zum Schluß die möglichen Anomalien.

»Gemeinfaßlich für die Frauen dargestellt«, erklärt Fürst in seiner Schrift »Die Hygiene der Menstruation« den Zweck der monatlichen Blutung: *»Darüber, daß die uralte Anschauung einer ›Reinigung‹ des Körpers von ›schlechtem‹ Blute gewissermaßen einer Ausstoßung unbrauchbarer Schlacken, eine irrige ist, hegt man keine Zweifel mehr. (...) Läge die Notwendigkeit einer solchen [Reinigung, d. Verf.] in der menschlichen Natur, so würden sicher beide Geschlechter ihr unterworfen sein. (...) Die Aufgabe der Menstruation ist, dem Ei die Möglichkeit zu bieten, daß es sich auf der gewöhnlich glatten, zur Zeit der Gebärmutter-Blutung wund und rauh gewordenen Schleimhaut festsetzen, an ihr haften, sich in dieselbe einbetten kann. Auf einer glatten Schleimhaut mit unversehrter Decke würde dies viel schwieriger sein, das Ei würde nur ausnahmsweise haften, meist herabrollen (sic!) und abgehen (...) Infolgedessen würde die Kinderzahl abnehmen und schließlich die Existenz des Menschengeschlechts in Frage gestellt werden.«* [22]

Auch in diesen Ausführungen schwingt die Theorie Pflügers mit, daß die Gebärmutter sich durch die Blutung auf eine Schwangerschaft vorbereite und die Frau demnach während oder kurz nach ihrer Menses am empfänglichsten sei. Sehr eindrucksvoll ist Fürsts Vergleich mit den Vorgängen in der Natur:

»Ist es doch auch in der Landwirtschaft oder dem Gartenbau ein großer Unterschied, ob wir ein Samenkorn auf ein hartes, festes oder auf ein weiches, gelockertes Erdreich bringen. In letzterem vermag es Wurzeln zu schlagen, in ersterem nicht oder nur schwierig. Was hier der Pflug, der Spaten oder die Hacke thut, nämlich eine Vorbereitung des Bodens, welche dem Samenkorn die günstigsten Aussichten künftiger Ernährung bietet, das erreicht die Natur durch das menschliche Ei durch die Flächenblutung der Gebärmutterschleimhaut.« [23]

---

21 Klencke, H.: Das Weib als Gattin, 10. Aufl., Leipzig 1889, S. 102

22 Fürst, L.: Die Hygiene der Menstruation, Leipzig 1894, S. 10 f.

Einig sind sich die Wissenschaftler über die Dauer der Blutung (ca. 4–5 Tage) die Blutmenge (ca. 90–150 Gramm) sowie das durchschnittliche Alter der Menarche [erste Blutung], welches sie in Deutschland auf 14–15 Jahre schätzen. Allerdings ist der Eintritt der Geschlechtsreife Schwankungen unterworfen und nach Eduard Krieger von der Eigenthümlichkeit des Individuums, der sozialen Stellung, von atmosphärischen und irdischen, von klimatischen und geographischen Einflüssen abhängig.[24]

Nach ihren Studien zu urteilen, menstruieren Mädchen mit schwächlichem oder phlegmatischem Temperament später als die Temperamentvollen. Auch Konstitution, Größe und sogar die Haarfarbe der Mädchen würden eine Rolle spielen. Krieger bezieht sich hierbei auf eine Untersuchung seines Kollegen Louis Mayer. Dieser hat bei einem Vergleich von 3.411 Mädchen das Durchschnittsalter der Menarche errechnet und herausgefunden:

	von den Blondinen	*von den Brünetten*
im 14. Lebensjahr	17,20 pCt (Prozent)	18,84 pCt
im 15. Lebensjahr	16,89 pCt	18,02 pCt
im 16. Lebensjahr	15,14 pCt	16,59 pCt

Das Durchschnittsalter für den Eintritt der ersten Menstruation:

bei Blondinen auf	15,55 Jahre
bei Brünetten auf	15,26 Jahre

Dies sei demnach der schlagende Beweis, daß bei Brünetten, die ja auch temperamentvoller sind, die Regel früher einträte als bei Blondinen.

Was die soziale Stellung der Mädchen betrifft, so besteht Übereinkunft, daß die Frauen der höheren Stände frühzeitiger pubertieren als die der niederen Stände. So beruft sich Gebhard auf Bierre de Boismont, der für Paris das folgende Durchschnittsalter der Pubertät herausstellt:

Für Frauen der mittleren Bürgerklasse	15 Jahre, 2 Monate
Für Handarbeiterinnen	15 Jahre, 10 Monate
Für Mägde	16 Jahre, 2 Monate
Für Tagelöhnerinnen	16 Jahre, 1,5 Monate[25]

---

23 ebenda
24 vgl. Krieger, E.: Die Menstruation, Berlin 1869, S. 12
25 Gebhard, a.a.O., S. 45

Zuletzt sind noch die klimatischen und ethnischen Einflüsse zu nennen, die entscheidend für das Alter der Menarche sind. In Ungarn beispielsweise menstruieren – nach Joachim – die jüdischen Mädchen zwischen 14 und 15 Jahren zum ersten Mal, die slavischen dagegen zwischen dem 16. und 17. Jahre.[26] Auch die Quantität des Blutes ist in den einzelnen Ländern unterschiedlich. Klencke nimmt an, daß sie im mittleren Europa durchschnittlich 120-150 Gramm beträgt, Französinnen, Italienerinnen oder Spanierinnen ungefähr 180-300 Gramm Blut verlieren und die Frauen in tropischen Gebieten sogar der doppelten Menge verlustig werden.[27]

Bei Nonnen übrigens nimmt laut Krieger die Quantität des Menstrualflusses allmählich ab und bleibt – nach »mannigfachen Unregelmässigkeiten« – auf eine ganz geringfügige Ausscheidung an einem Tag beschränkt.[28] Die Ursache dieses interessanten Phänomens verschweigt Krieger, es könnte sich jedoch – wie spätere Forscher behaupten – um die sogenannte »Kasernierungsamenorrhoe« [Ausbleiben der Regel durch gemeinschaftliche Unterbringung] handeln.

Was aber nun sind die normalen Begleiterscheinungen des »monatlichen Unwohlseins«?

Die Menstruation, so die Ärzte, ist ein den gesamten Körper in Mitleidenschaft ziehender Vorgang. Also ist es nicht verwunderlich, daß während der »fatalen Tage« Schmerzen im Unterleib und in den entfernteren Organen auftreten können oder aber die Frauen von einem allgemeinen Gefühl der Schwäche und des Unbehagens heimgesucht werden.

Als normale Menstruationsbeschwerden [molimina menstrualia] nennt zum Beispiel Fürst allgemeine Empfindlichkeit, speziell die Empfindlichkeit gegenüber Erkältungen, desweiteren Migräne und Neuralgien [Nervenschmerzen], erhöhte Herztätigkeit, Veränderungen des Blutkreislaufes, was nicht selten zu wechselseitigem Blaß- und Rotwerden führt, Erbrechen, Hautempfindlichkeit, Krämpfe, Ohnmachtsanfälle, Menstrual-Koliken, Verstopfung, Anschwellung der Brüste und so fort. »Eng anliegende Kleidungsstücke«, so Fürst weiter, »Arbeiten an der Nähmaschine, anhaltenderes Gebücktsitzen bei Handarbeiten u. dergl., Treppensteigen, Fahren auf schlechtem Pflaster, Tanzen und Körperbewegungen der verschiedensten Art werden schlechter vertragen.«[29]

Angesichts der Tatsache, daß ein Kenner es »der Frau anriechen«[30] kann, wenn sie menstruiert, und sie ohnehin zu schwach ist, sich normal zu bewegen, bleibt ihr also nichts anderes übrig, als sich in dieser Zeit in ihr stilles Kämmerlein zurückzuziehen. Doch welche Frau kann sich dies schon leisten?

Viel gravierender als die körperlichen Symptome sind die seelischen, oder im damaligen Jargon die nervlichen. Da das Nervensystem ja in diesen Tagen besonders gereizt ist, unterliegt die Frau nach Ansicht der Mediziner starken Erregungszuständen. Krieger beschreibt dies kurz und knapp:

---

26 ebenda, S. 44

27 Klencke, H.: Der Frauenarzt, Leipzig 1896, S. 24

28 Krieger, a.a.O., S. 103

29 Fürst, a.a.O., S. 24

30 Klencke, 1896, a.a.O., S. 25

»Geringer Kopfschmerz, und Eingenommenheit, Müdigkeit, nervöse Reizbarkeit, trübe Stimmung, zuweilen gepaart mit einem erhöhten Grade von Sinnlichkeit etc. Diesen stehen als pathologische Erscheinungen gegenüber: Heftiger Kopfschmerz, Schwindel, Schlafsucht, allerhand hysterische Beschwerden, Neigung zur Traurigkeit, die sich bis zum Thränenvergiessen steigert, ein so lebhaftes Verlangen nach Liebe, dass dasselbe den Charakter der Nymphomanie [›Mannstollheit‹] annimmt, so dass Frauen den Coitus suchen, die ihn sonst fliehen, ferner Sinnestäuschungen und selbst Geistesstörungen.« [31]

Aufgrund dieser massiven seelischen und körperlichen Beeinträchtigungen während der monatlichen Regel muß sich die Frau also schonen. Fürst geht sogar noch einen Schritt weiter und fordert eine »Hygiene des Gemüts« und eine »Diätetik der Seele«.[32] Doch was meint er damit?

Die Frau solle sich besonders in diesen kritischen Tagen zurückhalten, ihr Gemüt schonen, Schreck, Furcht, Gram oder Freude vermeiden, sich nicht zu viel zumuten und durch innere Einkehr besinnen.

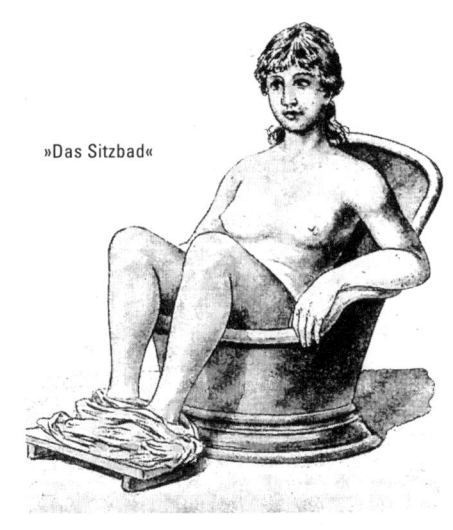

»Das Sitzbad«

Überhaupt empfehlen die meisten Gynäkologen die Schonung in jeder Hinsicht, das heißt nicht nur der Seele Ruhe zu gönnen, sondern auch dem Körper. So viel als möglich in bequemer Lage auf dem Sofa oder Chaiselongue zu verbringen und Anstrengungen zu vermeiden. Fürst warnt davor, Eisenbahn zu fahren, die Nähmaschine zu treten oder schwere Möbel zu rücken, desweiteren sind Turnen, Schlittschuhlaufen, Schwimmen und Bergtouren untersagt.[33]

Auch der Coitus ist in dieser Zeit strengstens verpönt, da er als gesundheitsschädlich und unhygienisch gilt. Vor allem solle sich die Frau vor Erkältungen hüten, da sie gerade während der Menstruation empfindlich gegen Temperatureinflüsse sei.

Die hygienischen Vorschriften und Maßnahmen, die den Frauen zuteil werden, sind alles andere als klar und übereinstimmend. Weder über Temperatur noch über Häufigkeit und den Sinn des Waschens besteht in den Schriften Übereinkunft. Und immer noch existiert nicht nur in Frauenkreisen der Aberglaube, daß Waschungen während der Menses den Blutfluß stoppen könnten.

»Es herrscht nämlich in Deutschland (...) die Gewohnheit, während der Periode das Hemde nicht zu wechseln, oder, wo man eine Menstrualbinde nach englischem Muster trägt, diese für die Dauer der Periode zu gebrauchen, und zwar in der unbegründeten Besorgniß, daß die Blutung durch Wechseln zurücktreten oder sich verstärken könne.« [34]

---

31 Krieger, a.a.O., S. 57
32 Fürst, a.a.O., S. 26
33 ebenda, S. 34

»Das Rumpfbad«

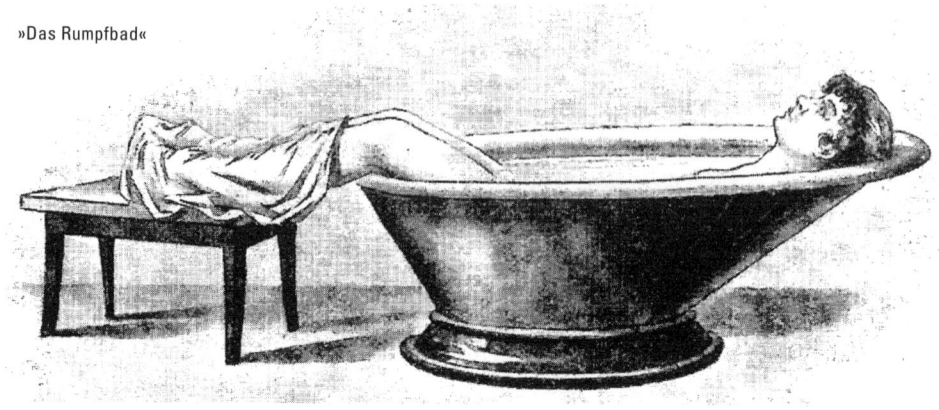

Während die einen vor jedweder Waschung warnen, proklamieren andere eine übertriebene Reinlichkeit.

Reclam empfiehlt, viermal täglich Waschungen der Geschlechtsorgane vorzunehmen, in der unkritischen Zeit übrigens zweimal pro Tag. Darüber hinaus rät er den Frauen Sitzbäder und den Gebrauch der (Mutter-) Spritzen zur Scheidenspülung an.[35] Zur Bekräftigung seines Vorschlages führt er aus:

»Keine Frau wird sich einbilden, sie könne ihre Zähne nur durch Abwaschen des Mundes, ohne Gebrauch einer Zahnbürste reinigen; dennoch sind die Zähne von dem äußeren Lippenrande kaum 2 Centimeter entfernt, während die inneren Geburtstheile von dem Ausgange bis 20 Centimeter entfernt im Körper liegen. Und auf diese weite Strecke soll äußeres Abwaschen helfen, soll sogar dieses gerade zur nothwendigsten Zeit unterlassen werden, soll der Gebrauch der ›Spritze‹ und des ›Sitzbades‹ nicht nöthig sein zur Reinlichkeit?«[36]

Da bei manchen Gynäkologen die Vorstellung herrscht, daß das Menstrualblut – wie jeder organische Stoff – an der Luft fault, so ist doppelte Sauberkeit angesagt, damit die Fäulniserreger nicht in die Genitalien gelangen und dort Krankheiten verursachen.[37]

Aber auch aus anderen Gründen empfehlen die Ärzte besondere Reinlichkeit während der Menses:

»Nichts ist widerwärtiger für den Arzt, als eine Frau, deren Schamhaare durch altes, zersetztes Blut verklebt sind, und die schon durch den Geruch ihrer Umgebung verrät, in welchem Zustande sie sich befindet.«[38]

Bei den Waschungen sollen die Frauen Verschiedenes berücksichtigen. Zum einen sei darauf zu achten, daß die Temperatur des Wassers der des Blutes entspricht, daß die Frau

34 Klencke, 1889, a.a.O., S. 136

35 Reclam, C.: Des Weibes Gesundheit und Schönheit, 2. Aufl., Leipzig 1883, S. 458

36 ebenda

37 Fritsch, H.: Die Krankheiten der Frauen, 6. Aufl., Berlin 1894, S. 502

38 Gebhard, a.a.O., S. 38

bei einem Bade liegt und danach eine Viertelstunde ausruht. Zum andern kann dem Wasser ein wenig Soda beigemischt werden.[39]

Nach diesen beiden Aufgaben (der allgemeinen Schonung und Sorgfalt für die betreffenden Organe) stellt sich nach Fürst eine dritte, nämlich die zweckmäßige Auffangung des Menstrualblutes. Wie viele seiner Kollegen empfiehlt er die Benutzung von Menstruationsbinden, welche allerdings um diese Zeit nur von den wenigsten Frauen angewendet werden. Die meisten Frauen scheinen sich mit selbstgenähten Stofftüchern beholfen zu haben oder wie die Frauen auf dem Lande gänzlich auf Einlagen oder Unterhosen verzichtet zu haben. Menstruierten sie, so zogen sie eine Blutspur hinter sich her.

Fürst beschreibt seine Menstruationsbinde wie folgt: »*Diese Menstruationsbinden haben als hauptsächlichsten Bestandteil ein aufsaugendes Material (...) Eine derartige Vorrichtung hat aber nur dann praktischen Wert, wenn sie ganz im Sinne des Frauenarztes gehalten ist (...) Man darf dies wohl als erreicht betrachten bei einem Modell, welches ich bereits 1885 im Zentralblatt der Gynäkologie (Nr. 37) beschrieben habe (...) Genau*

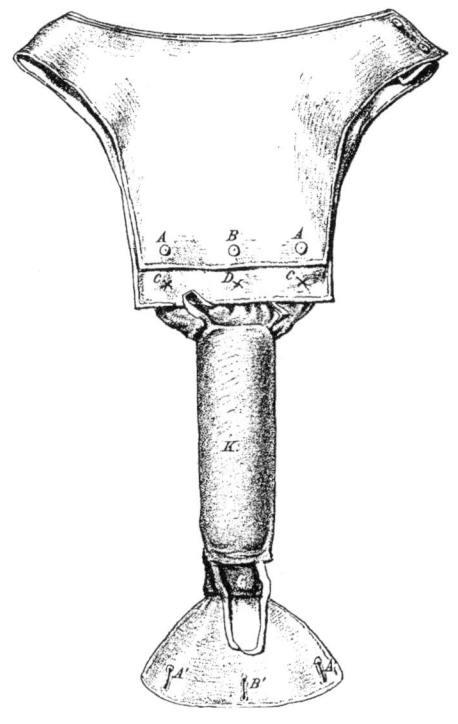

Die einzelnen Teile der Menstruationsbinde
A B A = die Knöpfe an der Vorderseite des Beckengurts
A' B' A' = die entsprechenden Knopflöcher hierzu
C D C = desgl. an der Hinterseite
K = Kissen mit Holzwollwatte
G = Gummiüberzug des Mittelstücks

nach der zitierten Angabe wird sie lediglich von der Verbandstoff-Fabrik Paul Hartmann (Heidenheim, Württemberg) hergestellt (...) Wie muß eine solche Binde beschaffen sein?

Die Binde soll sich genau der Körperform anschmiegen. Sie soll selbst bei eng anliegendem Kostüm so wenig als möglich auftragen, muß unbedingt sicheren Sitz haben, darf nirgends drücken und reiben. Sie muß sich leicht an- und ablegen lassen. Kurz, sie soll der menstruierenden Frau keine Belästigung, sondern nur Annehmlichkeit bieten.

Das Auffangmaterial muß derartig sein, daß es möglichst viel Blut aufnimmt, aber zugleich etwaigen üblen Geruch zerstört. Es muß durchaus unschädlich sein und eine weiche Beschaffenheit haben. Es darf nicht etwa lose angelegt werden, so daß es die Frau beim Gehen verlieren könnte, sondern muß ein schmales Kissen mit leicht durchlässigem Stoff gefüllt darstellen. Eine undurchlässsige untere Gummieinlage muß vor Beschmutzung sichern. (...)

---

39 Fritsch, a.a.O., S. 502

Die Befestigung eines solchen Kissens soll derartig eingerichtet sein, daß es unbedingt sicher sitzt (...) Es muß nach Durchtränkung leicht abgenommen und durch ein neues ersetzt werden können. (...) Da der Preis einer solchen Menstruationsbinde, von der man nur ein Exemplar braucht, und der Kissen, die man sich natürlicherweise in größerer Anzahl (mindestens einige Dutzend) zulegt, ein sehr mäßiger ist, so können selbst wenig bemittelte Frauen sich eine für ihre Existenz wichtige Wohlthat verschaffen.« [40]

Bei diesen Ratschlägen taucht vor meinem geistigen Auge das Bild der migränegeplagten, leidenden, bürgerlichen Frau auf. Ich sehe sie in den kritischen Tagen des Monats – vielleicht sogar ausgestattet mit der modernen Menstruationsbinde – im Bett liegend, den Ausführungen eines Arztes lauschend und ihr Seelenleben schonend. Doch ist es wirklich so gewesen? Wird nicht die Frau durch die wohlmeinenden Vorschläge der Ärzte ans Bett gefesselt, ausgeschlossen und ausgegrenzt? Keine Spaziergänge, keine Gesellschaften, denn die Menstruierende erkennt mann – so sagt der Volksglaube – an ihrem schlechten Atem!

Und das Dienstmädchen! Sie kann es sich genauso wenig leisten wie die Arbeiterin, vier Tage im Monat unwohl zu sein. Was bleibt einer Schneiderin anderes übrig, als – obwohl sie ihre Menses hat – weiterhin Tag für Tag die Nähmaschine zu treten!

Zweifelsohne mag es auch Frauen gegeben haben, die sich unter dem Vorwand ihrer Periode ein wenig Ruhe gegönnt haben. Nicht, daß sie sich gänzlich zurückgezogen haben, aber vielleicht haben sie sich einfach ein wenig der sonstigen Pflichten entzogen. Letzteres ist auch verständlich, weil die Männer stets nur von den Pflichten der Frauen reden und niemals von den möglichen Freiräumen.

Das »immer kranke« Weib – Menstruationsbeschwerden und deren Therapie

Die Zivilisation, die gegenwärtige Entwicklung zu einem Industriestaat – so der Kommentar der Ärzte in der 2. Hälfte des 19. Jahrhunderts – wirkt krankmachend und ruft vor allem bei den Frauen körperliche Leiden hervor. So sei gerade die nervöse Städterin disponiert für Menstruationsstörungen. Bei den Landbewohnerinnen dagegen, die sich eines einfachen gesunden Lebensstils befleißigen, viel und hart arbeiten, träten Menstruationsbeschwerden weitaus seltener auf.

»Bei Städterinnen, die im Wohlleben aufwachsen und den modernen Cultureinflüssen unterworfen sind, findet man den Mangel der Menstruation gewöhnlich in allgemeiner Schwäche oder gesteigerter Reizbarkeit begründet, und diese Mädchen müssen die sitzende Lebensweise

---

40 Fürst, a.a.O., S. 41 f.

und den Müßiggang vermeiden, bei nahrhafter, aber leicht verdaulicher Kost körperlich arbeiten, sich in freier Luft Bewegung machen und aufs Land gehen.«[41]

Also sind es die schlechte Luft, die falsche Kost und Kleidung, die mangelnde Körperbetätigung, der Streß in der Stadt, der einen krankmachenden Einfluß auf das weibliche Geschlecht ausüben. Aber auch frühzeitige Geschlechtsreife, Onanie – im damaligen Sprachgebrauch übrigens als »Selbstbefleckung« umschrieben –, Unwissenheit oder zu viel geistige und körperliche Arbeit werden als weitere Ursachen aufgeführt. Der Arzt Fritsch mutmaßt, daß geistige Anstrengung in den meisten Fällen zu einer schmerzhaften Monatsblutung [Dysmenorrhoe] führe. Lehrerinnen, vor allem Musiklehrerinnen seien durch solcherart Beschwerden arbeitsunfähig und hysterisch geworden.[42] Warum er ausgerechnet die Musiklehrerinnen nennt, wird uns leider für immer ein Rätsel bleiben. Fest steht, daß

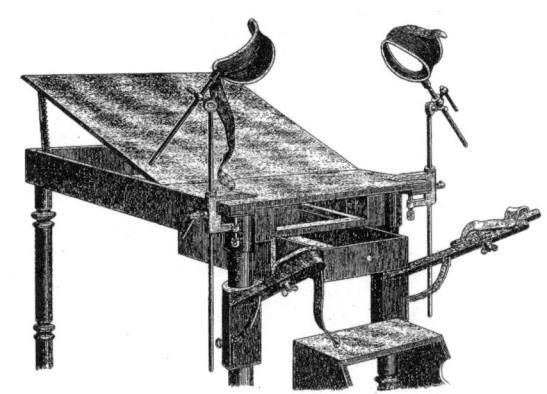

Gynäkologischer Untersuchungstisch (nach Zweifel)

sich die Gynäkologen in dieser Zeit mit der Frage auseinandersetzen, welchen Einfluß geistige Arbeit und Berufstätigkeit auf die Geschlechtsfunktion der Frauen ausüben. Der verstärkte Einstieg der Frauen in das Berufsleben muß auf dem Hintergrund der zunehmenden Verelendung gesehen werden, denn viele Frauen müssen mitverdienen, um die Familie ernähren zu können. Für viele bürgerliche Frauen jedoch bedeuten verbesserte Bildungs- und Berufschancen gleichsam eine Befreiung aus ihrer finanziellen Abhängigkeit. Natürlich sind diese Emanzipationsansätze den Medizinern ein Dorn im Auge, nicht nur, weil die Frauen für die Männer Konkurrentinnen werden, sondern auch, weil sie die »natürliche« Gebärfähigkeit der Frauen in Gefahr sehen. Während einige Ärzte die Berufsunfähigkeit der Frauen proklamieren, gibt es andere, die sich ernstlich Gedanken machen, wie sich die berufstätige Frau während ihrer Periode verhalten solle:

»Um so mehr müßte eine Möglichkeit gefunden werden, daß der Arbeiterin während der Menstruation entweder nur leichtere Beschäftigung mit dem Oberkörper oder den Händen im Sitzen übertragen oder ihr stündlich eine angemessene Ruhepause gewährt wird. Auch müßte ihr die Arbeitszeit während dieser Tage, auf Wunsch, entgegenkommend gekürzt werden, ohne daß ihr daraus Lohnabzüge erwachsen. Eine ältere, erfahrene Frau in dem betr. Personal müßte damit betraut sein, die Vermittlung in dieser Sache zu übernehmen, das Wohl der Arbeiterin gegenüber dem Chef, dem Werkführer oder Faktor zu vertreten, damit die Arbeiterin sich in sol-

41 Klencke, 1896, a.a.O., S. 85
42 vgl. Fritsch, a.a.O., S. 511

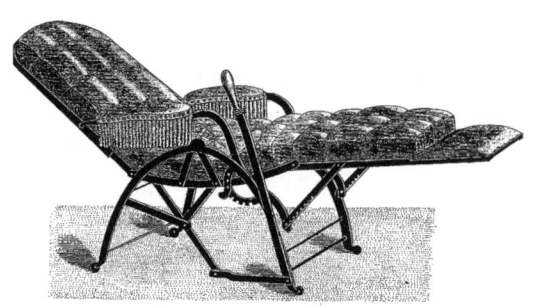

Amerikanisches leicht verstellbares Untersuchungssofa

chen Angelegenheiten nicht an einen Mann zu wenden braucht. Diese ältere Vertrauensperson würde auch darüber zu wachen haben, daß die Arbeiterin während der Menstruation nicht ohne Binde erscheint und daß sie sich überhaupt angemessen kleidet.«[43]

Dennoch – Berufstätigkeit, geistige Arbeit, frühzeitige Geschlechtsreife, falsche Ernährung, übermäßiger Alkoholgenuß und mangelnde Hygiene können nach Ansicht der Ärzte zu Menstruationsstörungen führen.

Im allgemeinen unterscheiden sie zwischen einer Menstrualia praecox [eine zu frühe Menses], der Amenorrhoe [völliges Ausbleiben der Regel], der Dysmenorrhoe [schmerzhafte Blutung], der Menorrhagie [zu reichliche] und der vikariierenden Menstruation [Blutung aus anderen Organen, wie zum Beispiel Lunge, Lippen, Nase, Darm]. Hier einige Fälle aus dem reichen Repertoire der Ärzte:

»Frl. M. A., eine sehr kräftig ausehende, etwas corpulente Brünette, von frischen Farben aber etwas bleichem Teint, wurde im 13. Jahre zuerst menstruirt, immer sehr reichlich, 5, 6, bis 8 Tage lang, wobei sie oft Stücke geronnenen Blutes verlor, und bekam die Menses in regelmässigen Perioden von 21 Tagen wieder. Von Anfang an gingen dem Eintritt des Blutabgangs jedesmal lebhafte Schmerzen in der Gegend des linken Ovarium voran, verbunden mit Ziehen und Stechen zu beiden Seiten des Unterkiefers, vom Kiefergelenk an, wobei zuweilen Erbrechen, jedesmal aber Speichelfluss folgte. Die Kranke behauptete, das Wasser steige aus dem Unterleibe auf und laufe aus dem Munde heraus. Diese ganze Reihe von Erscheinungen dauert 5 bis 6 Stunden, dann tritt die Blutung ein und alles ist vorüber.«[44]

Oder:

»Eine 15jährige Pat. bekam einmal die Periode (eintägige, recht starke Uterusblutung) mit Ziehen und Drängen im Leibe. Vier Wochen später blieb die Genitalblutung aus, dafür stellte sich 3tägiges Nasenbluten ein, das sich von nun an statt der Uterusblutung alle 29 Tage wiederholte, bis Patientin schwanger wurde.«[45]

Einen sehr interessanten Fall zitiert Krieger:

»Meissner erzählt, dass eine Frau, deren erste Menstruation mit 20 Jahren eintrat, mit 47 ihr erstes Kind bekam und das letzte von sieben folgenden Kindern mit 60. Die Menstruation hörte auf, erschien aber mit 75 Jahren wieder, dauerte bis 98 regelmässig fort, blieb dann fünf Jahre aus und erschien in dem 104. Jahre von Neuem.«[46]

---

43 Fürst, a.a.O., S. 97 f.
44 Krieger, a.a.O., S. 126
45 Gebhard, a.a.O., S. 75
46 Krieger, a.a.O., S. 166

Für letzteren Fall finden auch die Mediziner keine Erklärung, das heißt, auch psychisch sehr individuelle Vorgänge können die Anomalien der Menstruation beeinträchtigen oder hervorrufen. Damit betreten wir erneut das weite Gebiet der Psychologen, die sich über die wechselseitigen Beziehungen von Menstruationsbeschwerden und Nervenkrankheiten Gedanken gemacht haben.

Folgen wir den Ausführungen von Windscheid, so bestehen Beziehungen zwischen der monatlichen Regel und dem Nervensystem in dreifacher Hinsicht. Erstens wird das Nervensystem durch die normale Menses, zweitens durch die Anomalien beeinträchtigt und drittens besteht eine Beziehung zwischen der Periode und den primären Erkrankungen des Nervensystems.[47] Daß die Menses im besonderen von den nervlichen Vorgängen abhängig ist, beweist nicht zuletzt die Tatsache, daß Schreck oder Freude die Menses unterdrücken können. Krieger berichtet:

»Tilt erzählt den Fall von einer 30jährigen Frau, die bisher völlig gesund gewesen war und gerade ihr 16 Monate altes Kind nährte, als ihr Mann vor ihren Augen todt zu Boden fiel. Ueberwältigt von dem Schreck liess sie das Kind fallen, blieb mehrere Stunden bewusstlos, hatte die Milch verloren und ihre Regeln kehrten nie wieder. «[48]

Ein verspäteter Eintritt der Menarche oder die Amenorrhoe kann nach Ansicht der Ärzte zu Psychosen führen, wobei Windscheid festhält:

»... die Grenze zwischen einer gewöhnlichen menstruellen Uebererregbarkeit des Nervensystems und einer Menstruationspsychose [ist] sehr schwer zu ziehen. Manche Frauen sind während der Menses so abnorm erregbar, so abnorm in ihrer Psyche, dass man an ihrer normalen Geistesbeschaffenheit zweifeln kann. «[49]

Zuletzt bestünde – so die Forscher – eine enge Beziehung zwischen dem Nervensystem und der Menses, das heißt, die Nervenerkrankung könne die monatliche Regel und die Regel die Nervenerkrankung beeinflussen. Mayer berichtet von einem solchen Fall:

»Fräulein X., in einer grösseren Stadt Ost-Preussens geboren, das Kind sehr gelehrter, wohl unterrichteter, die Erziehung ihrer Kinder nach idealen aber nicht nach practischen Grundsätzen leitender Eltern, war schon als Kind ausserordentlich lebhaft, wild, klug und witzig; körperlich sehr kräftig entwickelt, aber nicht frei von anhaltenden Kopfschmerzen (...) Im 15. Jahre menstruirte sie zuerst, zwar im Typus regelmässig, jedoch immer nur sehr spärlich und blass, immer verbunden mit Congestionen [Blutfülle] nach dem Kopfe. Im 17. Jahre machte sie eine heftige Augenentzündung durch, und ist seitdem hochgradig kurzsichtig. Im 18. und 19. Jahre hatte sie das eine mal nach Erkältung, das andere Mal nach Aerger wochenlang Icterus [Gelbsucht]. Seitdem klagte sie über Mattigkeit und Verstimmung, hatte auch Wein- und Lachkrämpfe und häufig Kreuzschmerzen. Später trafen sie viele Gemüthsbewegungen. Diese sowie der Krieg von 1866 steigerten die psychische Irritation zu einem ausgesprochenen hysterischen Irresein, und zwar gleichzeitig mit einem auffallenden Profuswerden [Starkwerden] und langer Dauer der Menstruation (...) Sie schlug um sich, biss, kratzte und brachte die merkwürdigsten Töne hervor, eine Zeitlang z.B. machte sie täuschend das Quaken der Frösche nach, sie brüllte ein anderes mal

---

47 Windscheid, F.: Neuropathologie und Gynaekologie, Berlin 1897, S. 5

48 zit. nach Krieger, a.a.O., S. 120

49 Windscheid, a.a.O., S. 11 f.

in unarticulirten Tönen (...) Die interessanteste Erscheinung war aber eine Manie, Feuer anzulegen, welche während einiger Monate einige Tage vor dem Eintritte der Menstruation hervortrat und dann wieder völlig verschwand. Es wäre ihr dunkel im Kopfe und vor den Augen gewesen; sie habe alsdann eine unwiderstehliche Begier gefühlt, Licht und Helligkeit zu schaffen (...) Auch Gesichtshallucinationen hatte sie während der Regel häufig. Sie sah die schauerlichsten Fratzen und widerwärtigsten Gestalten (...) Die profuse [starke] Menstruation, die erwähnten Unterleibsbeschwerden deuteten auf ein sexuelles Leiden, mit welchem die psychischen Erscheinungen in bestimmten Beziehungen zu stehen schienen.« [50]

Die Anomalien können demnach neben organischen und gesellschaftlichen auch psychische Ursachen haben. Über die Symptomatik der Störungen herrschen gleiche Ansichten, die Therapieformen allerdings werden unterschiedlichst diskutiert. Während die einen kurzentschlossen zum Messer greifen, aus wissenschaftlicher Neugier operieren oder gar die Eierstöcke entfernen, gibt es andere, die vor der Schneidewut der Kollegen warnen. Besonders seit der Weiterentwicklung der Anästhesie und der Antisepsis in der Mitte des 19. Jahrhunderts hat sich eine chirurgische Gynäkologie entwickelt, die zwar auch Heilerfolge vorzuweisen hat, aber gleichsam vor nichts zurückschreckt. Dazu der Naturheilarzt Max Böhm:

»*... dass einzelne Frauenärzte geradezu die Manie haben, allen sie aufsuchenden Patientinnen einen Mutterring anzulegen, den Gebärmuttermund zu umschneiden oder die Gebärmutterhöhle mit einem scharfen Löffel auszukratzen. Weiterhin (...) schnitt man einer grossen Anzahl hysterischer Patientinnen die Eierstöcke heraus, weil man, noch dazu im grausamen Irrthume, diese Organe für den Ausgangspunct der Hysterie hielt. Was würde, um den Wahnwitz dieser Operation deutlicher zu erhärten, ein Mann dazu sagen, wollte man ihm wegen Schmerzhaftigkeit der Hoden dieselben entfernen?«* [51]

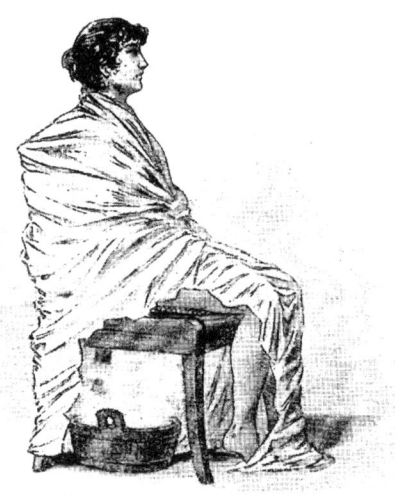

Sitz- und Gesäßdampfbad

Den Vertretern der Naturheilverfahren gilt die Kastration als wirklich allerletzte Lösung; sie empfehlen bei zum Beispiel zu spät einsetzender Menses:

»*Recht warme Sitzbäder, denen man Senfmehl oder Lauge zusetzen kann, warme Einspritzungen von Wasser in die Scheide, warme Fußbäder mit einer Handvoll Senfmehl, trockene Schröpfköpfe auf das Kreuz und die innere Seite der Oberschenkel, Douchen auf das Kreuz, tägliches Reiben des Unterleibes und der inneren Oberschenkel mit wollenen, durchräucherten Tüchern. – Daneben aber viel Bewegung in freier Luft, körperliche Arbeitsamkeit, dem jedesmaligen Allgemeinzustande angepaßte Diätverordnung.«* [52]

---

50 Mayer, L.: Menstruation im Zusammenhang mit psychischen Störungen, in: Beiträge Geburtsh. u. Gyn. 1, 1872, S. 134 f.
51 Böhm, a.a.O., S. 19
52 Klencke, 1889, a.a.O., S. 134

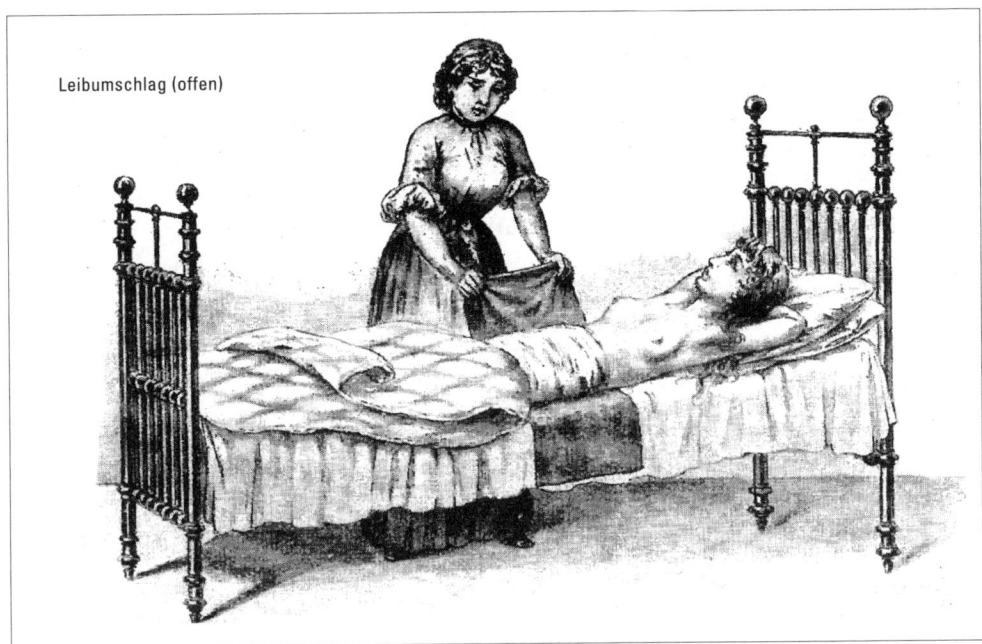

Leibumschlag (offen)

Stellt sich die Periode dann immer noch nicht ein, ist ein Arzt zu konsultieren.

Bei der Therapie der Amenorrhoe gilt es nach Gebhard zweierlei zu beachten: zum einen die Wiederherstellung der normalen Menstruationsfunktion und zum andern die Beseitigung der Beschwerden. So empfielt auch er warme Fuß- und Sitzbäder mit Zusätzen von Salz und Mutterlaugen, ferner Vaginaldouchen, die langsam bis 50 Grad gesteigert werden sollen und Blutentziehungen an der Portio, dem Muttermund, durch Blutegel:

> *»Zur Anlegung derselben bedient man sich des Röhrchenspeculums, bestreicht die Schleimhaut des Scheidenteils mit einer Zuckerlösung und bringt die Tiere, mit einer Pincette im Nacken gefaßt, an die gewünschte Stelle hin. Da ein Hineinkriechen der Egel in den Cervicalkanal [Gebärmutterhalskanal] nicht ausgeschlossen ist, so befestigt man dieselben der Sicherheit halber an einem Faden ...«* [53]

Scanzoni behandelt amenorrhoische Frauen durch eine Blutzufuhr in den Uterus. Die Gebärmutter soll so lange mit Blut angereichert werden, bis die Gefäße dem Druck nicht mehr standhalten können, platzen und auf diese Weise die Blutung hervorgerufen wird. [54]

Mitunter werden auch elektrischer Strom (besonders bei der Menorrhagie) und einige Medikamente, wie zum Beispiel Natronsalz oder Eisenpräparate, angewendet. Bei starker Dysmenorrhoe helfen nach Meinung der Ärzte nur noch Opium und Morphium, Belladonna und Cannabis oder aber das Einströmenlassen von Chloroformdämpfen in die Vagina. [55]

---

53 Gebhard, a.a.O., S. 81
54 Scanzoni, F. W.: Lehrbuch der weiblichen Sexualorgane, 3. Aufl., Wien 1863, S. 321
55 ebenda, S. 333

Zur damaligen Zeit sind die Wirkungen der Opiate noch nicht en detail bekannt, und sie gelten als einige der wenigen Schmerzmittel. So berichtet W. Fliess begeistert von Heilerfolgen bei dysmenorrhoischen Anfällen durch Cocainisierung der Nase. Innerhalb von 5–8 Minuten seien dadurch die Schmerzen beseitigt worden.[56]

Da sehr viele Jungfrauen – so die Gynäkologen – an Menstruationsbeschwerden leiden, vertreten sie die Ansicht, daß eine Heirat oft regulierender wirke als irgendeine andere Therapie. So wird wieder einmal deutlich, worum es den Gynäkologen vorrangig geht: um den gesunden Erhalt der Menschheit und die optimale Gebärfähigkeit der Frauen. Die Frau als ein selbstbestimmtes Individuum bleibt dabei außen vor.

Vom Uterus zum Eierstock

Im 19. Jahrhundert geht eine Frauenkrankheit um – die Hysterie. Es gibt wohl kaum eine medizinische Publikation in diesen Jahren, die sich nicht mit deren Ursache, Symptomatik oder den möglichen Therapieformen beschäftigt. Den Mythen und Theorien über die »hysterischen Frauenzimmer« sind keine Grenzen gesetzt.

Von alters her gilt die Hysterie als weibliche Krankheit, die ihren Sitz in der Gebärmutter hat. Und daher hat das Krankheitsbild auch seinen Namen: Das Wort Hysterie ist griechischen Ursprungs und bedeutet Gebärmutter. Dem alten Hippokrates dünkt der Uterus als »*Ursache von 1000 Übeln«!*[57] Wieder andere reden von einem »*männergierigen und kinderfreudigen Gebärmuttertier im Leibe der Frau«.*[58]

Im 19. Jahrhundert wird die Hysterie zu einem »nervösen« Leiden erklärt. Nicht mehr Krankheiten der Gebärmutter führen – so die Forscher – zu hysterischen Anfällen, sondern das labile weibliche Nervensystem wird verantwortlich gemacht. Und es sei vor allem ein Leiden der schwächlichen, bleichsüchtigen, sich langweilenden Bürgersfrau. Aber die Grenzen sind weit gesteckt. Denn all die Frauen gelten hysterisch, die nicht der Norm entsprechen. All die Unverheirateten, die Berufstätigen, all die mutigen, unabhängigen oder gar politisch aktiven Frauen werden kurzerhand mit dem Stigma »hysterisch« versehen.

Die Hysterie komme als plötzlicher Anfall über die Frauen: Muskelzittern, krampfhafte Bewegungen, Gähnen und Zähneklappern, Wein- und Lachkrämpfe, das Gefühl einer im Hals langsam aufrollenden Kugel, Erstickungsnot, Herzklopfen, Angstgefühl und Schmerzen im Kopf, Gesicht, Hals oder Unterleib – all dies seien sichere Anzeichen dieser Krankheit.[59]

---

56 vgl. Cbl. Gyn. 27, 1895, S. 743
57 zit. nach Fischer-Homberger, a.a.O., S. 33
58 vgl. Schuller, M.: Im Unterschied, Frankfurt 1990, S. 17
59 vgl. Reclam, a.a.O., S. 442 f.

Den Anfällen selbst könne durch Turnbewegungen oder ein Glas Wasser entgegengewirkt werden. Doch der Neigung zur Hysterie – so die Ärzte – unterlägen alle Frauen. Daran sei einfach nicht zu rütteln!

Bis in die 30er Jahre unseres Jahrhunderts schlägt die Hysterie-Diskussion hohe Wellen. Doch dann plötzlich verliert sich das Interesse.

Die Forscher entdecken die wichtige Rolle des Eierstocks! Natürlich – schon Karl Ernst von Baer und Th. L. Bischoff haben durch die Entdeckung der menschlichen Eizelle 1827 und die Theorie vom Eisprung 1844 die Liebe zum Eierstock proklamiert und quasi einen Dogmenwechsel vollzogen. Jahrhundertelang gilt die einzige Sorge dem Uterus, nun aber tritt der Eierstock in den Mittelpunkt des Interesses. *»Propter solum ovarium mulier est, quod est«* – allein durch ihre Eierstöcke ist die Frau das, was sie ist.[60] Und eben dies führt auch dazu, daß einige Forscher die Hysterie im Zuge dessen als ein »Eierstockssyndrom« beschreiben. So versucht beispielsweise Charcot durch Druck auf die Ovarialnerven dem hysterischen Anfall ein Ende zu machen.[61] Zuweilen vermag er durch diese Methode auch einen hervorzurufen. Tja, und ganz Hartgesottene greifen gleich zum Messer und entfernen kurzerhand die Eierstöcke, um der Hysterie »Herr zu werden«.

Doch je bekannter die allmonatlichen Vorgänge im Körper der Frauen werden, je

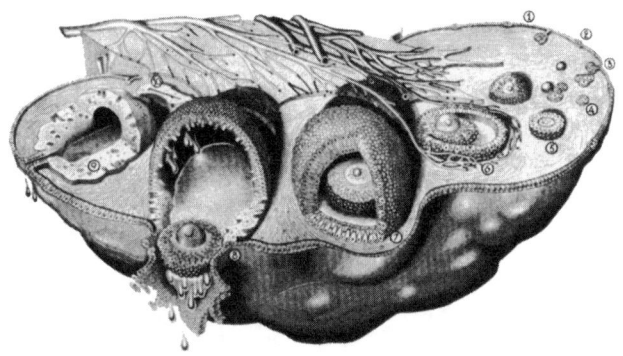

Der Eierstock (halbschematisch)

mehr verliert die Hysterie-Diskussion an Bedeutung. Denn jetzt gilt die Frau nicht mehr von Grund auf krank, schwach, nervös oder hysterisch, sondern die Funktion ihrer Eierstöcke und die Hormone bestimmen in Form von Wellenbewegungen ihr Leben. Fünf Tage im Monat – so die Forscher – menstruiert die Frau, ist sie siech und psychisch erregt. Sie ist »periodisch irre«! Und diese Tatsache genügt doch als Argument für den Ausschluß der Frauen! Oder etwa nicht?

---

60 Chereau 1845, zit. in Schüler, R.: Frauenärzte und Frauen, Diss. Hannover 1978, S. 8
61 vgl. Schaps, R.: Hysterie und Weiblichkeit, Frankfurt 1982, S. 53

Die Frau
verläßt das Haus

1900 – 1918

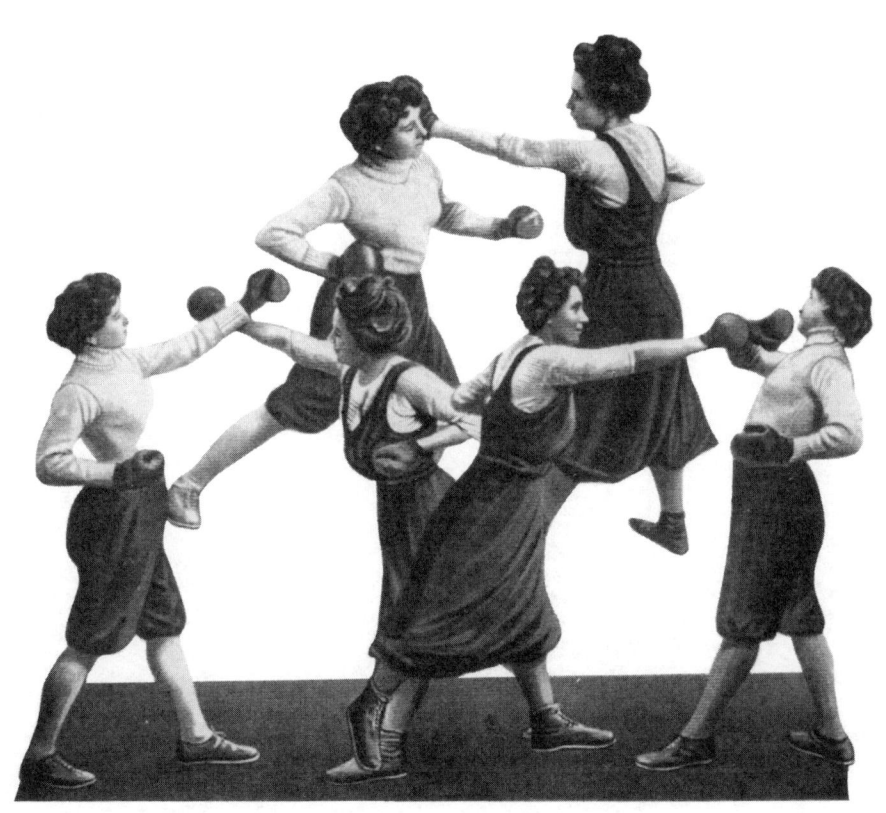

Die sexuelle Reformbewegung

Fin de siècle und Aufbruch in ein neues Jahrhundert – kaum eine andere Zeit zuvor hat derartig gravierende Umwälzungen mit sich gebracht. Der Fortschritt in Naturwissenschaft und Technik scheint unaufhaltsam, die Wirtschaft floriert, bis 1910 steigt Deutschland zum zweitgrößten Industrieland auf. 1900 verkündet Reichskanzler von Bülow, Deutschland brauche »einen Platz an der Sonne«, was soviel bedeutet wie: mehr Kolonien.[1]

Deutschland ist eine Weltmacht und der wilhelminische Mensch stolz auf sein Vaterland.

Kehrseite dieses Aufschwungs ist die zunehmende Not und Verelendung großer Teile der Bevölkerung. Die Unzufriedenheit wächst. In den Jahren von 1910 bis 1913 demonstrieren jährlich 300.000 gegen die sozialen Mißstände, noch nie ist die Zahl der Streikenden so hoch gewesen.[2]

Die wilhelminische Politik der »Maßlosigkeit«, die letztlich im Ersten Weltkrieg endet, führt gleichzeitig zur Entstehung einer breiten Widerstandsbewegung. Ein anderes Deutschland erwacht – das der geistigen Opposition.

In vielen Bereichen entstehen Gegenbewegungen, die der Dekadenz, dem Verfall entgegenwirken wollen und ihre Blicke auf die Zukunft richten. Arbeiterbewegung, Frauenbewegung und Jugendbewegung erhalten großen Zulauf. Neue Musik, neue Kunst, neue Literatur, neue Sittlichkeit, neue Körperlichkeit – das sind Begriffe, die dem Zeitgeist entsprechen.

Ein Kuriosum dieser »nouvelle epoque« ist die sogenannte Nacktkultur, die um die Jahrhundertwende in Berlin großes Aufsehen erregt. Dazu der Sexualwissenschaftler Albert Moll:

Es werden hier »*drei verschiedene Richtungen zusammengefaßt, die ich als künstlerische, hygienische und als Rückkehr zur Natur bezeichnen will. Die künstlerische wurde durch die Nackttänze der Olga Desmond repräsentiert, die angeblich zeigen sollten, daß die wahre Kunst die Kleidung nicht braucht. (...) Eine zweite Gruppe will die Nacktkultur aus hygienischen Gründen. Sie ist in Sonnenbädern und Luftbädern praktisch durchgeführt worden, natürlich mit Trennung der Geschlechter. Die dritte Gruppe betrachtet überhaupt vielfach die Kleidung als unnatürlich und findet nicht, daß mit dem Ablegen der Kleidung die sexuelle Sittlichkeit geschädigt würde. Diese Richtung legt auch auf das Hygienische Wert, aber ihr Charakteristikum ist, daß sie für das gesellschaftliche Zusammensein von Menschen die Nacktheit erstrebt. Ein*

---

1   Valentin, V.: Geschichte der Deutschen, Frankfurt/Wien/Zürich 1979, S. 496
2   vgl. Kuczynski, J.: Geschichte des Alltags des deutschen Volkes, Bd. 4, 1871–1918, Berlin 1982, S. 65

Hauptvertreter dieser Richtung teilt mit, daß zu Hause bei ihm alle nackt gehen, und daß sich alle, auch das Dienstmädchen, dem sehr schnell angepaßt hätten. Im Zusammenhang mit dieser Richtung stand die Gründung der Nacktlogen, deren Mitglieder bei ihrem Zusammensein vollkommen nackend waren. An der Spitze stand die A.N.N.A. (Aristokratische Nudo-Natio-Allianz).«[3]

Das wilhelminische Deutschland gibt sich um so prüder, je mehr die Tabuisierung des Körpers und der Sexualität aufgebrochen wird.

Und so ist es nicht verwunderlich, daß dieser Loge bereits kurz nach ihrem Entstehen durch die Polizeibehörden ein Ende gesetzt wird.

Im Jahre 1905 gibt es in Deutschland 180.000 ledige Mütter, die, als »Gefallene« bezeichnet, ihren Beruf und ihre gesellschaftliche Achtung verlieren. Die Zahl der Prostituierten wächst unaufhörlich, viele Arbeiterinnen sind aufgrund ihrer niedrigen Löhne gezwungen, der Gelegenheitsprostitution nachzugehen. Die Säuglingssterblichkeit ist hoch, jegliche Empfängnisverhütung verboten. Lehrerinnen und Telefonistinnen – überhaupt alle Beamtinnen – unterliegen einem Zölibat. An diesen Punkten setzt Helene Stöcker, eine Protagonistin der radikal bürgerlichen Frauenbewegung, an. 1905 ruft sie den »Bund für Mutterschutz und Sexualreform« ins Leben mit dem Ziel, ledige Mütter zu schützen und den Kampf um eine »neue Ethik« und freie Sexualmoral aufzunehmen. Ihre Thesen sind revolutionär. Helene Stöcker kämpft nicht nur für eine Änderung der Machtverhältnisse zwischen Mann und Frau, sondern proklamiert das Selbstbestimmungsrecht der Frauen über ihren eigenen Körper, das Recht auf eine lustvolle und freie Sexualität:

»Denn was heute überall herrscht: das sind die traurigen Kehrseiten eines glücklichen Sexuallebens: Prostitution und Geschlechtskrankheiten, Geldheirat und Askese der Frau. Ja, gerade die berufstätigen Frauen, wie die Lehrerinnen z.B., um die ihrer pekuniären [finanziellen] Unabhängigkeit willen doch die Möglichkeit zur Gründung einer Familie hätten – sie sind von Staats wegen zum Zölibat verdammt – heute noch im Jahre 1905. (...)

Wir wollen nicht in die Heuchelei verfallen, zu behaupten, daß der Geschlechtsverkehr nur sittlich sei, wenn er der Erzeugung von Kindern diene.«[4]

Der »Bund für Mutterschutz« fordert u.a. die Einführung der schulischen Sexualerziehung, die Abschaffung des Zölibats für Beamtinnen, die Freigabe von Empfängnisverhütungsmitteln, die Streichung des § 218, die Erleichterung der Ehescheidung, die Bekämpfung der Geschlechtskrankheiten und die Abschaffung der staatlich reglementierten Prostitution.

Mit diesen radikalen und provozierenden Forderungen stößt die neue Bewegung in der Öffentlichkeit auf heftigen Widerstand. Auch die konservativen Vertreterinnen der Frauenbewegung werfen Helene Stöcker »Gedankenanarchie«, ja »Hurraerotik« vor.[5]

In einigen Städten rufen Gegnerinnen und Gegner dazu auf, die Veranstaltungen des Bundes zu boykottieren. Männliche Mahner fühlen sich aufgrund der provokanten The-

3   Moll, A. (Hrsg.): Handbuch der Sexualwissenschaften, Leipzig 1912, S. 588

4   Stöcker, H.: Zur Reform der sexuellen Ethik, in: Mutterschutz, hrsg. von H. Stöcker, 1. Jg., 1. Heft, S. 7 f. u. 9

5   Lange, H.: Feministische Gedankenanarchie, in: Frauenbewegung und Sexualität, hrsg. von Bäumer, Bluhm u.a., Heilbronn 1909, S. 45f

sen dazu berufen, die Frauen an ihre »natürliche« Bestimmung der »braven Ehefrau und Gattin« zu erinnern.

Über 27 Jahre setzt der »Bund für Mutterschutz« seine vielfältigen Aktivitäten fort und forciert damit, daß die Sprachlosigkeit über den weiblichen Körper zumindest teilweise aufgehoben wird. Die Sexualfrage beschäftigt zunehmend konservative und progressive Kreise.

Neues aus der Menstruationsforschung

Während neue Bewegungen die Gesellschaft erschüttern, widmen sich die Gynäkologen intensiv der Zyklusforschung. Immer noch sind die Zusammenhänge zwischen Ovulation und Menstruation nicht bekannt.

Doch auch in der Gynäkologie wird in diesen Jahren reformiert. 1900 ist diese noch weitgehend auf die chirurgische Heilung der weiblichen Geschlechtsorgane beschränkt. In der Folgezeit werden nicht nur andere wissenschaftliche Disziplinen (wie zum Beispiel die Sexualwissenschaft und die Hygiene) miteinbezogen, sondern die Gynäkologie entwickelt sich in zwei Richtungen weiter. Zum einen erfährt der chirurgische Bereich durch die zunehmende Technisierung eine Perfektionierung, und zum anderen werden die Untersuchungsmethoden weiterentwickelt.

Trotz allem liegt noch einiges im Argen. 1903 kann Walter Stöckel – einer der bekanntesten Gynäkologen – bei seinem Lehrer Veit noch die folgende Beobachtung machen:

»Veit war ein guter und fesselnder Lehrer, auch ein kühner, draufgängerischer Geburtshelfer, aber ein miserabler gynäkologischer Operateur. Die Resultate sprachen Bände. Als ich zum erstenmal sah, wie seine grob arbeitenden Hände im Bauch der Patientin die Därme durcheinander warfen, standen mir die Haare zu Berge. Von seiner langen Nase floß der Schweiß ungehindert in die Bauchhöhle, so daß Bauchfellentzündungen nach den simpelsten Eingriffen keine Seltenheit waren (...) Die Infektionen nahmen schließlich so verheerend zu, daß der Hygieniker Heim, obgleich er wenig davon verstand, den Auftrag erhielt, die Asepsis [Keimfreiheit] des Operationssaales zu reformieren. Bisher war ohne Gummischutz, ohne Schleier und ohne Kopfkappe operiert worden! Veit wetterte gegen die ›neumodische Pedanterie‹ und band sich ostentativ dicke Handtücher kreuzweise vor den Kopf. Er sah jetzt aus wie ein altes Bauernweib, das Zahnschmerzen hatte. Die Patientinnen erschraken bei seinem Anblick.«[6]

Diese Schilderung zeigt sehr deutlich die Übergangsphase der gynäkologischen Chirurgie, denn solcherart Beobachtungen gehören glücklicherweise durch die Weiterentwicklung der hygienischen Vorschriften und der Antisepsis bald schon der Vergangenheit an.

---

6   Stoeckel, W.: Erinnerungen eines Frauenarztes, München 1966, S. 126

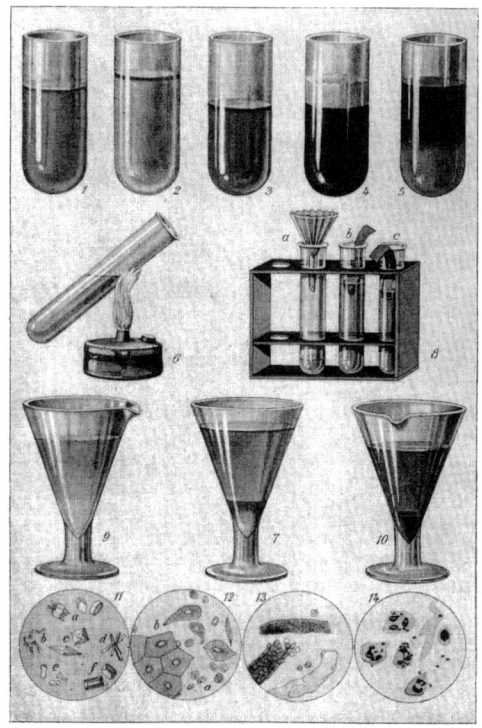

Auch die wissenschaftliche Erforschung der Menstruation kann um die Jahrhundertwende zahlreiche Erfolge verbuchen.

Zunächst einmal wird in den 90er Jahren der Versuch unternommen, die alte Pflügersche These vom »Nervenreflex« als auslösendes Moment der Menstruation zu widerlegen. Gleichzeitig setzt die Erforschung der inneren Sekretion der Eierstöcke ein. Knauer, Rubinstein und Halban ebnen damit den Weg für die gynäkologische Hormonforschung der 20er Jahre.

Am 23. Mai 1901 stellt Josef Halban in der Akademie der Wissenschaften in Wien seine neuesten Forschungsergebnisse vor und widerlegt in seinem Vortrag »Ovarium und Menstruation« endgültig die Hypothese Pflügers. Finanziell unterstützt von der Wiener Akademie hat Halban im Juni 1900 Versuche an Affen unternommen. Bei vier Pavianen hat er die Eierstöcke entfernt und diese an andere Stellen des Körpers, in verschiedene Schichten der Bauchdecke, verpflanzt. Bei zwei Pavianen stellt sich daraufhin die Menstruation wieder ein. Halban zieht daraus den Schluß:

»Wir müssen zur Erklärung dieser Thatsachen auf die Theorie von der inneren Sekretion zurückgreifen. Wir müssen annehmen, dass vom Ovarium, gleichgültig, wo im Körper es sich befindet, chemische Stoffe abgesondert werden, dass dieselben ins Blut aufgenommen werden und dann einen specifischen Reiz aufs Genitale ausüben.«[7]

Das heißt, nicht der Druck der wachsenden Follikel auf die Eierstocksnerven ist für das Zustandekommen der Periode verantwortlich, denn sonst würden die Pavian-Weibchen nicht menstruieren. Verantwortlich ist vielmehr ein chemischer Einfluß der Ovarien. Durch die innere Sekretion der Eierstöcke gelangen Stoffe in die Blutbahn, die einen Reiz abgeben, welcher für den Eintritt der Menses ausschlaggebend ist.

Auch wenn sich die Theorie Halbans mehr und mehr durchsetzt, werden Versuche unternommen, seine Ergebnisse abzuwandeln, so unter anderem von Fraenkel. Er vermutet, daß die innersekretorische Auslösung der Menses allein vom Gelbkörper [corpus luteum] ausgehe. Genau dieser Punkt ist Gegenstand einer längeren und heftigen Diskussion auf einer Tagung der »Geburtshilflich-Gynäkologischen-Gesellschaft« im Dezember 1903 in Wien.[8] Halban und Fraenkel treffen aufeinander und verteidigen ihre Theorien bis aufs Messer. Schließlich soll Halban Recht behalten. Nur in einem Punkte irrt er,

---

7   Halban, J.: Ovarium und Menstruation, in: Verhandlungen der Dtsch. Gesellschaft für Gyn. 9, 1901, S. 621

wie übrigens die meisten seiner Zeitgenossen. Halban geht im Unterschied zu Fraenkel von der alten Theorie aus, daß Ovulation und Menstruation zusammenfallen. Fraenkels Verdienst besteht darin, daß er sehr genau die Funktion des Gelbkörpers in Beziehung zu Menstruation und Schwangerschaft erforscht hat.

Auch Robert Meyer widmet sich in diesen Jahren den zyklischen Veränderungen des Gelbkörpers und entdeckt die verschiedenen Phasen der Vorwärts- und Rückwärtsentwicklung. Eine weitere Pionierarbeit leisten im Jahre 1908 Hitschmann und Adler. Sie gelten als »frühzeitige Rufer«, da ihre Zyklusforschungen bis heute nichts an Aktualität eingebüßt haben.

Was ist das Neue an ihren Theorien?

Hitschmanns und Adlers Interesse gilt vor allen Dingen der Gebärmutterschleimhaut [Endometrium] und deren Veränderungen während des Zyklus. Anhand von 58 Fällen – das Material (Teile der Gebärmutterschleimhaut) wird von Lebenden durch Operation gewonnen – erkennen sie verschiedene Phasen in der Veränderung der Schleimhaut:

Den eigentlichen Menstruationsabschnitt (3–5 Tage), der Abschnitt nach der Menses (4–6 Tage), den zwischenmenstruellen Abschnitt von 14tägiger Dauer und schließlich den vormenstruellen Abschnitt, der etwa 7 Tage lang dauert.[9]

Da ab Zyklusmitte [Sekretionsphase] die Gebärmutterschleimhaut dicker und schwammiger wird, haben viele Ärzte eine Entzündung derselben [Endometritis] gewittert. Die beiden Wiener Gynäkologen jedoch widersprechen dieser »Verlegensheitsdiagnose«[10] und weisen nach, daß dies dem normalen Zyklusgeschehen entspricht.

Dies sind wichtige Schritte in der Menstruationsforschung, aber erst die 20er Jahre bringen weitere Erkenntnisse über die Wirkungen der Hormone sowie den exakten Zusammenhang von Ovulation und Menstruation.

Die Menstruation als Schnupfen? – Regelbeschwerden und deren Therapie

Wenn auch ansonsten heftigst gestritten wird, so sind sich die Gynäkologen darin einig, daß Amenorrhoe und vor allem Dysmenorrhoe die zwei häufigsten Formen von Menstruationsbeschwerden sind. Dies ist in der Tat die einzige Übereinstimmung, denn bei den verschiedenen Arten der Störungen, deren Ursachen oder gar den möglichen Therapieformen gehen die Meinungen wieder weit auseinander.

---

8   vgl. Weinzierl, S.: Frühe Rezeption der Halbanschen Hypothese von der endokrinen Verursachung der Menstruation, Diss. Erlangen/Nürnberg 1980, S. 28 f.
9   Zbl. Gyn. 13, 1908, S. 444
10   vgl. Winter, G.: Historisches zum mensuellen Zyklus, Halle 1955, S. 53

Pryll schreibt über die Dysmenorrhoe:

»Von einer krankhaft schmerzhaften Monatsblutung spricht man, sobald die naturgemäßen Begleiterscheinungen sich zu einer tatsächlichen Belastung steigern, Bauchkoliken hervorrufen und die Arbeitsfähigkeit erheblich beeinträchtigen. Auch diese Störung kann sich in den verschiedensten Formen äußern. Entweder tritt die Periode unter starken Schmerzen ein, die aber nach Hervortreten der ersten Blutspuren sich mildern, oder die Schmerzen entstehen im weiteren Verlauf oder gegen Ende der Menstruation oder hinterher.«[11]

Gewöhnlich unterscheiden die Ärzte zwischen einer mechanischen (zum Beispiel durch Verengung des Muttermundes), einer entzündlichen und einer nervösen Dysmenorrhoe, wobei letztere Form nach Meinung der Forscher am häufigsten vorkommt.

1901 widmet sich die »Geburtshilfliche Gesellschaft« von Leipzig einem sehr interessanten und in der Folgezeit auch sehr umstrittenen Thema: der »nasalen Dysmenorrhoe«. Fliess und Schiff, die dieses Krankheitsbild bei vielen Frauen beobachtet haben, verstehen darunter eine schmerzhafte Blutung, verbunden mit einer Nasenschleimhautentzündung. Die Menstruation stellt sich quasi als ein Schnupfen oder Katarrh dar. Was ist der Hintergrund ihrer Theorie?

Schiff führt dazu aus:

»Bei allen Hunden, deren Uterus überhaupt erregbar war, konnte ein sehr intensiver Reflex von der Nase auf den Uterus nachgewiesen werden. Bei einer Vergleichung des Effekts von nasalen Reizen mit der Wirkung anderer, auch viel stärkerer Reize ergab sich, daß die nasale Reizung in ihrem reflektorischen Effekt auf den Uterus über alle anderen Reize sehr beträchtlich überwiegt. Es läßt sich also die Existenz einer besonders gut gebahnten, intensiven Reflexwirkung von der Nase zum Uterus beim Hunde mit Sicherheit nachweisen. Daß eine solche Reflexwirkung beim Menschen auch besteht, ist auf Grund klinischer Tatsachen durchaus wahrscheinlich geworden.«[12]

Für die Forscher besteht demnach eine innige Beziehung zwischen Nase und weiblichen Geschlechtsorganen. Nasenbluten nach geschlechtlichen Exzessen oder abweichende Menstruationsblutungen aus der Nase (sogenannte vikariierende Blutungen) unterstreichen scheinbar diesen Zusammenhang. Ja, mehr noch: Fliess bezeichnet einige Teile der Nase, wie z.B. das vordere Ende der unteren Nasenmuschel, als Sexualzone derselben.

Da selbst bei der regelmäßigen Periode eine Blutfülle der Nasenschleimhäute zu beobachten sei (die menstruierende Schleimhaut erzeuge quasi als Reflex eine Anschwellung der Nasenschleimhaut), läge es also nahe, auch von einer »nasalen Dysmenorrhoe« zu sprechen. Wenn schon Schmerzen, warum nicht auch in der Nase? Darüber hinaus scheinen einige Fälle aus der Praxis das neu entwickelte Krankheitsbild durchaus zu bestätigen:

»Der 2. Fall betrifft ein junges Mädchen; stets starke Schmerzen bei der Menstruation (...) Der Nasenbefund ergiebt starken Nasen-Rachenkatarrh [Nasenschleimhautentzündung]. – Die Beziehungen zwischen Nase und Geschlechtsorganen konnten in diesem Falle glänzend nachgewiesen werden. Pat. [Patientin] saß verkrümmt vor Schmerzen im Stuhl, und kaum hatte ich die hypertrophischen [vergrößerten] Schwellkörper der unteren Muschel (...) mit Cocain

---

11 Pryll, W.: Das monatliche Unwohlsein der Frau, Dresden o.J., S. 13
12 vgl. Zbl. Gyn. 46, 1904, S. 1379

bestrichen, als Pat. freudestrahlend angab, alle Schmerzen seien verschwunden. – (...) Einmal hatte sie wieder rechts im Unterleib in der Nähe des Ovarium Schmerzen; Herr Dr. Roeder fand eine neue Anschwellung der linken unteren Nasenmuschel. Mit deren Behandlung schwanden auch die Schmerzen der rechten Seite dauernd.«[13] Daß die Schmerzen nach Bepinselung der Nase mit Kokain verschwinden, liegt auf der Hand. Kokain ist ein Betäubungsmittel, das gewöhnlich über die Nase aufgenommen wird.

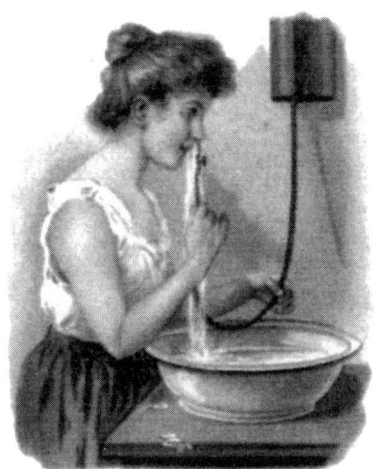

Nasenspülung.

Es gibt wohl kaum eine Schrift in diesen Jahren, die, wenn sie sich mit Dysmenorrhoe befaßt, nicht auf die Forschungen von Fliess und Schiff verweist. Trotzdem vermag sich ihre Theorie nicht durchzusetzen, so konstatiert Krönig:

»Schiff hat uns allerdings ausführlich auseinander gesetzt, wie bei den Versuchen (...) jede Suggestion [Beeinflussung] ausgeschaltet ist. (...) Er giebt an, dass er den ganzen Körper der betreffenden Frau untersucht hätte und dann so wie nebensächlich gleichzeitig das Innere der Nase besichtigt, und ohne dass die Frau eine Ahnung davon gehabt hätte, dass die Bepinselung bestimmter Stellen der Nasenschleimhaut einen Einfluss auf ihre dysmenorrhoischen Beschwerden ausüben sollte, die lokale Behandlung der Nasenschleimhaut ausgeführt. (...) Ich meine nun, dass es kaum möglich ist, hier eine Suggestion ganz auszuschließen. Es muss doch einer Pat., wenn sie nicht vollständig stumpfsinnig ist, immerhin auffallen, wenn man ihr plötzlich den Nasenspiegel einsetzt, einen Nasenpinsel hernimmt und ihr die Nasenschleimhaut behandelt. Es gehört doch schon eine sehr niedrige Bildungsstufe dazu, wenn die betreffende Frau nicht wenigstens die Frage stellen sollte, warum denn bei ihr die Nase gepinselt würde. Sie ist in die Klinik eingetreten wegen ihrer dysmenorrhoischen Beschwerden, und wenn jetzt an Stelle einer lokalen genitalen Behandlung eine Nasenbehandlung durchgeführt wird, so zieht sie doch unwillkürlich den Schluss, dass hier durch die Behandlung in der Nase ihr örtliches Leiden am Genitalapparat beeinflusst werden soll. (...) zum Ruhme der Leipziger muss ich sagen, dass es mir nicht möglich gewesen ist, einfach die Frauen herzunehmen und lokal in der Nase zu behandeln, sondern sie stellten zum mindesten doch die Frage an mich, warum ich denn die Nase plötzlich behandeln wollte.«[14]

Es geht Krönig nicht darum, die Dummheit der Patientinnen zu beweisen, sondern eher die unzureichenden Ergebnisse der Fliessschen Forschungen. Für ihn ist die »nasale Dysmenorrhoe« Humbug, und damit hat er – wie wir heute wissen – recht.

Auch wenn die »nasale Dysmenorrhoe« und deren Behandlung durch Kokain einen breiten Raum in den Publikationen über Menstruationsstörungen einnehmen, gibt es noch andere Therapieansätze.

---

13 Zbl. Gyn. 12, 1902, S. 3169
14 vgl. Zbl. Gyn. 48, 1901, S. 1324 f.

Wenn sich die schmerzhafte Blutung nicht operativ beheben läßt, empfehlen die Ärzte neben einer ausgewogenen Diät und allgemeiner Schonung mitunter die Anwendung der »Prietznitschen Umschläge«:

»Ein mehrfach zusammengelegtes Stück Leinwand oder ein Handtuch wird in Wasser getaucht und dann tüchtig ausgedrückt, über den Leib gebreitet, mit einem wasserdichten Stoff und darüber mit einer mehrfachen Lage Flanell oder Wollstoff bedeckt. Dieser feuchtwarme Verband ist vor dem Schlafengehen anzulegen und am anderen Morgen zu entfernen.« [15]

Eine andere Therapieform kommt aus der Psychologie: die Hypnose.

»Unter Hypnose versteht man die Erzeugung eines künstlichen Schlafes, bei welchem, wie bei jedem natürlichen Schlafe die Verstandesthätigkeit und der Einfluß des Willens aufhören. Diese Eigenschaft wird benutzt, um ein Individuum, welches an der Vorstellung irgendeiner Krankheit leidet, von dieser Vorstellung zu befreien, indem man seiner Einbildungskraft während der Hypnose die Überzeugung seiner Gesundheit einprägt.« [16]

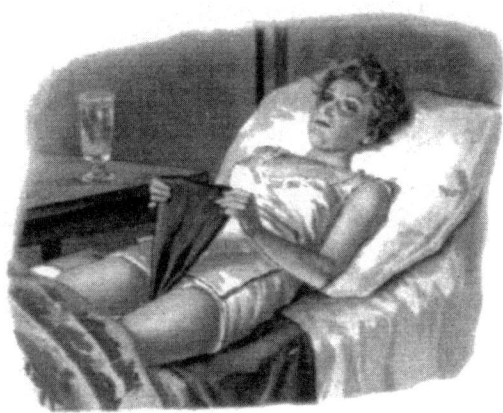

Anlegen der T-Binde.

Immer häufiger berichtet das »Zentralblatt für Gynäkologie« über Heilerfolge bei Menstruationsstörungen durch Hypnose. Zwar sind viele Ärzte noch mißtrauisch und delegieren diese Art der Behandlung lieber an die Vertreter von Naturheilverfahren und an die Psychologen, doch sind Erfolge nicht von der Hand zu weisen.

1908 beschreibt der Berliner Gynäkologe Fraenkel seine ersten Fälle, in denen er Periodenbeschwerden mit Röntgenstrahlen behandelt hat. Die Röntgenstrahlen, 1895 von C. W. Röntgen entdeckt, haben gewaltige Umwälzungen in der Medizin zur Folge. In diesen Jahren allerdings sind die Wirkungen der Strahlen noch nicht genau bekannt. Versuche an Tieren haben gezeigt, daß die *»Strahlen in kleiner Dosis reizen, in größerer schädigen, in übergroßer lähmen und abtöten und mit Vorliebe auf junges Gewebe wirken.«* [17] Erfolge werden erst zu Beginn des 20. Jahrhunderts errungen, nachdem es gelingt, die Strahlen zu dosieren.

Fraenkel gibt an, daß bei dysmenorrhoischen Beschwerden im Durchschnitt nach 10–12 Bestrahlungen Besserung eingetreten ist. Zudem ist er von der Harmlosigkeit der Strahlungen überzeugt:

»Der Vorteil meiner vorgeschlagenen Behandlung liegt einmal in der völligen Schmerzlosigkeit, den die Frauen sehr zu würdigen wissen, gerade wenn sie schon häufig mit anderen Metho-

15 König, F. (Hrsg.): Ratgeber in gesunden und kranken Tagen, 2 Bde., 16. Aufl., Leipzig o.J., Bd. 2, S. 907
16 ebenda, S. 1081
17 Diepgen, P.: Geschichte der Medizin, 5 Bde., Leipzig/Berlin 1914–1928, Bd.5, S. 76

den gequält und sehr herunter sind, andererseits in der absoluten Ungefährlichkeit bei der nötigen Vorsicht...«.[18]

Zu diesen quälenden Methoden, die Fraenkel hier anspricht, gehört die noch immer gängige Behandlung mit Blutegeln. Diese werden zu Heilzwecken bei Menstruationsbeschwerden in die Gebärmutter gesetzt.

Alte Reden über moderne Frauen

Die Reform- und Aufbruchstimmung zu Beginn des Jahrhunderts geht vor allem vom weiblichen Geschlecht aus. Die Frauen treten in das öffentliche Geschehen und emanzipieren sich. Die fahrradfahrende Dame im leichten und bequemen Fahrraddress, die berufstätige Frau, die Studentin, die Ärztin, ja sogar die Politikerin werden in diesen Jahren mehr und mehr »gesellschaftsfähig«. Dem Korsett wird nun endgültig Ade gesagt, denn wie sollen sie, eingeschnürt und oft der Ohnmacht nahe, ihren Schritt in die Unabhängigkeit tun?

Der Vormarsch der Frauen scheint unaufhaltsam.

Gerade deshalb feiert in diesen Jahren die antifeministische Bewegung ihre Renaissance. Ein »Meer von Tinte« wird vergossen, um die angebliche »Minderwertigkeit« der Frauen nachzuweisen: Naturwissenschaftler legen dar, wozu Frauen und Männer aufgrund ihrer Natur fähig seien; die Mediziner stellen fest, daß die Frau über eine geringere Gehirnmenge verfüge; Historiker weisen nach, daß in der Geschichte das Geschlechterverhältnis von jeher von dem Machtanspruch des Mannes bestimmt gewesen sei; und die Philosophen sprechen von der »welthistorischen Bedeutung weiblicher und männlicher Prinzipien«.[19]

Der proletarische Antifeminismus fürchtet die weibliche Konkurrenz auf dem Arbeitsmarkt, das bürgerlich-nationale Lager gründet seinen »Frauenemanzipationshaß« auf völkische Argumente. Deutschland würde untergehen, wenn die Frauen sich befreiten und keine Kinder mehr in diese Welt setzen wollten. Im Jahre 1912 tritt der Antifeminismus erstmals in organisierter Form auf: Prof. Dr. Sigismund gründet in Weimar den »Deutschen Bund zur Bekämpfung der Frauenemanzipation« und verkündet:

»Für uns kann es nach wie vor nur eine Losung geben: Dem Mann der Staat, der Frau die Familie, (...) denn Männer machen Geschichte und der Feminismus bedeutet den Untergang der Völker.«[20]

---

18 Fraenkel, M.: Meine ersten 28 Fälle günstiger Beeinflussung von Periodenbeschwerden durch Röntgenstrahlung, in: Zbl. Gyn. 5, 1908, S. 146

19 Schmidbaur, M.: »Die radikale Frauenbewegung als nationale Gefahr«, in: Ariadne 13, März 1989, S. 4 f.

20 Monatsblatt d. dtsch. Bundes zur Bekämpfung der Frauenemanzipation, 1. Jg., H. 2, 1913, S. 11 f., vgl. auch: Wenzel, C.: »Wenn der Staat sich selbst entmannt. Die Schreckensvisionen des Dtsch. Bundes gegen die Frauenemanzipation«, in: Ariadne 12, 1988, S. 18–20

Unter den Mitgliedern sind auch zahlreiche Gynäkologen vertreten, die mit großer Besorgnis die zunehmende »Gebärunwilligkeit« beobachten. 1913 konstatiert Menge:

»Schlägt die Frauenbewegung Wege ein, die zu einer gesundheitlichen Schädigung und zu einer Umstempelung auch derjenigen Mädchen führen, welche Ehefrauen und Mütter werden, dann wird ein kostbares Familiengut bedroht, dann geraten die höchsten Interessen des Volksganzen in Gefahr. Dann haben die Männer nicht nur das Recht, sondern die Pflicht, sich der Bewegung entgegenzustellen und ihr Bahnen zu weisen, auf denen Kollisionen mit dem Wohl der Allgemeinheit ausgeschlossen sind. Und im gleichen Sinne muß dann auch der berufene Vertreter der Gesundheitslehre, der Arzt tätig sein.«[21]

Hintergrund dieser »Gebärparolen« ist der drastische Geburtenrückgang um die Jahrhundertwende. Die Kinderzahl hat sich zwischen 1880 und 1912 rund um ein Drittel gesenkt. Kommen 1880/81 auf 1000 im gebärfähigen Alter stehende Frauen circa 300 Kinder, so sind es 1912 nur noch 200.[22] Die Gründe des Bevölkerungsrückganges sehen die Forscher in physiologischen, ökonomischen, sozialen und ethisch-intellektuellen Umständen. Die Zeugungsfähigkeit des Mannes und die Empfängnisfähigkeit der Frau seien zum Beispiel vermindert durch eine Zunahme der Geschlechtskrankheiten, durch die Erwerbstätigkeit der Frauen und durch mangelnde Hygiene.

Jene Ärzte sehen die Frauen am liebsten im Kreise der Familie, umringt von einer großen Kinderschar. Deshalb werden sie auch nicht müde, die alten Reden vom »periodischen Irre-Sein« wieder aufzurollen. Da sowohl körperliche und geistige »Spannkraft« während der »fatalen Tage« vermindert seien, wird den Frauen Schonung in jeder Beziehung anempfohlen. Die Frau soll nach Ansicht Straßmanns nie vergessen, daß sie während ihrer Menses *»zwei wunde Teile besitzt: sie trägt eine Wunde im Eierstock und in der Gebärmutter.«*[23] Den meisten Ärzten erscheint die Menstruation nach wie vor als ein krankhafter Zustand, als eine Ausnahmeerscheinung, die das weibliche Geschlecht für einen Beruf unfähig mache und zur Passivität verdamme. Jenen gilt, was Pincus 1902 eindrucksvoll formuliert hat:

»Um die Menstruation als Sonne dreht sich bei [der Frau] das Planetensystem aller übrigen Lebensfunktionen!«[24]

Mit diesen Vorurteilen räumt die 1833 geborene Feministin Hedwig Dohm gründlichst auf:

»Ich bin unter acht Schwestern aufgewachsen, bin im Besitz von vier Töchtern und habe Zeit meines Lebens fast ausschließlich mit Frauen verkehrt. Wir Schwestern alle haben in jungen Jahren keine Ahnung davon gehabt, daß die Menstruation eine beachtenswerte Angelegenheit sei. Niemand sagte es uns, niemand fragte danach. Wir tanzten während dieser Zeit (...), wir machten die weitesten Wege. Ich erinnere mich nicht, daß je eine von uns an bemerkbarer seelischer oder körperlicher Depression dabei litt. Möglicherweise, daß kleine Abweichungen vom

21 Menge, C.: Hygiene und Diätetik des Weibes, in: Menge, C./Opitz, E. (Hrsg): Handbuch der Frauenheilkunde, Wiesbaden 1913, S. 125

22 vgl. Kuczynski, a.a.O., S. 175

23 Straßmann, P.: Gesundheitspflege des Weibes, Leipzig 1913, S. 37

24 zit. nach König, W.: Das Frauenbild in der deutschsprachigen Gynäkologie um 1900, Diss. Heidelberg 1983, S. 35

*Normalbefinden stattfanden. Wenn die davon Be-
troffenen es aber selber nicht merken, oder wenn es
bei anderen nur eines geringen Maßes von Selbst-
beherrschung bedarf, um der Depression Herr zu
werden, warum soviel Wesens davon machen!«*[25]

Der Empfehlung, daß sich die Frau während ihrer Tage zu schonen habe, hält sie entgegen:

*»Der Einwurf der Menstruation ist absolut hin-
fällig, so lange man nicht alle arbeitenden Frauen
in den Menstruationstagen von der Arbeit suspen-
diert. Ob sich die Ärzte während der Leidenstage
ihrer Köchinnen mit kalter Küche oder mit einer
durch Gemütsdepression herabgesetzten Kochkunst
begnügen würden? Ob sie nicht vielmehr die Kö-
chin, die allmonatlich ihr Menstruationsgeheim-
nis verrät, gern mit einer anderen, diskreteren ver-
tauschten!*

*Und die Krankenwärterin! Wenn sie in der reiz-
baren Schwäche dieser fatalen Tage Ihnen einmal
unwirsch antwortete, oder in ihrer natürlichen Ge-
mütsdepresssion ein paar Medicinen ein bißchen
verwechselte, würden Sie mit schonender Huma-
nität diese kleinen Verstöße der armen Invalidin zu gute halten?«*[26]

Auch die Ärztinnen wenden sich in ihren Aufklärungsschriften entschieden gegen die alten Parolen von der Schwäche und Schonungsbedürftigkeit der menstruierenden Frauen.

Bereits 1873 hat sich in Berlin die erste deutsche Ärztin Franziska Tiburtius niedergelassen. Sie ist für lange Zeit eine der wenigen Ärztinnen, da die Frauen in Deutschland noch nicht zum Studium zugelassen sind. Franziska Tiburtius hat in der Schweiz studiert, so wie die meisten ihrer späteren Kolleginnen. Der Widerstand gegen die Studentinnen in Deutschland ist groß. Viele Mediziner fühlen sich berufen, in groß angelegten Studien Argumente gegen das Studium der Frauen zu sammeln. Den einen ist das weibliche Gehirn zu klein, die anderen führen konstitutionelle Gründe an. Nicht zuletzt aufgrund dieser massiven Widerstände seitens der Männer werden den Frauen erst im Jahre 1908 in ganz Deutschland die Universitätspforten geöffnet.

Doch bereits zuvor haben sich die Frauen auf den Weg gemacht. Um die Jahrhundertwende erscheinen die ersten medizinischen Schriften, in denen weibliche Ärzte von Frau zu Frau sprechen. Frau Fischer-Dückelmann schreibt zu dem Verhalten während der Menstruation:

---

25 Dohm, H.: Die Antifeministen, Reprint Frankfurt 1976, S. 39 f.
26 ebenda, S. 40 f.

»Wie schon aus unseren früheren Ausführungen hervorging, ist die monatliche Blutung nicht als ein Zustand der Krankheit aufzufassen; sie steht in Verbindung mit einem physiologischen Vorgang und ist daher bei gesunden Frauen auch mit keinerlei nennenswerten Beschwerden verbunden. Diese können arbeiten, ausgehen, auch baden, ohne sich gestört zu fühlen, wie es ja tatsächlich die Landarbeiterinnen und der größere Teil der Dienstmädchen tun. Bei der in unserer Zeit zunehmenden Weichlichkeit, Ängstlichkeit und Körperschwäche ist es notwendig, zur Erhaltung recht oft hervorzuheben, daß keine Frau während der Menstruation krank zu sein braucht.«[27]

Ähnliches konstatiert Eugenie von Soden:

»Es ist kaum glaublich, was für Aberglaube noch auf diesem Gebiet herrscht, welch grenzenlosem Schmutz man selbst in den sogenannten besseren Kreisen dabei begegnet. Vor allen Dingen muß man sich von dem Gedanken frei machen, daß die Periode etwas Krankhaftes ist und daß auch die gesunde Frau dabei ganz besondere Schonung nötig hat, womöglich tagelang im Bett liegen soll.«[28]

Die Frau hat also das Haus verlassen, während die Männer sie am liebsten an Haus und Herd fesseln möchten. Es gelingt ihnen aber nicht, denn die Frauen beweisen zunehmend, daß sie den Männern in nichts nachstehen. Zudem wird deutlich, daß die Frauen, die es eigentlich wissen müssen, eine ganz andere Meinung über die allmonatlichen Vorgänge haben. Die Mythen über die Krankhaftigkeit der Menstruation scheinen mehr und mehr hinfällig zu werden.

Wäsche, Waschungen und Wegwerfbinden

Die hygienischen Maßregeln der Ärzte während der Menstruation bleiben so widersprüchlich wie in den Jahren zuvor.

Die einen warnen davor, sich in diesen kritischen Tagen zu waschen, das Hemd zu wechseln oder gar die Haare zu schamponieren.[29] Sie sind es auch, die die Frauen anhalten, keine Binden zu benutzen, weil dies den Blutstrom stoppe. Damit verweisen sie die Frau wiederum in die häusliche Sphäre, denn wie soll sie sich ungewaschen und womöglich noch ohne Binden in die Öffentlichkeit wagen!

Die anderen und damit das Gros der Ärzte versuchen jedoch, diesen altmodischen Anschauungen entgegenzuwirken.

---

27 Fischer-Dückelmann, A.: Die Frau als Hausärztin, 2 Bde., Stuttgart 1911, Bd. 1, S. 241

28 Soden, E. von (Hrsg.): Das Frauenbuch, Stuttgart 1913, S. 49

29 Krönig zit. in: Moll, A., a.a.O., S. 886 f.

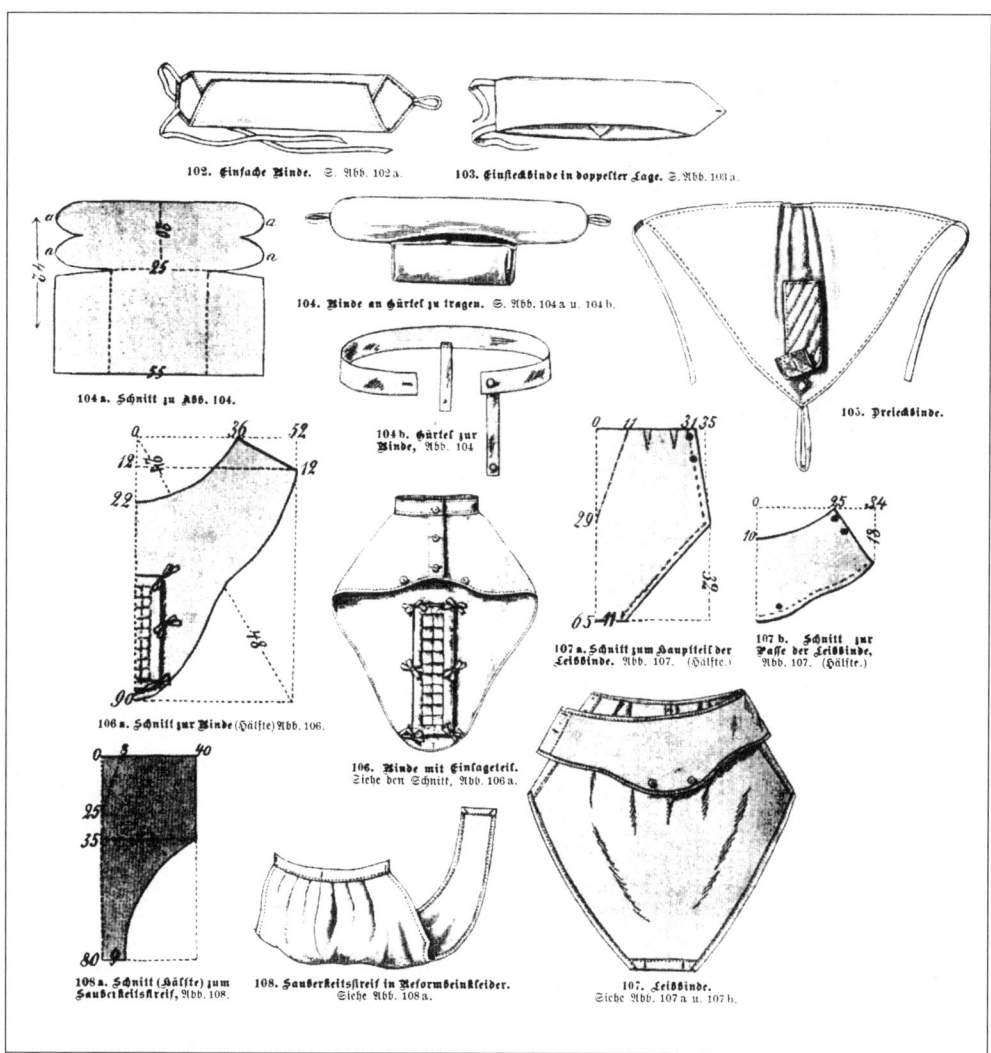

102. **Einfache Binde.** S. Abb. 102 a.
103. **Einsteckbinde in doppelter Lage.** S. Abb. 103 a.

104. **Binde am Gürtel zu tragen.** S. Abb. 104 a u. 104 b.

104 a. **Schnitt zu Abb. 104.**

104 b. **Gürtel zur Binde, Abb. 104**

105. **Dreieckbinde.**

107 a. **Schnitt zum Hauptteil der Leibbinde,** Abb. 107. (Hälfte.)

107 b. **Schnitt zur Passe der Leibbinde,** Abb. 107. (Hälfte.)

106 a. **Schnitt zur Binde (Hälfte) Abb. 106.**

106. **Binde mit Einlageteil.** Siehe den Schnitt, Abb. 106 a.

108 a. **Schnitt (Hälfte) zum Sauberkeitsstreif,** Abb. 108.

108. **Sauberkeitsstreif in Reformbeinkleider.** Siehe Abb. 108 a.

107. **Leibbinde.** Siehe Abb. 107 a u. 107 b.

So schreibt Gerling:

»Es ist ein verwerflicher Aberglaube, daß Wäschewechsel während der Periode schädlich sei. Gerade in dieser Zeit sollte sich die Frau allergrößter Sauberkeit befleißigen. Sie mag unbedenklich täglich die Wäsche wechseln, eine Schädigung ist ausgeschlossen.«[30]

Waschungen mit lauwarmen Wasser, so diese Ärzte, haben noch niemandem geschadet:

»Die Pflege und Reinlichkeit während des sogenannten ›Unwohlseins‹ ist eine sehr wichtige Sache. Die Wasserscheu während dieser Tage ist leider ganz allgemein verbreitet. Sie ist wohl aus

---

30   Gerling, R.: Diskrete Antworten auf vertrauliche Fragen, Oranienburg 1909, S. 84

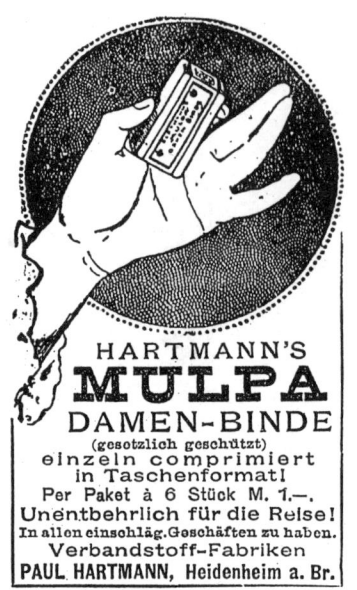

dem instinktiven Gefühl hervorgegangen, daß man durch äußere Reize den Vorgang nicht beeinflussen oder stören soll; sicher würden größere Wasseranwendungen während dieser Tage auch unangenehm empfunden (...) Was aber alle ausführen können, Starke und Schwache, Gesunde und Kranke, das sind lauwarme äußere Waschungen der Geschlechtsteile und ihrer nächsten Umgebung, um das Anhaften des Blutes, das sich rasch zersetzt, samt allen unangenehmen Ausscheidungen fortzuschaffen.

Am besten geschehen diese Abwaschungen über dem Bidet, indem man sich mit mehr oder minder gespreizten Beinen darauf setzt und das Wasser mit der Hohlhand hinaufschleudert.«[31]

Bereits seit Ende des 19. Jahrhunderts stellt die Verbandsstoffirma Paul Hartmann Wegwerfbinden her – die »Mulpa-Damenbinde« erobert den Markt. Die einen sind begeistert von dem ersten Modell dieser neuen Binde und loben deren praktischen Wert, andere sind eher skeptisch.

So gibt Straßmann zu bedenken:

»Während der Blutung soll der Zugang zu den inneren Geschlechtsteilen durch eine reine Leinenbinde verschlossen sein. Ich empfehle weniger die käuflichen Binden, weil man oft nicht weiß, von welcher Hand sie angefertigt sind. Sie haben auch oft lange gelegen und sind nicht so sauber, wie es erforderlich ist. Besser ist, vielfach gewaschene Leinwand des eigenen Haushalts zu verwenden, die nicht scheuert. Die Binden sind zu wechseln, wenn sie blutdurchdrängt sind.«[32]

Und Adams Lehmann hält fest:

»Die käuflichen Binden zum einmaligen Gebrauch haben den Vortheil, daß sie nicht gewaschen werden müssen, sind aber in vielen Beziehungen unpractisch. Sie liegen der Scham zu fest an und scheuern. Sie fangen das Blut nicht sicher auf. Sie sind zu groß, um in den Abort geworfen zu werden, und sie sind nur in einem tüchtigen Feuer leicht zu verbrennen. Sie sind auch theurer als waschbare Binden.«[33]

Trotz einiger Vorbehalte seitens der Ärzte erfreut sich die »Mulpa-Binde« immer größerer Beliebtheit, denn sie befreit die Frauen von schweren, langen Beinkleidern und selbstgenähten, unförmigen bzw. schwer zu handhabenden Stoffbinden. Sie wird zum Markenzeichen der »modernen« Frauen, und dieser Tatsache wird mehr und mehr Rechnung getragen. Dies zeigt sich nicht nur in den fortschrittlichen Ansichten über die Hygiene während der Menstruation, sondern in dem Erziehungsideal überhaupt. Die »Sportbewegung« und die Berufstätigkeit der Frauen führt zu anderen Vorstellungen.

31 Fischer-Dückelmann, a.a.O., Bd. 1, S. 243 f.
32 Straßmann, a.a.O., S. 38
33 Adams Lehmann, H. B.: Die Gesundheit im Haus, Stuttgart 1899, S. 681 f.

Die jungen Mädchen sollen nicht mehr zu verweichlichten, bleichsüchtigen Damen erzogen werden, sondern zu belastungsfähigen Frauen, die arbeiten und zugleich einen Haushalt führen können. »*Ausdauer, Mut und Kraft wurden, freilich nur in Maßen und in Verbindung mit weiblicher Anmut, jetzt auch den Frauen zugestanden.*«[34]

So warnt Schönenberger vor der mangelnden Körperertüchtigung der jungen Mädchen:

»Blutstauungen im Unterleibe finden sich vielfach schon bei jungen Mädchen. Sie sind eine der Hauptursachen der später auftretenden Frauenleiden und werden zumeist verschuldet durch Mangel an Bewegung, verkehrte Ernährung, einengende Kleidung und Verweichlichung.

Vielfach fängt das Elend schon in der Kinderzeit an. Der Junge tollt mit seinesgleichen umher; beim Mädchen aber hält man das für unschicklich. Es hockt ›sittsam‹ über den Büchern, strickt, näht, spielt Klavier, malt, fertigt Geburtstags- und -Weihnachtsarbeiten und preßt dabei den Unterleib dauernd zusammen. Lassen wir doch die weibliche Jugend fleißig spielen und turnen, rudern und schwimmen, und plagen wir sie nicht mit Arbeiten, die zu gebückter Körperhaltung und zu langem Stillsitzen zwingen (...) Die jungen Mädchen sollten ihre freie Zeit nicht damit verbringen, Romane zu ›verschlingen‹, sondern Leibesübungen jeder Art pflegen.«[35]

Als 1913 ein erster Lehrplan für das Mädchenturnen erstellt wird, finden diese neuen Ansätze ihren Niederschlag. Die Mädchen sollen nicht mehr mit erstarrten Turnübungen geplagt werden, sondern durch Spiele, Volkstänze und »volkstümliche Übungen« Spaß am Turnen haben.[36] Sanfte Turnübungen können selbst während der Menstruation durchgeführt werden.

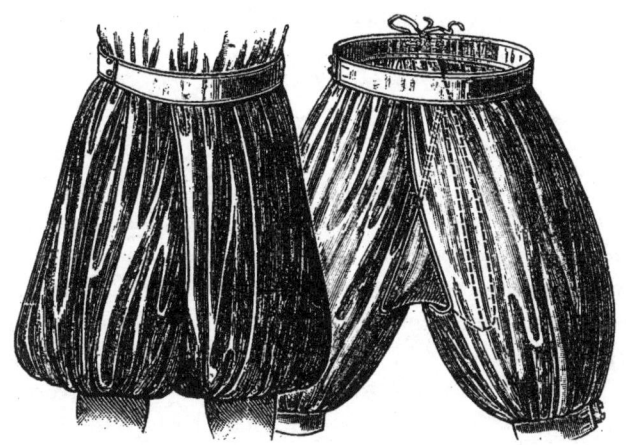

Hygienische Frauenhosen

34 Pfister, G. (Hrsg.): Frauen und Sport, Frankfurt 1980, S. 21, vgl. auch Menge, C., a.a.O., S. 116
35 Schönenberger, F./Siegert, W.: Was unsere Töchter wissen sollten, Zwickau o.J., S. 12
36 Pfister, a.a.O., S. 21

69

»Kriegstüchtig sei der Mann und gebärtüchtig das Weib!«

Im Herbst 1917 schreibt Käthe Kollwitz an eine Freundin:

»Der Winter, vor dem graut man sich. Soll der Krieg immer noch weitergehen? Was sieht man hier oft schon für Kinder, Haut und Knochen und blaß und sterbenstraurig im Gesicht. Und jeden einzigen Tag, jeden Tag – sterben von neuem junge Menschen. Jeep, es ist bald nicht mehr zum Aushalten.«[37]

Niemand hätte im August 1914 geglaubt, daß der Krieg vier lange Jahre dauern und derart katastrophale Folgen mit sich bringen würde. Beinahe alle haben ihn voller Enthusiasmus begrüßt, als »Augusterlebnis«, »Bestimmung in großer Zeit« oder »Vereinheitlichung nach innen« beschrieben.[38]

Bereits wenige Tage nach Kriegsbeginn ruft Gertrud Bäumer, eine der bedeutendsten Vertreterinnen der bürgerlichen Frauenbewegung, den Nationalen Frauendienst ins Leben. Seine Aufgaben sind die Mitarbeit an der Erhaltung einer gleichmäßigen Lebensmittelversorgung, die Familienfürsorge und die Arbeitsvermittlung, letzteres insbesonders für Frauen, die durch Abwesenheit des Ernähers auf eigenen Erwerb angewiesen sind.[39]

1914 berichtet eine Berliner Zeitung:

»Am 13. August wurde mit den von der Zentralmeldestelle des Roten Kreuzes organisierten hundert Unterrichtskursen zur Heranbildung von Helferinnen für die freiwillige Krankenpflege begonnen. Die Berliner Ärzteschaft hat in dankenswerter Weise die Mühe auf sich genommen, die 3000 Damen, die sich zu den Kursen gemeldet haben, und denen sich täglich neue zugesellten, in 20 Doppelstunden soweit vorzubereiten, daß sie am Krankenbett dem Vaterland wertvolle Dienste leisten können.«[40]

Während die einen in patriotischen Arbeitseifer verfallen und die Kriegspolitik auf diese Weise unterstützen, sind die Gegnerinnen starken Repressalien ausgesetzt. Rosa Luxemburg und Clara Zetkin werden inhaftiert, andere Frauen, wie Helene Stöcker, Anita Augspurg oder Lida Gustava Heymann erhalten Redeverbot und müssen stets Geheimdienst, Polizei oder nationalistische Schlägertrupps fürchten.

Aber der Krieg ändert nicht nur den Alltag der Kriegsgegnerinnen und der Befürworterinnen. Angesichts der hohen Zahl der gefallenen Soldaten werden die Frauen zunehmend in die Arbeitswelt und die Verwaltung »eingerückt«. Plötzlich verstummen die

---

37 zit. nach Kuczynski, a.a.O., S. 451
38 Hering, S. : Die Kriegsgewinnlerinnen, Pfaffenweiler 1990, S. 53
39 ebenda, S. 48 f.
40 Tempelhofer Zeitung vom 16.8.1914, vgl. auch Hering, S., a.a.O., S. 31

lange aufrechterhaltenen Parolen vom »schwachen Geschlecht« und die Reden von den schädigenden Einflüssen der weiblichen Berufstätigkeit. Die Frauen werden im Sinne einer »Reservearmee« zu allen Arbeiten herangezogen. Frauen im Bergbau, in der Munitionsfabrik, als Straßenbahnschaffnerinnen, Frauen in typischen Männerberufen – dies gehört schon bald zum vertrauten alltäglichen Anblick.

Gleichzeitig wird den Frauen die »Gebärpflicht als Vaterlandspflicht« aufgebürdet. Deutschland braucht »Menschenmaterial«, und in diesem Sinne bemerkt Grotjahn:

»Spricht man jedoch von den Leistungen, die die Frau für Krieg und Wehrkraft darbringt, so denkt man gerade umgekehrt (...) nicht an jene lebensschaffende Hauptleistung, die allein der lebenslassenden des Mannes vollwertig entspricht; nämlich die Leistung einer Zahl von Geburten, die die Kriegsverluste ausgleicht und im Frieden einen Bevölkerungsauftrieb gewährleistet.« [41]

So werden im Zuge der bevölkerungspolitischen Diskussion Gesetze erlassen, die auf Abtreibung und Benutzung von Verhütungsmitteln hohe Strafen, meistens sogar Gefängnisstrafen aussetzen.

Daß die Frauen, zumal viele unter ihnen berufstätig sind, andere Sorgen haben, liegt auf der Hand. Vielen geht es nicht darum, Kinder in diese »kriegerische Welt« zu setzen, sondern sie sind gezwungen, tagtäglich den Kampf ums Überleben zu führen. Wahrscheinlich gibt es ohnehin genug »Mäuler zu stopfen«. Die Zahl von 700.000 Hungertoten zwischen 1914 und 1919, in der überwiegenden Mehrzahl Frauen und Kinder, beweist die unvorstellbare Not, die der Mangel an Nahrungsmitteln und Brennstoff erzeugt hat.

Diese Mangelsituation auf allen Ebenen ist auch für ein Krankheitsbild verantwortlich, das in den gynäkologischen Fachblättern zunehmend das Interesse der Ärzte weckt – umso mehr, als es ihnen ebenfalls um die Erhaltung der Gebärfähigkeit der Frauen geht: das Ausbleiben der Menstruation, die Kriegsamenorrhoe. 1917 berichtet Dietrich:

»Die durch den Krieg bedingten Umwälzungen auf dem Gebiete der Volksernährung haben schon zu mannigfachen Erhebungen geführt, um festzustellen, ob Veränderungen im Organismus der Heimatbevölkerung eingetreten sind, die als Schädigung durch veränderte Ernährungsweise anzusprechen sind (...) In dieses Gebiet nun spricht eine Beobachtung hinein, die ich an zahlreichen Frauen der Poliklinik zu machen Gelegenheit hatte, das Auftreten der Amenorrhöe, die ich wegen des unzweifelhaften Zusammenhangs mit dem Kriege als Kriegsamenorrhöe bezeichnen möchte (...) Kam sie doch in dieser Ausdehnung bisher nur im Kriege zur Beobachtung, und zwar handelt es sich in den letzten 2 Monaten um 11 Fälle.« [42]

Und weiter heißt es:

»Ein Drittel der Frauen hatten über keinerlei Beschwerden zu klagen, sondern kamen nur, um feststellen zu lassen, ob Schwangerschaft bestünde. Meist fügten sie hinzu, sie könnten sich eine Schwangerschaft nicht erklären, da die Beurlaubung des Mannes weiter zurückläge (...) Als weitere Erscheinung wäre anzuführen die bei einigen Frauen, die vorher mehrmals geboren hatten, gemachte Beobachtung, daß während der Amenorrhöe eine Schwangerschaft nicht eintrat, trotzdem antikonzeptionelle Maßnahmen nicht getroffen wurden.« [43]

---

41 Grotjahn, U.: Der Wehrbeitrag der deutschen Frau, Bonn 1915, S. 3
42 Dietrich, H. A.: Kriegsamenorrhoe, in: Zbl. Gyn. 41, 1917, S. 157
43 ebenda, S. 158

71

Das neu geprägte Wort »Kriegsamenorrhoe« besitzt in der »Gynäkologenwelt eine derartige Schlagkraft«, daß in der Folgezeit mehr als 40 Arbeiten zu diesem Thema erscheinen. Über die Ursachen sind sich die Forscher einig, alle führen vermehrte Arbeitsbelastung, psychische Traumata und Unterernährung an.

»Die einschneidenste Veränderung in der Ernährung hat sich zweifellos von Januar bis März 1917 abgespielt, wo die Kohlrübe als Kartoffelersatz für die fehlenden Kartoffeln und zur Marmeladenbereitung angeordnet wurde. In derselben Zeit erleben wir den höchsten Anstieg der Amenorrhöe im Februar mit 32 Fällen.« [44]

Und Dietrich gibt an:

»Ein unterstützender Faktor von großer Tragweite waren psychische Einflüsse, sei es, daß der Mann im Felde gefallen, sei es, daß er seit längerer Zeit vermißt war. Die sich hieran knüpfenden Sorgen um die Zukunft, um das tägliche Brot, das aufreibende Warten auf sichere Nachricht, der daraus erwachsende Kummer waren mehrmals in überzeugender Weise als auslösendes Moment zu sehen.« [45]

Die Dauer der Amenorrhoe schwankt zwischen 2 und 24 Monaten. Nach 1919 werden kaum noch Fälle von Kriegsamenorrhoe festgestellt.

Es scheint, als haben sich die Frauen nicht zuletzt auf diese Weise der Bevölkerungs- und der Kriegspolitik dieser Jahre verweigert. Sie taten auch recht daran, denn dieser Wahnsinn hat vier lange Jahre gedauert und ingesamt circa zehn Millionen Menschen in Europa das Leben gekostet.

Sie radeln wie ein Mann, Madame!

In einer Zeit, in der einige Lebens-Versicherungsgesellschaften der Vereinigten Staaten das Radfahren zur »gefährlichen Beschäftigung« erklären und für Fahrradfahrende die Versicherungsprämien erhöhen, erscheint sie auf der Bildfläche: die Frau auf dem Velo.

Die fahrradfahrenden Damen bevorzugen eher das Niederrad denn das Hochrad. Aber allein daß sie sich auf den Drahtesel wagen, ist schon ein sehr mutiger Akt. Das Radeln gilt zur damaligen Zeit als grundgefährlich und gesundheitsschädlich.[46] Namentlich bei den »Frauenzimmern« führe es, so die Drohungen einiger Ärzte, zu Erkrankungen vielfältigster Art. Während also die Frauen das Velo als neue praktische Errungenschaft begrüßen und quasi in die »Freiheit« radeln, erheben einige drohend den Zeigefinger! Das »Velocipediren« wird mit dem Nähmaschinentreten verglichen und führe durch den Akt des Tretens zur Blutansammlung in den Beckenorganen. Die Muskeln des Beckeneingangs vergrößerten sich, und eben dies könne vermehrten Ausfluß hervorrufen, die

44 Teebkn, G.: Amenorrhoe in der Kriegs- und Nachkriegszeit, in: Zbl. Gyn. 52, 1928, S. 2973

45 Dietrich, a.a.O., S. 159

46 Im folgenden beziehe ich mich im wesentlichen auf den Artikel von Theilhaber, A.: Das Radfahren der Frauen, in: Münch. med. Wschr. 48, Dez. 1896, S. 1176–1181

menstruelle Blutung verstärken oder gar den Geburtsakt erschweren! Viel schlimmer als dies sei die Berührung mit dem Sattel: Wundsein der Genitalien und Neigung zur Masturbation seien immer wieder zu beobachten. Nervöse Naturen sollten es von vorneherein unterlassen, da die Angst vor dem Fall und die Angst vor möglicher Verletzung die Nervosität steigere! Des weiteren seien schlechte Haltung, Schwächung des Herzmuskels, Entzündungen der Kniegelenke, Erkältungskrankheiten, Herzstörungen und dergleichen mehr unvermeidbare Folgen.

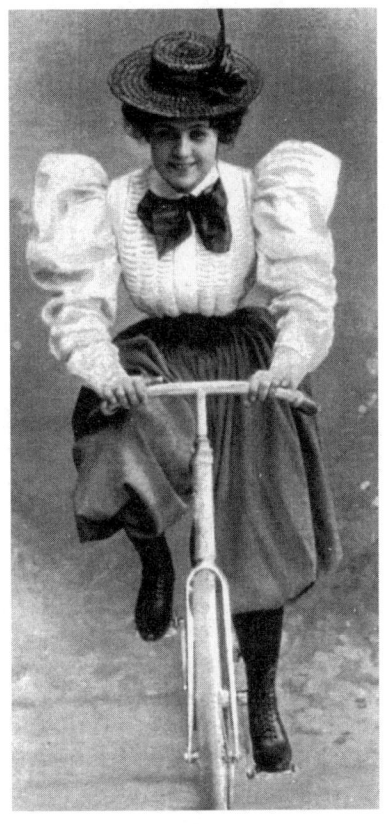

»Darf meine Frau, darf meine Tochter radfahren?«, so der Arzt Theilhaber, sei die an ihn am häufigsten gerichtete Frage. Er ist es auch, der seine radelnden Patientinnen genaustens untersucht, sogar Fragebögen verschickt, um die Wirkungen des Fahrens auf Körper und Geist zu ergründen. Die Resonanz ist durchweg positiv: Alle Damen berichten enthusiastisch über den günstigen Einfluß auf Schlaf und Appetit, loben das Gefährt als individuelles Fortbewegungsmittel und begrüßen die neue Form ihrer Mobilität. Die Frauen lassen sich also nicht durch die Drohgebärden der Ärzte abschrecken, fahren bergauf und bergab, in der Zeit der Schwangerschaft oder auch während ihrer Menstruation. Das Velo wird für sie zum Zeichen ihrer Emanzipation, entgegen den Konventionen, entgegen aller medizinischen Vorurteile, gegen alle Vorbehalte von der »Schwäche« des weiblichen Geschlechts.

Das Fahrrad hat den Rock geteilt, denn auf dem Velo trägt die moderne Frau nicht mehr den langen Rock, sondern die viel vorteilhafteren Hosenröcke. Wie gut ihr das tut!

Das Radeln wird zur Mode. Seit 1881 industriell gefertigt, erfreut sich das Fahrrad zunehmender Beliebtheit. Um 1897 schwingen sich allein in München etwa 12.000 Menschen auf den Drahtesel, in ganz Deutschland weit über eine Millionen. Und da auch die »exotischen« Damen auf ihren Rädern nicht mehr aufzuhalten sind, werden urplötzlich die positiven Nebeneffekte des »velopecidirens« gepriesen. Plötzlich avanciert das Fahrrad zur Therapie: Bei Bleichsucht, Hysterie, schmerzhafter Blutung, Ausbleiben der Blutung, Gebärmutterknickung und sonstigen gynäkologischen Erkrankungen, so die Ärzte, helfe nur das Radfahren. Die Frauen seien an der frischen Luft, könnten die herrliche Natur genießen und würden durch die Anstrengung von ihren Krankheiten abgelenkt!

Die Befreiung der Frauen ist nicht mehr aufzuhalten, und dies müssen sich nun auch die Gegner dieser Bewegung zähneknirschend eingestehen.

Sie radeln wie ein Mann, Madame! Und diese anfangs noch beängstigende Vorstellung wird mehr und mehr akzeptiert.

»Die Menstruation ist dein bester Freund«

1918 – 1933

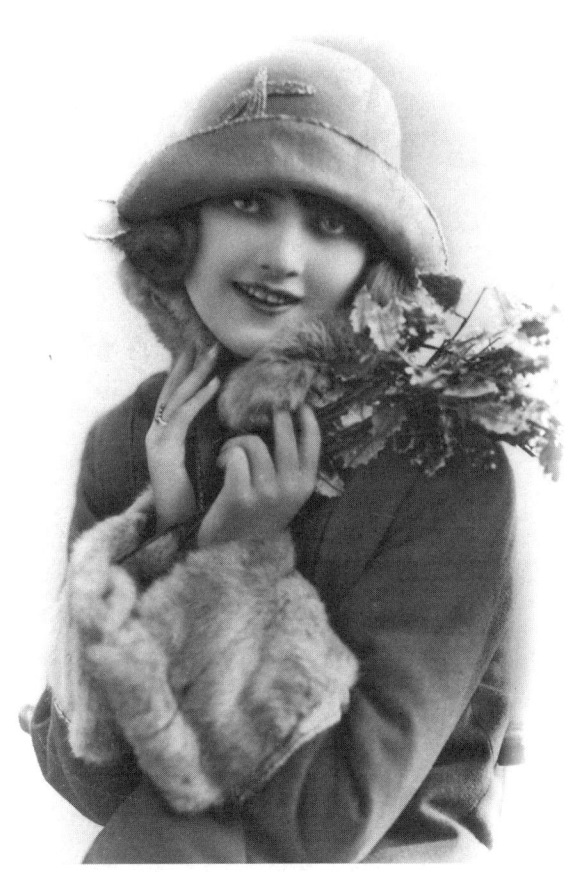

Die neue Frau und ihre Tage

Nach dem Zusammenbruch des Kaiserreiches und der Revolution von 1918 ist die deutsche Politik von starken Spannungen geprägt. Den antikapitalistischen und revolutionären Gruppen ist die neue Verfassung nicht radikal genug, den Konservativen dagegen zu demokratisch.[1] Neue Parteien entstehen, die Gegensätze zwischen den politischen Gruppierungen scheinen unüberwindbar.

Deutschland hat den Krieg verloren, und die immensen Reparationszahlungen führen zu Inflation und Arbeitslosigkeit, die 1929 in der Weltwirtschaftskrise ihren Höhepunkt finden.

Auf der anderen Seite werden diese Jahre jedoch auch als die »Goldenen Zwanziger« bezeichnet. Kultur und Kunst blühen auf, pädagogische Reformmodelle entstehen, neue Konzepte von Ehe und Sexualität erregen die Gemüter. Und die »neue Frau« erscheint auf der Bildfläche. Was sich bereits seit der Jahrhundertwende angedeutet hat, bekommt in diesen Jahren klarere Konturen.

»Wer ist das, die neue Frau? Existiert sie überhaupt? Ist sie nicht das Produkt der schöpferischen Phantasie moderner Belletristen, die nach sensationellen Neuheiten suchen? Schauen Sie um sich, sehen Sie scharf, überlegen Sie, und Sie werden sich überzeugen: Die neue Frau ist da – sie existiert.«[2]

Diese Beschreibung stammt aus der Feder der russischen Literatin und Revolutionärin Alexandra Kollontai. Auch sie verkörpert den neuen Typus Frau der zwanziger Jahre – Frauen, die ihren Weg gehen und für ihre Rechte kämpfen. Kollontai bezeichnet sie als »Heldinnen«, sie selbst ist eine. Seit frühester Jugend engagiert sie sich für die Revolution in Rußland, 1917 ist sie als eine der ersten Frauen als Volkskommissarin und Botschafterin tätig. Natürlich hat es in der Geschichte schon immer Heldinnen gegeben. Nicht wenige sogar, und doch sind die meisten in Vergessenheit geraten.

Nach dem großen Aufbruch der Frauen um die Jahrhundertwende sind es nicht mehr nur einzelne Frauen oder Gruppen, sondern viele. Die Frauen sind anders als die der Vorkriegszeit. Während des Krieges haben sie ihre Familien ernährt und ihren Beitrag an der »Heimatfront« geleistet. Zwar werden die meisten durch die zurückkehrenden Männer wieder aus der Berufstätigkeit verdrängt, aber ihr Selbstverständnis, ihr Selbstbewußtsein hat sich verändert. 1918 erhalten die Frauen nach jahrelangen Kämpfen das Stimmrecht. Kurze Zeit später, im Januar 1919, werden sie erstmals an die Wahlurnen gerufen. Die Wahlbeteiligung ist unerwartet hoch – 82,3 % nehmen ihr neues Recht in Anspruch. 37

1   vgl. Valentin, V.: Geschichte der Deutschen, Frankfurt/Wien/Zürich 1979, S. 534
2   Kollontai, A.: Die neue Moral und die Arbeiterklasse, 2. Aufl., Münster 1978, S. 7

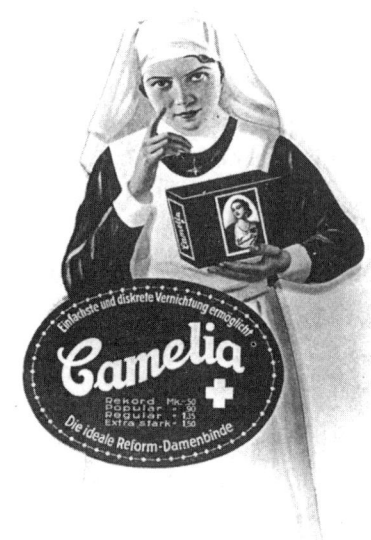

Frauen rücken als weibliche Abgeordnete in die Nationalversammlung ein.[3] Dies ist wahrlich kein großer Erfolg, doch bis in die 80er Jahre hinein bleibt der Anteil weiblicher Abgeordneter hinter dieser Zahl zurück.

Diese Fortschritte finden bei den Männern nicht nur Beifall. Der österreichische Schriftsteller Karl Kraus zum Beispiel äußert weitgehende Einwände: *»Die Frauen verlangen das aktive und das passive Wahlrecht. Daß sie das Recht haben sollen, jeden Mann zu wählen, und daß man ihnen keinen Vorwurf mehr mache, wenn sie sich von wem immer wählen lassen? Behüte der Himmel: Sie meinen es politisch! Aber auf so verzweifelte Gedanken sind sie von den Männern gebracht worden. Jetzt wird diesen nichts anderes übrig bleiben, als von der Regierung zu verlangen, daß ihnen endlich die Menstruation bewilligt werde.«*[4]

Dennoch »preschen« die Frauen vor – in die Berufstätigkeit, in Politik und Wissenschaft, in Kunst und Sport. Einst typische Männerdomänen werden nun von den Frauen erobert. 1931 zum Beispiel fliegt Elly Beinhorn-Rosemeyer als erste Pilotin um die Welt.

Markenzeichen der neuen Frau ist der Bubikopf und eine neue Mode. Befreit vom Korsett suchen die Frauen nach anderen Möglichkeiten, sich ungezwungen bewegen zu können. Die zunehmende Berufstätigkeit und das Streben nach gesunder, körperlicher Bewegung und sportlicher Betätigung (seit Beginn der 20er Jahre ist das Schwimmen modern!) wecken den Bedarf an leichter und zweckmäßiger Kleidung. Hosen und Kostüm werden »hoffähig«, die Massenmode entsteht durch die Entwicklung der Textilindustrie. Jetzt gibt es Mode von der Stange, die preiswert ist, und Modezeitschriften, die über die neuesten Trends berichten. Die Frau der 20er Jahre gibt sich in ihrer Kleidung »schlicht und sachlich«, zumindest tagsüber. Bei der Abendgarderobe ist das anders – hier erscheint sie in Glitzer, kräftig geschminkt, läßt schon mal die Hüllen fallen, zeigt Beine und der Gipfel der Provokation: sie raucht. Dies wäre einige Jahre zuvor undenkbar gewesen.

Mit dem Vormarsch der bubiköpfigen Frauen gehen auch neue Ansprüche an die Monatshygiene einher. Zwar gibt es schon seit der Jahrhundertwende käufliche Wegwerfbinden, doch seit 1926 erobert »Camelia« den Markt. Dies liegt nicht zuletzt an der groß angelegten Werbekampagne für das Produkt. Schwester Thekla preist mit erhobenem Zeigefinger die Damenbinde in den Größen »Rekord, Populär, Regulär und Extrastark« an.

»Camelia wurde nur über den Textilhandel vertrieben. Dafür sprachen hygienische Gründe. In Lebensmittelgeschäften konnte es schon mal passieren, daß sich ein Mehlwurm oder ähnliches

---

3   vgl. Velsen, D. von: Die Frau und die Volksvertretung, in: Jahrbuch des BDF, hrsg. von E. Altmann-Gottheiner, Leipzig/Berlin 1920, S. 26 f.

4   zit. nach Türcke, Ch.: Sexus und Geist, Ffm. 1991, S. 221

›verirrte‹. Zum anderen kauften die Frauen früher ihre Strickbinden im Textilgeschäft und konnten so an dieser Gewohnheit festhalten. Ein zusätzlicher Service für die Camelia-Käuferinnen war folgender: Die Händler erhielten mit den bestellten Camelia-Binden weißes zugeschnittenes Papier, um die blauen Schachteln diskret verpacken zu können. Für die Käuferin selbst gab es Zettel mit der Aufschrift ›Bitte, geben Sie mir eine diskret verpackte Camelia-Schachtel.‹ So wurde auch die schüchternste Käuferin zufriedengestellt. (...) Um angenehmes Tragen zu gewährleisten, wurden die Bindenecken abgerundet und die erste Wäscheschutzwatte (geleimtes Kreppapier) verarbeitet. Zehn Lagen feinster Watte schützten nun die Unterwäsche.« [5]

Da im Textilhandel ohnehin nur Frauen arbeiten, liegt es nahe, die »Camelia« auch dort zu verkaufen. Denn einem Mann die Bitte vorzutragen, hätte sich selbst die mutigste Frau kaum gewagt. Alle Fragen der Monatshygiene werden noch mit sehr viel Diskretion behandelt. »Camelia« wird zusehends beliebter, vielleicht, weil sie der »neuen Frau« die Schritte in der großen, weiten Welt durchaus erleichtert.

Die sexuelle Reformbewegung ist in der Weimarer Republik auf ihrem Höhepunkt. Frauen kämpfen um das Recht, über ihren eigenen Körper zu verfügen, und widmen sich eigens ihrer Sexualität. Die Debatte um den Abtreibungsparagraphen ist nur ein Beispiel ihres Kampfes. Es scheint, als ob auch die Menstruation eine andere Bedeutung gewinnt. Für einige Frauen wird sie trotz Unwohlseins nicht mehr nur als Last empfunden, sondern mit einem anderen Bewußtsein gewertet. Dies ist nicht nur darauf zurückzuführen, daß sich nun eine Vielzahl von Frauen zu diesem Thema öffentlich äußert, sondern auch darauf, daß die Wissenschaft langsam den Schleier der Unwissenheit gelüftet hat. Die Frauen wissen um die Vorgänge in ihrem Körper, um ihren Zyklus und sind aufgeklärter.

Daß sich in dem Menstruationserleben der Frauen etwas geändert hat, zeigt sehr anschaulich der folgende Brief:

»Sehr gehrter Herr Doktor! (...)

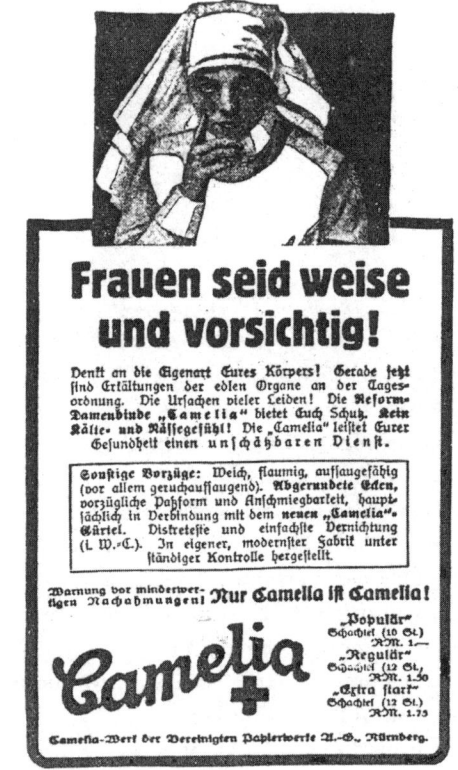

Wie Sie wissen, habe ich schon mehrfach unter Unregelmäßigkeiten gelitten, und gerade in solchen Zeiten ist es mir klar geworden, wie unglaublich wichtig ein regelmäßiges und kräftiges Unwohlsein für uns ist. Frauen, die über die Lästigkeit dieser monatlichen Funktion klagen,

5   60 Jahre Camelia, Hrsg.: Vereinigte Papierwerke AG, Nürnberg o.J., S. 9 ff.

wissen nicht, wie unrecht sie damit tun. Ich habe immer gefunden, daß man aus dem Unwohl-
sein quasi erfrischt, neu belebt, lebens- und auch liebesfroher hervorgeht. Man ist ordentlich ent-
giftet, die Haut ist schöner und klarer, kurz, den jeweiligen Verhältnissen angepaßt, ist man hüb-
scher und fühlt sich ganz anders, wie wenn das Unwohlsein nicht genügend vorhanden war, ge-
schweige, wenn es nicht eintritt. In Zeiten, wo ich mit Menstruationsschwierigkeiten gekämpft
habe, habe ich mich nach jeder Hinsicht schlecht gefühlt, mein Körper war mir ordentlich zuwi-
der, weil er nicht die gewohnte Reinheit hatte, schlechtere Ausdünstung, müde Haut, oft Unrei-
nigkeiten der Haut, abgesehen davon ist man nervös, reizbar und geistig träge. Daß wir Frauen
vielfach unsere Kraft aus der Harmonie des Geschlechtes und dessen tadelloser Funktion schöp-
fen, muß jede aufrichtige Frau zugeben.«[6]

Für diese Frau ist die Periode nicht mehr nur krankhaft, sondern ein Vorgang, aus
dem sie erfrischt und geläutert hervorgeht. Und doch schwingt in ihrer Beschreibung die
alte »Gifttheorie« mit, die besonders in diesen Jahren wieder Hochjunkuntur hat.

Die Selbstentgiftung des Körpers

Im Jahre 1920 erregt der Wiener Professor Schick in den gynäkologischen Kreisen durch
eine höchst interessante Beobachtung großes Aufsehen:

»Ich erhielt am 14. August 1919 mittags eine größere Anzahl, zirka zehn Stück, langstielige,
sehr frisch aussehende dunkelrote, kaum aufgeblühte Rosen. Um sie frisch zu erhalten, übergab
ich sie einer Hausgehilfin zum Einwässern. Ich war nicht wenig überrascht, als ich am nächsten
Morgen konstatierte, daß alle Rosen welk, verdorrt waren (...) Ich vermutete, daß dieses Zu-
grundegehen nicht mit rechten Dingen zugegangen sei, und erkundigte mich bei der Hausgehil-
fin (...) Sie antwortete, daß sie schon gestern gewußt habe, daß die Blumen zugrunde gehen wer-
den, sie hätte sie nicht berühren sollen, da sie gerade in der Zeit der Menstruation stehe. Alle Blu-
men, die sie während dieser Zeit in die Hand nehme, gehen zugrunde.«[7]

Diese interessante Tatsache läßt Schick von da an nicht mehr los, so daß er weitere wissenschaftliche Experimente durchführt: Einer menstruierten Versuchsperson gibt er eine
frischgeschnittene Anemone, eine weiße Chrysanteme und eine gelbe Helianthus-Blume
in die Hand. Innerhalb weniger Minuten lassen diese die Köpfe hängen, nach 24 Stunden
sind sie vollends hinüber.

Einige Zeit später läßt er die Frauen Hefeteig herstellen:

»Bei gleichem Gewicht von allen Ingredienzien (Hefe, Mehl, Milch, Zucker) und gleicher
Zubereitung blieb der Teig der Frau M. (menstruierend) um die Hälfte kleiner. Die Höhenma-
ße zeigten eine Differenz von 22%.«[8]

---

6 zit. nach Aschner, B.: Klinik und Behandlung der Menstruationsstörungen, Stuttgart/Leipzig 1931, S. 8
7 Schick, B.: Das Menstruationsgift, in: Wien. klin. Wschr. 19, 33. Jg., Mai 1920, S. 395

Schick führt diese Phänomene auf die Existenz eines Menstruationsgiftes [Menotoxin] zurück und hält nach weiteren Versuchsreihen die Sache für absolut bewiesen. Zudem sieht er seine Theorie im Volksglauben und in den Mythen um die giftige Ausscheidung der Menstruierenden bestätigt. In der Tat – sein Gedanke ist nicht neu. Seit Jahrhunderten kursiert in der Bevölkerung der Glaube, daß Hefekuchen, wird er von einer Menstruierenden zubereitet, nicht angehe, Eingemachtes nicht haltbar werde, Wein umkippe oder in Essig umschlage und die Blumen

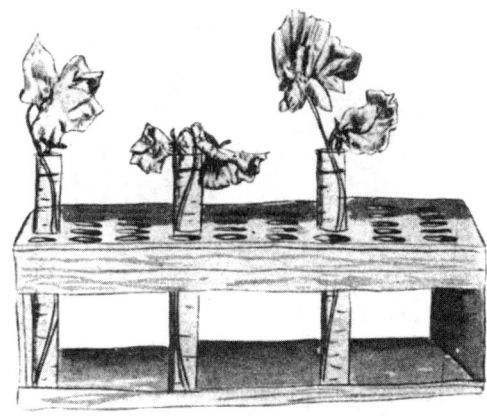

verwelken. Die Frau sei giftig, wenn sie ihre Regel habe, und aus diesem Grunde könne sie von vorneherein nicht in einer Gärtnerei arbeiten oder etwa in einer Konservenfabrik.

»In Königsberg in Preußen meint man, daß, wenn eine Braut an ihrem Verlobungstag die Blutung hat, sie für ihr ganzes Leben Unglück haben würde.

In Schwaben gilt das Menstruationsblut für giftig: Weiber sollen damit schon öfters ihren Gatten umgebracht haben; wo dasselbe hinfällt, wächst kein Gras mehr; und der Beischlaf mit einer Menstruierenden soll dem Mann den Tripper bringen.«[9]

Doch zurück zu den Versuchen des Prof. Schick. Er führt auch das monatliche Unwohlsein auf die giftige Wirkung des Mensblutes zurück. Für ihn ist die Sache also klar: Das Gift haftet an den roten Blutkörperchen und wirkt innerlich und äußerlich schädigend.

Natürlich erscheinen heute die Versuche dieses beflissenen Forschers eher lächerlich. Und doch setzt er damit eine lang andauernde Debatte in Gang. In der Folgezeit werden immer wieder Versuche gestartet, um die Frage eines Menotoxins wissenschaftlich zu klären. So von dem Prager Kinderarzt Frank, der vermutet, daß das Gift auch mit der Milch ausgeschieden wird und Krankheiten der Säuglinge hervorrufe:

»Er füllte daher Röhrchen mit der Milch menstruierender Ammen und Kontrollröhrchen mit der Milch nicht menstruierender Ammen und stellte Blumen hinein. In einer großen Zahl der Versuche konnte er feststellen, daß die in der Milch menstruierender Ammen stehenden Blumen viel schneller welkten als die in den Kontrollröhrchen. Der positive Ausfall des Blumenversuchs fiel meist auf den ersten und zweiten Tag der Menstruation.«[10]

Doch nicht alle können die Ergebnisse Schicks und Franks bestätigen. Saenger zum Beispiel unternimmt Versuche an Mäusen und spritzt ihnen Menstrualblut. Zwar haben sich, so Saenger, die Mäuse nach der Injektion in einer Ecke zusammengekauert, doch keines der Tiere sei gestorben![11] Nach Saenger kann nicht von einem spezifischen Men-

8   ebenda, S. 397

9   Weber, E.: Gibt es ein Menotoxin? Göttingen 1975, S. 42

10 ebenda, S. 54f

11 Saenger, H.: Gibt es ein Menstruationsgift? in: Zbl. Gyn. 45, 1921, S. 821

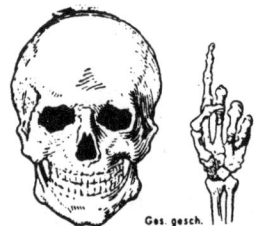 # Das Gift in Ihrem Blute kostet Jahre Ihres Lebens!

struationsgift gesprochen werden![12] Bernhard Aschner greift die »Gifttheorie« noch einmal in anderer Form auf. Er stellt sich die Frage: »Ist die Menstrualblutung ein für die Gesundheit der Frau notwendiger Vorgang oder nicht?«

»Wenn man die Frage, ob die Menstrualblutung ein für die Gesundheit des Weibes notwendiger Vorgang ist oder nicht, den davon zumeist Betroffenen, nämlich den Frauen selbst, vorlegt, so finden sie es unbegreiflich, daß unter Ärzten überhaupt eine Diskussion über diesen Gegenstand notwendig und möglich ist. So gut wie alle Frauen, die einen mehr, die anderen weniger, wissen aus eigenster Erfahrung, daß sie in den verschiedenen Graden vor und während der Menstruation sich müde, abgeschlagen, manchmal erregt, kurz ›unwohl fühlen‹ und daß viele von ihnen (...) sich wie erlöst und befreit nach Ablauf der Blutung befinden.«[13]

Die monatliche Blutung hat für Aschner Reinigungsfunktion von allen giftigen Stoffen. Alle Sekrete, die gebildet werden, um eine Einnistung des befruchteten Eies zu ermöglichen, müssen wieder ausgestoßen werden. Bleibt die Blutung aus oder ist sie zu spärlich [Oligomenorrhoe], führe dies in nicht wenigen Fällen zu Augen- oder Hautkrankheiten, Kopfschmerzen, Entzündungen, Ödemen, Krämpfen usw. Alles Giftige, alle unnötigen Körperstoffe müssen mit dem Mensblut raus! Wenn kein Blut fließt, hilft Aschner mit Blutentziehungen und Schwitzkuren nach. Die Erfolge seiner entgiftenden Heilmethoden, so Aschner, bewiesen, wie wichtig eine regelmäßige und reichliche Blutung für jede Frau sei.

Die wissenschaftliche Debatte um die Existenz eines Menotoxins wird bis in die 50er Jahre geführt. Erst dem Arzt Burger gelingt 1958 der wissenschaftliche Nachweis, daß es kein Menstruationsgift gibt.

Damit ist von medizinischer Seite die Rede vom giftigen Einfluß der Menstruierenden vom Tisch. Und doch haben sich bis zur heutigen Zeit einige Mythen behaupten können. Selbst im Jahre 1991 kommt es noch vor, daß sich bei Hausschlachtungen der Metzger erkundigt, ob denn die Hausherrin menstruiert – sonst könnte es passieren, daß die Wurst nichts wird oder das Fleisch verdirbt. Wenn also nicht das »Menstrualgift« dafür verantwortlich ist, daß die Einmachgläser nicht zubleiben oder das Computerprogramm abstürzt, was dann? Wir wissen es nicht, es ist eben nicht alles und jedes wissenschaftlich zu belegen.

---

12 ebenda, S. 822

13 Aschner, B.: Ist die Menstrualblutung ein für die Gesundheit der Frau notwendiger Vorgang oder nicht?, in: Zbl. Gyn. 51, 1927, S. 577 f.

»Deine Hormone – Dein Schicksal?«

Auch wenn eben nicht alles durch die Wissenschaft erklärbar ist, so haben wir es doch dem Willen zum Wissen zu verdanken, daß in den ersten Jahrzehnten unseres Jahrhunderts große Fortschritte in der Menstruationsforschung erzielt und in den 20er Jahren die geheimnisvollen Vorgänge verständlich werden.

Zunächst ist Robert Schröder zu erwähnen, der sich ausschließlich den Veränderungen der Gebärmutterschleimhaut gewidmet hat. Seine Untersuchungen des Mensblutes ergeben, daß die oberen Schichten der Schleimhaut zerfallen und mit dem Blut ausgeschieden werden, die untersten Schichten [Basallagen] jedoch intakt bleiben. Damit widerspricht Schröder der Theorie, daß die Schleimhaut vollends zerstört und mit der Blutung abgestoßen wird.[14]

Jetzt ist es klar: der Menstruationszyklus ist eine Aufeinanderfolge von Vorgängen von dem Aufbau der Gebärmutterschleimhaut bis zu ihrem Untergang.

Bereits einige Jahre zuvor haben Halban und andere Forscher gezeigt, daß die Vorgänge an der Gebärmutterschleimhaut durch chemische Stoffe ausgelöst werden, die über das Blut vom Eierstock in den Uterus gelangen. Die chemischen Stoffe können nun als Hormone identifiziert werden.

Das Follikel-Hormon und das Gelbkörper-Hormon sind für die Veränderungen an der Gebärmutterschleimhaut verantwortlich. Beide jedoch unterliegen – wie Zondek 1931 nachweist – einem übergeordneten Kommando: der Direktion der Hirnanhangdrüse [Hypophysenvorderlappen]. Diese Drüse produziert ihrerseits Hormone, die für die Reifung des Eies und des Eibläschen verantwortlich sind und die Gelbkörper-Bildung kommandieren. – Letztlich sind es also die Hormone, die die »Monatsuhr« der Frauen bestimmen.

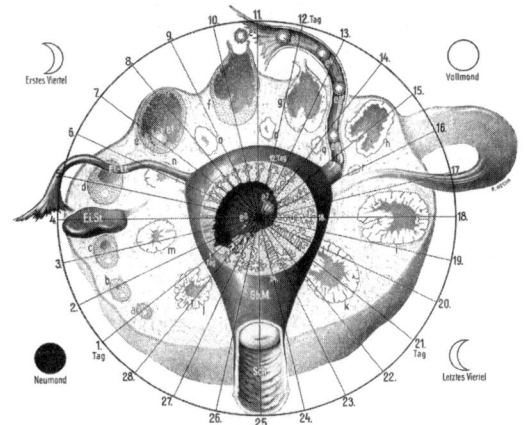

Die Monatsuhr der Frau

Halbschematische Darstellung der allmonatlichen Veränderungen im weiblichen Geschlechtsapparat

---

14   vgl. Stoeckel, W.: Lehrbuch der Gynäkologie, 11. Aufl., Leipzig 1947, S. 231

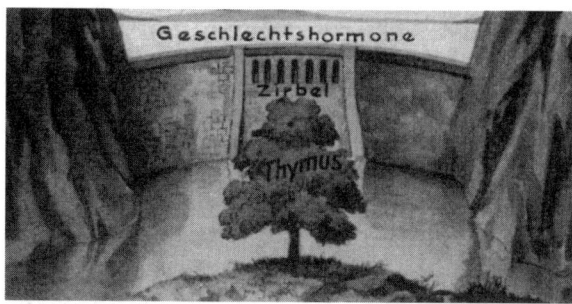

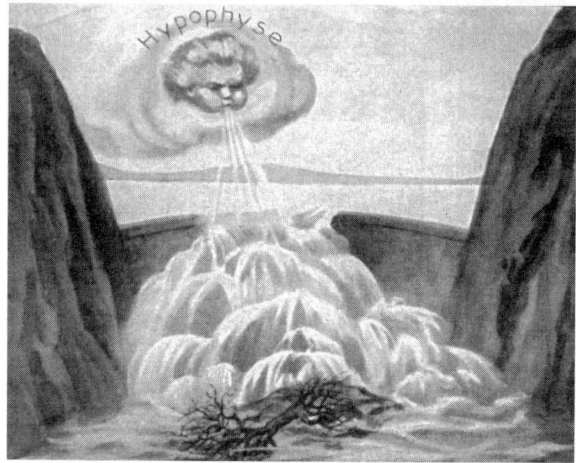

Das vielfältige Kräftesystem:
Hypophyse – Geschlechtsdrüse – Zirbel – Thymus

Was nun passiert genau im ovariell-menstruellen Zyklus?

»Im Mittelpunkt des Monatskreises (...) steht die Gebärmutter. (...) Die im Eierstock sich abspielenden Vorgänge wirken auf die Schleimhaut der Gebärmutter (...) Am 1. Tag des Monatszyklus ist im Eierstock der Eiballen klein und in der Gebärmutter die Schleimhaut dünn. In jenem Maß, in dem der Follikel im Eierstock reift und zunehmend mehr Hormon ins Blut sendet, wächst unter Reizen dieses Hormons die Schleimhaut. Die Zellschichten erhöhen sich, die Drüsen sprießen in die Tiefe (...) Am 1o. Tage hat der wachsende Follikel die Wand des Eierstocks durchbrochen [Eisprung], und das Ei wandert zwischen dem 11. und 16. Tage durch den Eileiter in die Gebärmutter. Unterdessen haben deren Drüsen den Höhepunkt ihres Wachstums erreicht (...) und wenn das Ei in der Gebärmutter anlangt, findet es hier einen von Saft überquellenden, tief ausgepflügten, für die Einbettung eines jungen Keimes ideal vorbereitenden Nährboden. (...) Kommt das Ei unbefruchtet an, so bricht die Gebärmutter, fast möchte man sagen, enttäuscht, die für das Kinde sorgsam vorbereitete Schleimhautwiege ab, das taube Ei geht zugrunde (...) unter den Erscheinungen der Monatsblutung oder Monatsregel stößt die Gebärmutter (...) die überflüssig gewordene Schleimhaut ab. (...) Die Menstruation ist die Ausräumung einer biologischen Kinderstube, die der Mutterleib angelegt hatte – aber das Kind ist nicht gekommen.«[15]

Diese Beschreibung ist eine recht exakte Analyse der körperlichen Vorgänge während der Periode, die auch heute nichts an Aktualität eingebüßt hat.

Der Ausfall nur eines Hormons wirkt – nach Stoekkel – wie der Ausfall eines Instrumentes im Orchester verstimmend und kann zu Disharmonien führen.[16] So gesehen hat Venzmer vielleicht Recht: *»Deine Hormone sind dein Schicksal!«*[17]

15 Kahn, F.: Das Leben des Menschen, Bd. I-V, Stuttgart o.J., Bd. V, S. 200
16 Stoeckel, a.a.O., S. 246
17 Venzmer, G.: Deine Hormone – Dein Schicksal? 13. Aufl., Stuttgart o.J.

Das Leben in Perioden

Das Wissen um die genauen körperlichen Vorgänge während der Menstruation führt zu neuen Einsichten. Die Frau gilt nun nicht mehr per se als labil, krank oder gar hysterisch, sondern es sind die zyklischen Vorgänge, die ihren Körper und ihre Seele beeinflussen. Diese rücken nun in das Zentrum wissenschaftlicher Forschung.

Zunächst einmal wird die uralte Theorie von der Wellenbewegung wieder ausgegraben. Nach dieser vollzieht sich das Leben der Frauen in Wellen, vergleichbar mit den Gezeiten. Die periodischen, hormonellen Veränderungen im Organismus wirken abwechselnd mindernd oder steigernd auf die Lebensenergie des weiblichen Geschlechts. Den Übergang von der »Flut zur Ebbe« bilde der Eisprung.[18] Aber besonders vor und während der Tage habe die »Welle« ihren tiefsten Punkt erreicht, und so sei es nicht verwunderlich, daß die meisten Frauen seelischen Verstimmungen unterliegen.[19]

»Nur manchmal hing ein schweres Ungewitter über der Familie. Die Mutter war reizbar, und wegen irgend eines minimalen Anlasses brach plötzlich eine wüste Schimpfflut über die Kinder und vor allem über den Mann herein, die gewöhnlich damit eingeleitet wurde: ›Du weißt doch, daß ich das nicht vertragen kann, wenn ich mein Kopfweh habe‹, und sie schloß meistens damit, daß die Mutter schimpfend das Zimmer verließ, die Tür zuwarf und sich weinend in ihr Schlafzimmer einschloß. Resigniert blieb der Mann zurück und suchte die verstörten Kinder zu beruhigen, wobei dann Worte fielen wie: ›Die Mutter ist heute wieder aufgeregt, weil sie sich nicht wohl fühlt‹ und einmal ereignete sich die Bemerkung: ›Ihr wißt doch, das ist alle vier Wochen so.‹«[20]

Weil dem so ist, machen sich die Männer Gedanken, wie mit diesen Gemütsverstimmungen umzugehen sei. Besonders Sellheim hat sich intensiv dieser Frage gewidmet – allerdings nicht ganz widerspruchsfrei. Auf der einen Seite fordert er eine »Zubußeverpflichtung des Mannes«, sprich, dessen Rücksichtnahme auf die menstruierende Frau, auf der anderen Seite hält er jedoch fest:

»Viele Frauen empfinden es peinlich, daß die Umgebung auf ihre Menstruation aufmerksam wird. Sie fürchten, daß diese durch den Vorgang an sich und durch damit nicht selten verbundene Nebenwirkungen, wie durch üblen Geruch (...), sich abgestoßen fühlt. Dem unverheirateten Mädchen läßt man den Vorzug, die Angelegenheit mit sich abzumachen. Die verheiratete Frau wird durch das eheliche Zusammenleben in einer Schlafstube dazu gezwungen, ihren Mann an dem

---

18 vgl. Velde, Th. van de: Die vollkommene Ehe, 13. Aufl., Leipzig/Stuttgart 1927, S. 99

19 vgl. Messer, A.: Sexualethik, Berlin 1931, S. 43

20 Landauer, K.: Das Menstruationserlebnis des Knaben, in: Zeitschrift f. psychoanalyt. Pädagogik 5/6, 1931, S. 182

Vorgange mehr oder weniger teilnehmen zu lassen. Man wird unwillkürlich an Balzacs Aus-
spruch erinnert: ›Die Ehe ist bei Tage ein Austausch der schlechten Meinungen und bei Nacht ein
Austausch der schlechten Ausdünstungen.‹ Getrennte Schlafzimmer haben viel für sich.«[21]

Aber getrennte Schlafzimmer scheinen nicht des Rätsels Lösung zu sein, denn auch
tagsüber sehen sie sich mit ihren mißlaunigen Frauen konfrontiert. So schlägt Van de Velde vor:

Die Frau *»handelt richtig, wenn sie sich den körperlichen Grund ihrer seelischen Verstim-*
mung dieser Tage in jedem schwierigen Augenblick vergegenwärtigt. Kann sie sich, wenn ihr die
Welt schrecklich, das Leben unerträglich, ihre Mitmenschen scheußlich vorkommen – oder,
wenn sie sich zurückgesetzt glaubt und im Begriffe ist, Streitigkeiten mit ihr sonst lieben Men-
schen zu machen – die Phase ihrer Wellenkurve vor das Geistesauge stellen, so wird sie mit einem
leisen inneren Lächeln die trüben oder gereizten Gedanken zurückdrängen und sich sagen:
›Bald sehe ich es wieder ganz anders‹.«[22]

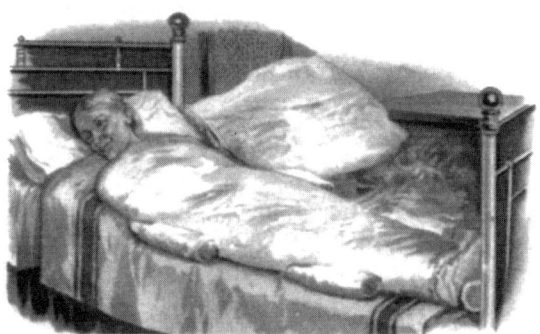

Bettdampfbad (die Wolldecke ist noch umzuschlagen.)

So einfach ist das also alles! Nur,
wie sollen die berufstätigen Frauen
oder die Studentinnen mit ihrer
»Monatswelle« umgehen? Studien
zu diesem Thema gibt es in diesen
Jahren zuhauf. Stieve aus Halle hat
sich vor allen Dingen mit dem Einfluß der Menstruation auf die geistige Tätigkeit der Studentinnen
beschäftigt und dabei folgende Beobachtung gemacht:

»Er hat nach dem Physikum die
einzelnen gefragt, ob sie einen Ein-
fluß der Regel verspürt hätten und dabei häufig die Antwort bekommen, daß die geistige Reg-
samkeit und die Fähigkeit zu denken in dieser Zeit stark herabgesetzt ist. (...)*

In den (...) Uebungen des Sommersemesters 1925 fiel eine Studentin nicht nur dadurch auf,
daß sie recht hübsch war, sondern auch dadurch, daß sie sehr viel wußte und sehr gut zeichnete.
Es war eine gut gewachsene, vollkommen gesunde und kräftige junge Dame (...) Die Betreffen-
de konnte am ersten und zweiten Tag nach Beginn der Regel überhaupt kaum arbeiten; sie war
nicht imstande, Leber und Nieren voneinander zu unterscheiden, machte schwere Rechtschreib-
fehler und war vollkommen verwirrt. Am dritten Tag gingen die Zustände zurück, und am vier-
ten Tag war sie wieder vollkommen normal.«[23]

Ob die Frauen nun wirklich durch die »monatliche Wellenbewegung« in ihrer intellektuellen Leistungsfähigkeit beeinträchtigt sind, ist zu bezweifeln. Fest steht jedoch, daß
die zyklischen Vorgänge in jedem Falle auf die Stimmung wirken. Mal ganz ehrlich: Wel-

21 Sellheim, H.: Hygiene und Diätetik der Frau, in: J. Veit (Hrsg.): Handbuch der Gynäkologie, 3. Aufl., hrsg. von W. Stoeckel, Mün-
    chen 1926, S. 46f

22 Velde, van de, a.a.O., S. 106

23 zit. nach Sellheim, H.: Die Gemütsverstimmungen der Frauen, 1930, S. 32f

che Frau verspürt nicht vor oder während ihrer Tage ein gewisses »Unwohlsein«? Und so gesehen, vollzieht sich das Leben der Frauen vielleicht tatsächlich in Perioden. Nur, das der Männer ebenfalls. Auch sie unterliegen hormonellen Schwankungen, aber darüber hüllen die Forscher den Mantel des Schweigens. Im übrigen gibt es immer noch Vertreter, die die Frauen während ihrer Tage am liebsten in sogenannte »Menstruationshütten« verbannen und von allem ausschließen würden.[24] Aber immerhin entwickelt sich in diesen Jahren ein Typus fortschrittlicher Ärzte, der sich ernstlich Gedanken macht, wie mit der »Monatswelle« umzugehen sei, und der zunehmenden Berufstätigkeit der Frauen Rechnung trägt. Zwar meinen sie, sie müßten den Frauen wohlmeinende Ratschläge erteilen, aber sie erkennen den »neuen Typus« Frau an, und das ist neu! So schreibt der bereits erwähnte Sellheim:

»Es hat sich bei den Frauen im wissenschaftlichen und künstlerisch ausübenden Berufe ein stiller Kodex herausgebildet, wonach zur Zeit der Beschwerden durch Regelblutung so weit wie möglich keine verantwortungsvolle Aufgabe übernommen wird. Die Rechtsanwältin kann, wenn sie es für nötig erachtet, auf indirektem Wege durch die Klientin eine Verlegung des Termins beantragen, die Aerztin im Krankenhaus überläßt operative Eingriffe, die während der Periode das Maß der Kräfte übersteigen würde, ihren Kollegen und Vertretern, sowie auch die weiblichen Kräfte der Bühne und die Sängerinnen mit dem Regisseur über Schonungstermine Vereinbarungen treffen. Genau so wie die Frau im Haushalt und die Mädchen in den Schulen die Beschwerden der Periode geheim halten suchen, indem sie unauffällig im Hintergrund bleiben, so ist es den Frauen in den freien Berufen meist möglich, eine Berufsstörung wegen etwaiger Menstruationsbeschwerden durch eine instinktive Zurückhaltung von überanstrengenden, größeren Leistungen zu vermeiden.«[25]

Natürlich – nicht jede Frau kann sich, so sie berufstätig ist, während ihrer »fatalen« Tage ihrer Verantwortung entziehen. Aber selbst in dieser Beschreibung wird sie aufgrund ihrer »Monatswelle« nicht mehr nur ausgegrenzt. Dennoch sollte ihr selbst überlassen werden, wie und was sie sich in dieser Zeit zumuten kann.

Die »schlechte« Periode

Nach einer Untersuchung von Maria Tobler aus den 20er Jahren sind nur 15% der Frauen während ihrer Menstruation beschwerdefrei.[26] Doch welche Therapien und Erklärungen werden den Frauen in diesen Jahren angeboten? Begleiten wir nun eine Patientin zu einigen Kapazitäten im damaligen Deutschland:

---

24 vgl. Liepmann, W.: Die Hygiene der Frau, Berlin o.J., S. 39
25 Sellheim, a.a.O., S. 38
26 zit. nach Sahler, J.: Dysmenorrhoe und ihre Behandlung, in: Wien. Klin. Wschr. 48, 1926, S. 1392

Vielleicht sucht sie den in Heidelberg praktizierenden Professor Menge auf? Dieser führt die schmerzhafte Blutung allein auf den körperlichen Vorgang der menstruellen Uteruskontraktion zurück und wendet dementsprechende therapeutische Maßnahmen an: Er weitet die Uterushöhle und versucht durch Dilatation [Erweiterung] die ganze Gebärmutterwand nachgiebiger zu machen. Mit seiner Methode habe er in 80 % der Fälle Erfolg gehabt![27]

Wendet sich die Patientin an Professor Aschner, so wird sie auf einen kaum glaublichen Zusammenhang hingewiesen, der in Gynäkologenkreisen heftigst diskutiert wird. Für ihn besteht ein unmittelbarer Zusammenhang zwischen Dysmenorrhoe, Körperbau und Konstitution.

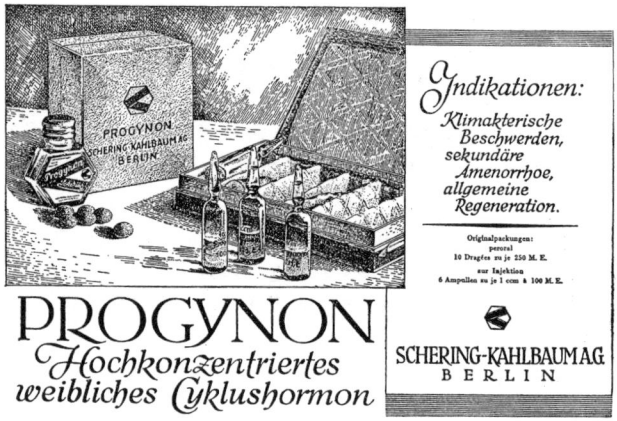

»Das Gesicht zeigt häufig etwas infantile Formen, von denen besonders entsprechend den hellen Augen, auch die Nase charakteristisch ist. Man findet nämlich dabei seltener große gebogene Nasen, als Stumpfnasen und kurze oft sehr pikant und anmutig wirkende gerade oder spitze Nasen.

Namentlich die Kombination von dunklen Haaren, hellen Augen und Schnurrbartanflug läßt aus dem Gesicht allein schon mit größter, an Sicherheit grenzender Wahrscheinlichkeit eine bestehende Dysmenorrhoe vermuten.«[28]

Blonde Frauen mit infantilem Einschlag und Rothaarige neigen – so Aschner – mehr zur Amenorrhoe.

Er versucht den Beschwerden mit Abführmitteln, Aderlaß oder Schwitzkuren entgegenzuwirken.[29]

Der Gynäkologe Büsch unterscheidet zwischen einer mechanischen und einer »kongestiven« [Blutandrang bewirkenden] Dysmenorrhoe. Grundlage der »kongestiven«, schmerzhaften Blutung seien nervöse Beschwerden, die den Arzt des öfteren vor eine »verzweifelte Aufgabe« stellten.[30] Er behandelt vorrangig medikamentös und verabreicht in den meisten Fällen das Präparat »Grumens«.

In der Praxis von Dr. Sahler wird versucht, den Regelbeschwerden durch Hypophysenbestrahlung ein Ende zu bereiten. Nachdem nun die wichtige Funktion der Hirnan-

---

27 Menge, C.: Zur Therapie der Dysmenorrhoe, in: Zbl. Gyn. 33, 1922, S. 1330 f.

28 Aschner, B.: Die Konstitution der Frau und ihre Beziehungen zur Geburtshilfe und Gynäkologie, München 1924, S. 523

29 Aschner,B.: Die konstitutionelle Bedeutung der Amenorrhoe und ihre Behandlung, in: Wien. klin. Wschr. 51, 1923, S. 905

30 Büsch, E.: Beitrag zur Behandlung der Dysmenorrhoe, in: Zbl. Gyn. 26, 1931, S. 2039

hangdrüse während des Zyklus bekannt ist, wird nicht mehr der Eierstock bestrahlt, sondern die Hypophyse.[31]

Wieder andere schwören auf die Behandlung durch Hormonpräparate.[32]

Der Gynäkologe Seitz aus Frankfurt plädiert für eine neue Benennung sämtlicher Menstruationsunregelmäßigkeiten:

»Die Störungen des Wohlbefindens während der Menstruation sind zweierlei Art: 1. rein lokale Störungen; es sind richtige

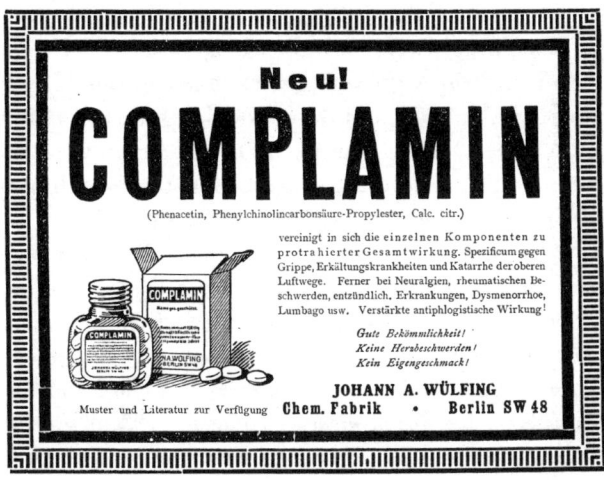

Schmerzen, Krämpfe, die sich auf die Gebärmutter und die nächste Umgebung beschränken, die Periode ist richtig schmerzhaft. 2. Jene Formen, (...) bei denen die allgemeinen Störungen vorherrschen, große Mattigkeit, Appetitlosigkeit, Erbrechen, nervöse Reizbarkeit, Kopfschmerzen, oft in Form von Migräne bestehen. Die Beschwerden sind nicht nur zur Zeit der Blutung selbst, sondern häufig noch stärker prämenstruell vorhanden und dauern oft postmenstruell an. Solche Frauen haben, wie man sich deutsch zweckmäßig ausdrückt, ›eine schlechte Periode‹.«[33]

Doch die wenigsten Frauen werden ihre »schlechte Periode« los, denn im Grunde sind die Ärzte machtlos. Bestrahlungen, Medikamente oder operative Eingriffe sind keine befriedigenden Behandlungsmethoden. So suchen die Gynäkologen nach anderen weiteren Ansätzen.

Folgen wir der Frau in die Praxis von Prof. Novak, können wir hier auf mehr Verständnis hoffen. Er berücksichtigt durchaus das tiefe und weite seelische Erleben seiner Patientinnen. Zwar vertritt er die Vorstellung, daß die Menstruation – wenngleich ein physiologischer Vorgang – hart »ans Pathologische grenzt«,[34] aber er hat einen ganzheitlichen Ansatz und wendet die unterschiedlichsten Methoden an. In den Fällen, in denen er die Dysmenorrhoe auf psychische Traumata zurückführt, schwört er auf eine Psychotherapie oder auf Behandlung durch Hypnose. Ganz wichtig erscheint ihm die frühzeitige Aufklärung der jungen Mädchen.

Diese *»sollen auf den baldigen Eintritt dieses Ereignisses aufmerksam gemacht und über die Harmlosigkeit und Schmerzlosigkeit dieses natürlichen Vorganges aufgeklärt werden. Je geringer der Nimbus [glorifizierte Darstellung] ist, mit dem die Menstruation umgeben wird, desto geringer ist auch die Gefahr einer Dysmenorrhoe. Kommt es infolge eines psychischen Traumas dennoch zu einer schmerzhaften Periode, dann soll man durch frühzeitige Aufdeckung dieser*

31 Sahler, J.: Dysmenorrhoe und ihre Behandlung, in: Wien. klin. Wschr. 48, 1926, S. 1393

32 vgl. Zbl. Gyn. 47, 1929, S. 3189

33 Seitz, L.: Über die Benennung der Menstruationsunregelmäßigkeiten, in: Zbl. Gyn. 2, 1922, S. 51

34 Novak, J.: Die Menstruation und ihre Störungen, Berlin 1928, S. 60

Schädlichkeit und durch ruhiges, zuversichtliches Zureden der festen Verankerung des Traumas und damit auch der Dysmenorrhoe entgegenarbeiten.«[35]

Immer mehr Ärzte verweisen auf den unmittelbaren Zusammenhang von Menstruation und Seelenleben und führen dementsprechende Behandlungen durch. Auch bei den Erklärungen für die Menstruationsschmerzen wird auf psychische Momente zurückgegriffen. Für Adolf Gerson sind die monatlichen Schmerzen hysterischer Art und erinnern die Frauen an die Vergewaltigungen aus der Urzeit:

»Man stelle sich einmal vor, in welcher Form der Beischlaf in der Urzeit erfolgte, als der Mann den Geschlechtsverkehr nur mit den Weibern fremder, feindlicher Horden übte. Da stießen die Horden auf mondbeschienenen Blachfelde aufeinander und kämpften miteinander. Und wenn die Männer einer Horde erschlagen und vertrieben waren, da stürzte sich die siegende Mannschaft auf die Weiber der unterlegenen Horde, um sie zu vergewaltigen. Wenn die Weiber sich wehrten, wurden sie niedergeschlagen. (...) Man bedenke, welcher Art die Eindrücke waren, die das Urweib beim Geschlechtsverkehr empfing. Es waren schauerliche, schreckliche, im höchsten Grade schmerzhafte. Ihr Ehebett war der blutige Anger, auf dem die Leichen ihrer Genossen und Brüder lagen. (...) Wenn nun die vom Urmenschen gemachten Wahrnehmungen sich auf den heutigen Menschen vererben konnten (...), warum sollte da in unseren heutigen Weibern während der Brunst nicht die Erinnerung der Schmerzen aufsteigen, die ihre weiblichen Vorfahren bei den Begattungen regelmäßig erlebten?«[36]

Doch welche Therapie ist bei dieser kollektiven »Frauenneurose« zu empfehlen? Gerson gibt uns keine Antwort. Und überhaupt scheint kein heilsames Kraut gegen die mannigfachen Menstruationsbeschwerden gewachsen zu sein.

Ganz neue und andere Ansätze kommen allerdings aus der psychoanalytischen Bewegung, die sich in diesen Jahren verstärkt dem Thema Menstruation widmet.

»Gebärneid« versus »Penisneid«

1931 veröffentlicht die in Rußland geborene Feministin und Anarchistin Emma Goldman ihre Memoiren. Darin erinnert sie sich an das Erlebnis ihrer ersten Menstruation im Jahre 1880. Sie ist 11 Jahre alt und erwacht eines Morgens voller Schrecken. Ihr Laken ist blutverschmiert. Sie ruft ihre Mutter. Diese zieht die Bettdecke weg und verpaßt ihr eine Ohrfeige:

»Plötzlich spürte ich eine stechenden Schmerz im Gesicht. Sie hatte mich geschlagen. Ich stieß einen Schrei aus und starrte die Mutter mit erschrocken Augen an. ›Mädchen brauchen das‹, sagte sie, ›wenn sie erwachsen werden, es schützt sie vor Schande‹. Sie wollte mich in den

---

35 ebenda, S. 64
36 Gerson, A.: Die Menstruation, ihre Entstehung und Bedeutung, in: Zeitschrift f. Sexualwissenschaft, VII. Bd., H. 2, S. 71 f.

Arm nehmen, aber ich stieß sie zurück. Ich krümmte mich vor Schmerzen und wollte mich nicht von ihr anfassen lassen.« [37]

Das Mädchen weiß nicht, warum es blutet, glaubt sich unheilbar krank und wird von seiner Mutter bestraft. Durch diesen negativen Umgang mit der ersten Regel wird der Keim für spätere Menstruationsbeschwerden gelegt. Das wissen wir heute. Aber auch in damaliger Zeit haben die Psychologen auf das einschneidende Ereignis von Menarche, Pubertät im allgemeinen und Klimakterium hingewiesen. Insbesondere ist es jedoch die psychoanalytische Bewegung, die sich diesen wichtigen Lebensabschnitten im Leben der Frauen widmet und auf diese Weise entscheidende Innovationen in der Menstruationsforschung mit sich bringt.

Im Jahre 1896 verfaßt Sigmund Freud einen Artikel für eine französische Zeitschrift, in dem er zum ersten Mal den Begriff Psycho-Analyse verwendet. Er hat damit nicht nur ein neues Wort kreiert, sondern gleichzeitig ein neues, epochemachendes Fachgebiet geschaffen, das bis zum Ersten Weltkrieg weltweite Verbreitung findet. Was ist unter Psychoanalyse zu verstehen? Freud antwortet darauf:

Die Psychoanalyse ist der Name: *»1. eines Verfahrens zur Untersuchung seelischer Vorgänge, welche sonst kaum zugänglich sind; 2. einer Behandlungsmethode neurotischer Störungen, die sich auf diese Untersuchung gründet; 3. einer Reihe von psychologischen, auf solchem Weg gewonnenen Einsichten, die allmählich zu einer neuen wissenschaftlichen Disziplin zusammenwachsen.«* [38]

Alles in allem widmet sich Freud intensiv dem Seelenleben des Mannes. Er entwickelt jedoch auch die Theorie vom »Penisneid der Frau«. Freud geht davon aus, daß das Lebensgefühl der Frau durch den Neid auf das männliche Sexualorgan bestimmt sei. Die Frau glaube sich minderwertig, weil sie anstatt eines Penis »nur« die Klitoris besitze und sich daher kastriert fühle (Kastrationskomplex).

In den 20er Jahren sind es vor allem Karen Horney und Helene Deutsch, die aufgrund ihrer psychoanalytischen Praxis, in denen sie vorrangig mit Frauen zu tun haben, zu anderen Deutungen kommen und die Theorien Freuds kritisieren. Ihnen ist es auch zu verdanken, daß sie mit dem Instrument der psychoanalytischen Methode eine Psychologie aus der Perspektive der Frau entwickelt haben. So führt Karen Horney den Neid der Frauen auf die Männer nicht allein auf die Freudsche Theorie vom »Penisneid« zurück, sondern auf die Vormachtstellung und Vorteile im allgemeinen, die die Männer aufgrund ihres Geschlechts haben. [39]

Noch mehr, die Machtansprüche der Männer resultieren aus der Urangst vor dem weiblichen Geschlecht. 1930 schreibt sie:

»Gesteigert ist diese Angst gegenüber der Menstruation, der Schwangerschaft und der Geburt: Ausgedehnte Tabus umgeben die menstruierende Frau – ein Mann, der eine menstruierende Frau berührt, muß sterben. Allem liegt der Gedanke zugrunde: Die Frau ist ein geheimnisvolles Wesen, das mit Geistern in Verbindung steht, daher magische Kräfte hat, mit denen sie dem

---

37 zit. nach Courage, Sonderheft 1979, S. 55

38 zit.nach Bourguignon, A.: Geschichte der Psychoanalyse, in: Illustrierte Geschichte der Medizin, 7. Bd., Salzburg 1982, S. 2403

39 Horney, K.: Die Psychologie der Frau, Frankfurt 1987, S. 8

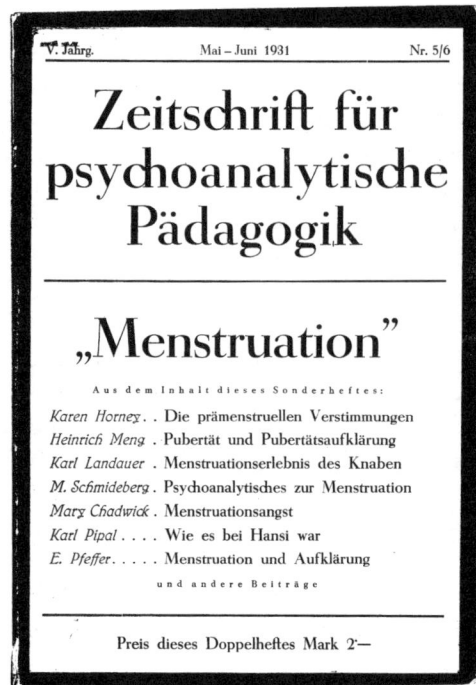

V. Jahrg. Mai – Juni 1931 Nr. 5/6

Zeitschrift für psychoanalytische Pädagogik

„Menstruation"

Aus dem Inhalt dieses Sonderheftes:

Karen Horney. . Die prämenstruellen Verstimmungen
Heinrich Meng . Pubertät und Pubertätsaufklärung
Karl Landauer . Menstruationserlebnis des Knaben
M. Schmideberg . Psychoanalytisches zur Menstruation
Mary Chadwick . Menstruationsangst
Karl Pipal . . . . Wie es bei Hansi war
E. Pfeffer . . . . . Menstruation und Aufklärung

und andere Beiträge

Preis dieses Doppelheftes Mark 2·—

Manne schaden kann, gegen die er sich schützen muß, und – muß man fortfahren – die er daher in Unterwürfigkeit halten muß.«[40]

Die Menstruation ist nach Horney nicht nur für den Mann angstbesetzt, sondern auch für die Frau. Nicht umsonst zeigten sich daher kurz vor den Tagen bei sonst gesunden Frauen seelische Verstimmungen, »*von einem Alles-schwer-nehmen und einem Gefühl allgemeiner Unlust oder allgemeinen Gehemmtseins, einer Labilität des Selbstgefühls, bis zu ausgesprochenem Gedrücktsein und zu schwer depressiver Stimmung*«.[41]

Doch woraus resultiert diese angstbesetzte Phantasietätigkeit während der Regel? Ein Schlüsselerlebnis ist der Eintritt der ersten Menstruation. Eine junge Studentin erinnert sich:

»*Eines Tages wachte ich auf und war unwohl; da ich nichts wußte, war ich sehr erschrocken und dachte, das ist die Strafe. Zuletzt sagte ich es aber doch meiner Mutter. Sie sagte: ›Das ist halt so.‹ Ich war unglücklich und weinte den ganzen Tag. Ich konnte nicht gehen, und als mein Bruder fragte: ›Was hast Du heute?‹, sagte ich: ›Halsweh und Beinweh.‹ Die ersten paar Mal war ich sehr unglücklich und dachte, das hat der liebe Gott sehr schlecht eingerichtet. Plötzlich mußte ich mich jedes Mal erbrechen. Es war mir ekelig. Und wenn ich das Blut roch, sagte ich: ›Das riecht nach geschlachteten Hühnern.‹ Aber ich hatte noch nie geschlachtete Hühner gerochen (...) Lange dachte ich, daß es nur möglich sei, während der Periode Kinder zu empfangen. Als mein Bruder eines Tages sagte: ›Wie oft habt Ihr denn das Zeugs, Ihr armen Dinger‹, sagte ich wütend: ›Alle vier Wochen, im übrigen werdet Ihr auch so etwas haben.‹ Er lachte nur. Er war es auch, der mit später sagte, daß man gerade während der Periode keine Kinder empfängt und meist auch in dieser Zeit keinen Verkehr hat.«*[42]

Nicht nur das Blut allein weckt grausame Phantasien, sondern für Helene Deutsch sind mit der Menstruation zwei Kränkungen verbunden, die sie mit »kein Penis und kein Kind« zusammenfaßt.[43]

Für das pubertierende Mädchen bedeute der Eintritt der Menstruation eine »narzistische Kränkung« im Sinne des endgültigen Verlustes eines gewünschten und schmerzlich vermißten Körperteils. Es wird sich nun vollends klar, daß es keinen Penis besitzt.

40 ebenda, S. 65
41 Horney, K.: Die prämenstruellen Verstimmungen, in: Zeitschrift für psychoanalyt. Päd. 5/6, 1931, S. 161
42 zit.nach Meng, H.: Über Pubertät und Pubertätsaufklärung, in: Zeitschrift für psychoanalyt. Päd. 5/6, 1931, S. 170f
43 Deutsch,H.: Psychoanalyse der weiblichen Sexualfunktion, Leipzig/Wien/Zürich 1925, S. 27

Das Mensblut wecke Assoziationen zu dem blutigen Vorgang der »Kastration«.[44] Und weiter:

»Psychologisch bedeutet die Menstruation somit für das Unterbewußtsein dasselbe, was sie biologisch tatsächlich ist und als was sie später bewußt bewertet wird: die Versagung eines Kindes.« [45]

Auch Karen Horney kommt zu dem Schluß, daß sich die körperliche Bereitschaft zur Schwangerschaft seelisch auswirke. Der Eintritt der Blutung mache allen Schwangerschaftsphantasien ein Ende. Besonders die Frauen litten an prämenstruellen Verstimmungen, bei denen der Gedanke an die Mutterschaft mit Konflikten verbunden sei. Sie stellt daher bei diesen Frauen nicht die Menstruation in den Vordergrund ihrer Analyse, sondern die Frage nach einem Kinderwunsch.[46]

Neben diesen beiden Kränkungen, »kein Penis und kein Kind«, kann jedoch noch ein drittes Moment bei den menstruellen Verstimmungen eine Rolle spielen:

»Bei vielen mobilisiert das monatliche ›Unwohlsein‹ die alte Sehnsucht nach der zärtlichen Fürsorge der Mutter, die meist dem ›armen, kranken Kinde‹ reichlich gespendet wurde. Die Menstruationstage können dann meist die harmonischen Tage des Monats sein. Man leistet sich Ruhe und Entspannung, lässt sich liebevoll pflegen, schaltet sich aus von allen gewohnten Verpflichtungen – sogar denen der eigenen Kinder gegenüber. Ist man doch selbst ein der Ruhe und Fürsorge bedürftiges Kind.

Andere Frauen verlangen zur Zeit der Menstruation ebenfalls besondere Rücksichten von seiten der Umgebung, sind jedoch nicht in einer versöhnlichen, sondern in einer wütend aggressiven Stimmung, insbesondere gegen die Mutter (oder eine Ersatzperson). Bei beiden Reaktionsweisen handelt es sich um infantile, an die Mutter gebundene Frauen – oft um solche, bei denen die Menstruation im psychologischen Sinn zu früh aufgetreten ist; sie waren noch Kinder, als sie physiologisch zum Weibe wurden, und wiederholen das kindliche Gehabe bei jeder späteren Menstruation.« [47]

Daß die erste Blutung ein wichtiges Ereignis im Leben der jungen Mädchen ist und sich auf das Menstruationserleben grundsätzlich auswirkt, wird hier wiederum sehr deutlich. Negative Erinnerungen an die Menarche sowie das Unwissen der Mädchen über ihre körperlichen Vorgänge können tatsächlich Ursache späterer Menstruationsbeschwerden sein. Und wie schrecklich muß es sein, wenn die Mädchen – wie Emma Goldman – noch bestraft werden! Wie soll es auf diese Weise lernen, die Menstruation positiv zu bewerten?

1931 widmet sich die Zeitschrift für psychoanalytische Pädagogik ausschließlich dem Thema Menstruation. Unter den interessanten Artikeln findet sich einer, der sich mit dem Menstruationserleben der Knaben auseinandersetzt.

Landauer schildert darin auf sehr eindrucksvolle Weise die Pubertätsgeschichte eines kleinen Jungen, der, als seine ältere Schwester ihre erste Menses bekommt, sich ausgegrenzt und von ihr verlassen fühlt.

---

44 ebenda, S. 27
45 ebenda, S. 28
46 vgl. Horney, 1931, a.a.O., S. 166
47 Deutsch, H.: Psychologie der Frau, Eschborn bei Frankfurt 1988, S. 143

»In dem Augenblick, in dem er jene ersten Zeilen des Abschnitts über Menstruation (...) las, war ihm blitzartig die Erleuchtung gekommen: Seine Schwester hatte menstruiert. Sie war jetzt Weib, und er war noch ein Kind. Die Reifung zum Geschlechtstier hatte sie getrennt. Geschlechtstier – dieser Gedanke bohrte sich in ihn ein. Die geschlechtliche Reife, die Möglichkeit, nun Kinder bekommen zu können, hatten der Schwester alles Interesse an der nur spielerischen folgenlosen Kameradschaft genommen (...) Neid war in ihm gegen die Schwester um der Reife willen, die in der Menstruation sich offenbarte. « [48]

Der Knabe ist nicht nur neidisch auf die Menstruation der Schwester, sondern auch auf ihre Fähigkeit zu gebären.

Georg Groddeck ist der erste, der auf dieses Phänomen aufmerksam gemacht und quasi dem »Penisneid« der Frauen den »Gebärneid« der Männer entgegengesetzt hat:

»Dies ist das Erlebnis des Mannes: Er ist außerstande, aus seinem Körper neue Menschen zu produzieren. Nur die Frau produziert körperlich Menschen. Der Mann ist auf gedankliche Produktion angewiesen. Gegen das Eingeständnis seiner Unterlegenheit, nur geistig, aber nicht körperlich produzieren zu können, setzt er sich – Angriff scheint die beste Verteidigung – durch die Behauptung zur Wehr: Die Frau könne nicht geistig produzieren, weil sie körperlich produziere. « [49]

Ob nun wirklich der »Gebärneid« der Männer für die ewigen Reden von der geistigen Minderwertigkeit der Frauen verantwortlich ist, bleibt dahingestellt. Sicherlich ist er ein Aspekt von vielen anderen.

Die »blutige Tragödie« der Frau

Daß die Menstruation mitunter als »Rosenblüte« bezeichnet wird, hätte Bela Schick ernstlich erzürnen müssen. Erinnern wir uns: Die Rosen, die er seiner menstruierenden Haushälterin übergibt, gehen elendig zugrunde. Diese Tatsache veranlaßt ihn, absurde Versuchsreihen durchzuführen, um die Giftigkeit des Menstrualblutes wissenschaftlich zu belegen. Er will nachweisen, was schon jahrhundertelang im Volksmund weite Kreise zieht: Die Frau sei giftig, wenn sie blute, und dies schade nicht nur ihr selbst, sondern auch ihrer Umgebung. Mehr noch, die Grundversorgung der Familie sei »in ihrer Zeit« in Gefahr: Lebensmittel verderben, die Säuglinge kränkeln, der Wein oder die Frucht der Felder werden zerstört. Kurz und gut: Von der menstruierenden Frau geht eine ungeheure Bedrohung aus! Ist es das, was Schick zu solcherart fragwürdigen Experimenten hinreißt? Gerade in diesen Jahren gelingt es, die Menstruation zu entmystifizieren und die verbliebenen Unklarheiten wissenschaftlich auszuräumen.

---

48 Landauer, a.a.O., S. 177
49 zit.nach Landauer, a.a.O., S. 178

Und doch »schickt« sich Schick an, den Mythos von der Giftigkeit des Blutes belegen zu wollen, und hantiert mit Menstrualblut, Hefeteig, Blumen oder der Milch von Ammen! Warum? Fragen wir die TiefenpsychologInnen, die sich in den 20er Jahren eingehend mit den Mythen um das Menstrualblut beschäftigen. Chadwick, Horney, Deutsch u.a. kommen in dieser Frage zu interessanten Ergebnissen, die uns vielleicht auch Aufschluß über die möglichen Motive des Herrn Schick geben können.

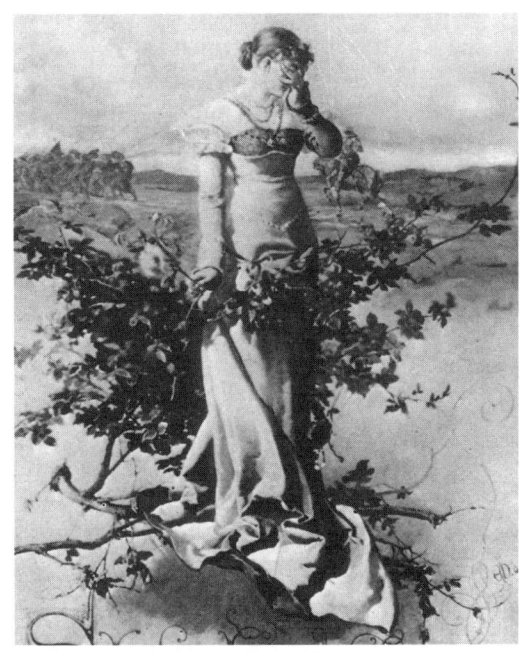

Von jeher – so die AnalytikerInnen – hafte dem Menstrualblut etwas Geheimnisvolles an und errege die Phantasietätigkeit beider Geschlechter. Mitleid, Neid und Angst schwingen bei den Vorstellungen um das Blut stets mit. Mitleid, wenn es um die Leiden der Frauen während der Defloration, der Menses und der Geburt gehe und ihr Leben oft als eine einzige »blutige Tragödie« erscheine.[50]

Aber auch Neid beherrsche die Vorstellungen vom Blut der Frauen. Die Menstruation sei ein Zeichen der Fruchtbarkeit. Die Frau verkörpere Leben, weil sie Leben schenke. Auch magische Kräfte werden dem Menstrualblut zugesprochen. Es gilt als Heil- und Zaubermittel. »*Muttermale, Feuermale und Leberflecken verschwänden, wenn sie mit Menstrualblut bestrichen würden!*«[51] Es eignet sich aber auch als Liebeszauber: Mischt die Frau ihrem Liebsten ihr Blut ins Essen, kann sie sich angeblich dessen Zuneigung erhalten.

Vor allem aber sei die Blutung ein Fokus »angstbesetzter Phantasietätigkeit«. »*Die Tabus der Primitiven*«, so Horney, »*legen ein beredtes Zeugnis davon ab, wie die tiefe Angst des Mannes vor der Frau sich gerade um die Menstruation zentrierte.*«[52]

Warum blutet die Frau, der Mann aber nicht? Wenn das Blut ein Symbol der Schwäche ist und sich diese Schwäche auf den Mann übertragen könnte, darf die Menstruierende auch nicht berührt werden. Sie wird ausgegrenzt und bei einigen Völkern in Menstruationshütten verbannt. Der Mann muß sich vor der Frau schützen. Vielleicht aber steht das Blut auch für die Urangst des Mannes vor der Mutter, vor dem weiblichen Geschlecht überhaupt? Vielleicht ist er auch neidisch auf ihre Fruchtbarkeit und ihre magischen Kräfte – vielleicht fürchtet er diese auch?

---

50 Horney, 1987, a.a.O., S. 151

51 zit. nach Weber, a.a.O., S. 43

52 Horney, 1931, a.a.O., S. 161

Eine Frau hat ihn geboren, und nun entdeckt er, daß sie auch über die Kräfte verfügt, ihn zu vergiften, ihn zu vernichten.

Ist das die mögliche Antwort auf das Motiv von Schick? Sind es Mitleid, Neid oder Angst oder die magische Kraft des Blutes, die seinen Forschergeist wachrufen? Vielleicht.

Vielleicht hat aber auch ganz einfach der »Menstrualwahnsinn sui generis« sich des Herrn Schick bemächtigt und ihn bis in die letzte Verstiegenheit getrieben. Wenn der Glaube in der Lage ist, Berge zu versetzen, wird er auch imstande sein, einen Gynäkologen zum Opfer seiner eigenen Vorstellungswelt zu machen.

»Wir brauchen eierstockstabile Frauen!«

1933 – 1945

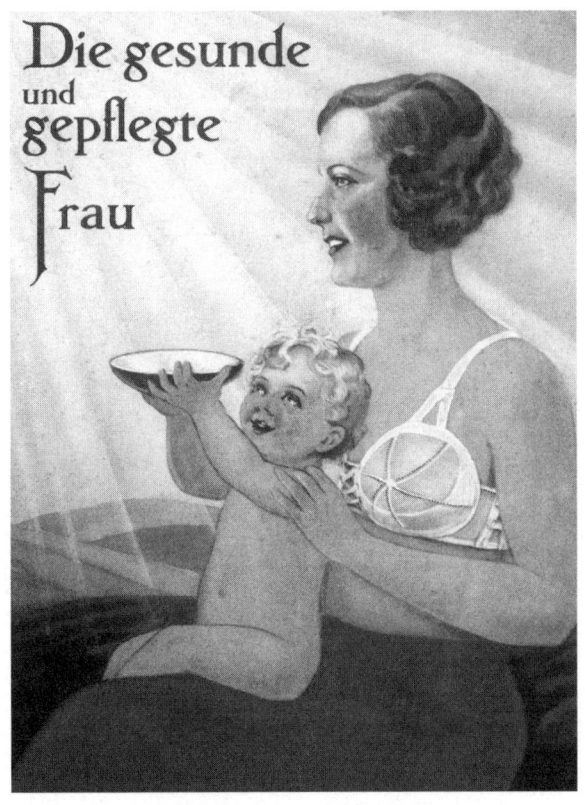

Das Vorbild der Ahnen

Vom 30. Januar 1933 – dem Tag der Machtübernahme – an gelten in Deutschland Gesetze, die nicht mehr den allgemeingültigen Maßstäben von Recht und Gerchtigkeit genügen. Die nationalsozialistische Ideologie verformt alle gesellschaftlichen Bereiche – und damit den Alltag der Frauen ebenso wie die Gynäkologie.

Die Frauen werden zunächst aus den Berufsbereichen herausgedrängt, weil sie ihrer Aufgabe als »echte« Frau und Mutter gerecht werden sollen, um dann von Kriegsbeginn 1939 an wieder systematisch zu Arbeitsdienst und Fließbandarbeit zurückbeordert zu werden.

Das damals verkündete Idealbild der »arischen« Frau – sei es als Mutter oder später als Berufsausübende – ist den »großen« Vorbildern der germanischen Vorfahren entlehnt. Die Schlagworte »völkisch« und »rassisch« beziehen sich auf die grauen Vorzeiten, als das »deutsche Volk« noch »rein«, »stark« und »unverdorben« gewesen sein soll. Mit diesem Rückbezug werden die »Arisierung« ebenso wie die »Aufnordung« begründet und mit historischen Wurzeln versehen. Was dies heißen soll, beschreibt z.B. Ruth Woldstedt-Lauth in ihrem Buch »Mädel von heute – Mütter von morgen« (1940):

»Die Germanen begnügen sich mit einer Frau. Diese lebt in wohlbehüteter Keuschheit, nicht verdorben durch unzüchtige Schauspiele oder verführerische Gelage (...). So sind auch trotz der großen Bevölkerungszahl Ehebrüche selten.

In Germanien lacht man nämlich nicht über das Laster, und sich verführen lassen, heißt hier nicht dem Zeitgeist huldigen.

Die Kinderzahl zu beschränken oder eins der Nachgeborenen zu töten, gilt als Sünde. Mehr aber als anderswo wird in Germanien durch gute Sitten erreicht.

Jedes Kind nährt die Mutter mit der eigenen Brust, keins wird Mägden oder Ammen überlassen.

Spät erst lernen die Jünglinge die Freuden der Liebe kennen, weshalb auch ihre Manneskraft unerschöpflich bleibt. Mit der Verheiratung der Jungfrauen hat man es nicht eilig. Ebenbürtig an Kraft vermählen sie sich mit den jungen Männern und der Eltern Kraft spiegeln die Kinder wieder. So sagt Tacitus von unseren Ahnen, und mir will erscheinen, als sei darin alles beschlossen, was über diesen Gegenstand gesagt werden könnte. Zu unserem Volke, zu unseren deutschen Mädel von heute, den deutschen Müttern von morgen. Alles Große ist einfach. (...) Einfach und klar war ihre Entscheidung: Reinheit des Jünglings und der Jungfrau, Keuschheit, Zurückhaltung aller geschlechtlichen Begierden. Um mit der Vollkraft frischen, unverbrauchten Lebens einzutreten in das geheiligte Land, in dem sie ihrem Volke Kinder schenken würden, Kinder als Erben ihrer eigenen Gesundheit, ihrer Kraft und Lebensfülle, Kinder, die das Erbgut weitertragen würden bis in die fernsten Zeiten, Kinder, die sich von Geschlecht zu Geschlecht nicht nur fort-, nein, hinaufpflanzen würden.«[1]

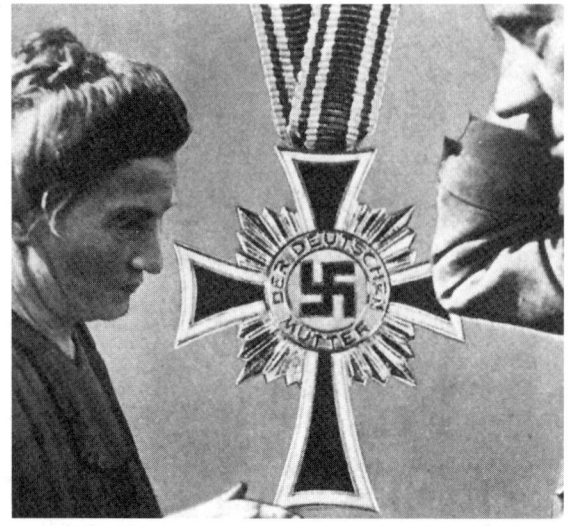

Daß die »gleichberechtigte Kameradin ihres Mannes« bestenfalls Ideal, aber keineswegs Wirklichkeit ist, zeigt sich schnell: Frauen haben in der NS-Zeit weder ein Mitbestimmungs- noch ein Selbstbestimmungsrecht. Sie werden gebraucht und mißbraucht, aber Einfluß haben sie nicht. Da hilft es wenig, daß die »durchaus »völkisch« denkende Ärztin Mathilde Ludendorff (die Ehefrau des »Helden-Generals« des Ersten Weltkriegs) darauf hinweist, daß die Frau zwar während ihrer Periode in ihrer Leistungsfähigkeit eingeschränkt sei, aber deshalb keinesfalls als minderwertig eingestuft werden dürfe.[2]

Frauen sollen »reinrassige« Kinder gebären – je mehr, je besser – und werden dafür mit dem »Mutterkreuz« belohnt. »Daß die Geburt der Kinder nicht immer im Rahmen »ordentlicher« Ehe- und Familienverhältnisse vonstatten geht, stört wenig. Die Reichsfrauenführerin Gertrud Scholtz-Klink sagt ihren »BDM-Maiden« (Bund Deutscher Mädchen): »Nicht jedes Mädel kann heiraten, aber jede kann Mutter werden!«

Auf der anderen Seite wird alles nicht »rassisch einwandfreie« oder durch etwaige Behinderung belastete »Erbgut« ohne Bedenken vernichtet. Sterilisierung und Euthanasie sind nur einige der Mittel, derer man sich bedient, um das Volk von »Rassefremdem« und »Lebensunwertem« zu befreien.

Die Ärzteschaft im Nationalsozialismus

Sowohl zur Steigerung der Geburtenraten »arischnordischer Nachkommenschaft« als auch zur Vernichtung »lebensunwerter Elemente« tragen die Gynäkologen ihren Teil willig bei.

»Die Ärzteschaft sollte sich ganz in den Dienst des Staates stellen und mehr das Wohl des Volkskörpers als das Wohl des einzelnen anstreben. Sowohl in seinen Beratungen als auch in der praktischen Geburtshilfe sollte der Arzt die Geburtenfreudigkeit der Hochwertigen stärken. (...)

---

1   Woldstedt-Lauth, R.: Mädel von heute – Mütter von Morgen, Berlin 1940, S. 11 ff.

2   vgl. v. Kemnitz, M.: Das Weib und seine Bestimmung, München 1933, S. 25 f.

In die Gynäkologie im engeren Sinne hatte die Rassenhygiene schon zu Beginn des 20.Jahrhunderts als Randgebiet Eingang gefunden. Mit dem »Gesetz zur Verhütung erbkranken Nachwuchses«, das Sterilisation – auch gegen den Willen der Betroffenen – legalisierte, wurden Eingriffe aus eugenischer Indikation, ab 1935 auch Abtreibungen zu einem bedeutenden Arbeitsfeld der Gynäkologen.«[3]

Bereits im Bericht der Gynäkologischen Gesellschaft vom 11. – 14. Oktober 1933 werden diese Fragen ohne Einschränkungen für den praktischen Einsatz diskutiert.

»Man spricht heute von positiver und negativer Eugenik. Sagen wir hegende und ausmerzende Erbpflege, man könnte geradezu ERBHEGE und ERBMERZE sagen.

Sind ärztliche Eingriffe aus Gründen der Erbpflege heute nötig?

Ihre Notwendigkeit ergibt sich unbedingt zwingend aus der Verbreitung krankhafter Erbanlagen in unserem Volk. Ferner aus der Tatsache ihrer dauernden Vermehrung durch die Steigerung ärztlicher Kunst und Hygiene und zahlreiche kulturelle Einrichtungen. Weiter durch ihre relativ noch viel größere Vermehrung infolge der ungleichen, die günstigen Erblinien sehr viel stärker treffenden Einschränkung der Geburten. Endlich die wirtschaftliche Unmöglichkeit, die wachsenden Mengen Minderwertiger lediglich durch Verwahrung von der Fortpflanzung auszuschließen.

Die Natur der Eingriffe:

a) Ausjätende: Auslöschen eugenisch wertlosen Lebens – nach der Geburt, vor der Geburt. Verhinderung der Fortpflanzung – Kastration, Sterilisation (...)

b) Fördernde: Vermeidung etwa erbschädigender Maßregeln (gewisse Röntgenbehandlung, vielleicht chemische Schädigungen). Förderung der Fortpflanzung: Etwaige ärztliche Behandlung, chemische Beeinflussung.«[4]

Obwohl der Berufsstand der Gynäkologen 1933 zu einem nicht unerheblichen Teil aus Ärzten jüdischer Herkunft besteht, scheut sich der Vorsitzende des »Deutschen Kongresses für Gynäkologen«, August Mayer, im April 1933 nicht, jegliche Unterstützung anzubieten.

»Der Regierung wiederholen wir die von meinem Amtsvorgänger abgegebene Zusage bereitwilliger Mitarbeit zum Wohle unseres, durch den Führer und Reichskanzler geeinten Volkes. Unserem Führer und durch ihn unserem Volke gehört auch heute und in Zukunft unsere ganze Kraft mit Kopf und Herz und Hand. Unserem Führer rufen wir daher am 50. Geburtstage von der Hauptstadt der Bewegung [Berlin] aus zu: Hier stehen wir, wenn man uns braucht, wir sind bereit!«[5]

Die Ausgrenzung der »nichtarischen« Mitglieder wird in der Folgezeit so konsequent betrieben, daß bereits 1935 die erste »judenfreie Tagung« abgehalten werden kann.[6]

---

3   Dichtl, G.: Beiträge zur Frauenheilkunde und Geburtshilfe im Dritten Reich, Heidelberg 1983, S. 90 f.

4   XXIII. Tagung der Deutschen Gesellschaft für Gynäkologie, 1934

5   Dichtl, a.a.O., S. 77

6   ebenda, S. 69

»Körperlich-seelische Ertüchtigung«

Ein bedeutsames Beispiel für die Anpassungswilligkeit vieler Ärzte und auch Ärztinnen an den damals aufkommenden »Zeitgeist« liefert das Thema der sportlichen Betätigung von Frauen während ihrer Periode. Während in den Anfangsjahren der NS-Zeit noch die traditionellen Auffassungen zu der Frage vorherrschen, welche zumindest den Leistungssport während der Menstruation grundsätzlich ausschließen, tendieren die Meinungen im Laufe der Zeit immer mehr zur Abkehr von den Verboten. Obwohl in dieser Tendenz auch durchaus aufklärerische Momente zu beobachten sind, da sie der Auffassung von der Menstruation als Krankheit entgegenwirken, so ist doch der Zungenschlag, mit dem die Argumente vorgetragen werden, besorgniserregend.

Zu Beginn der NS-Zeit klingen die Argumente noch so:

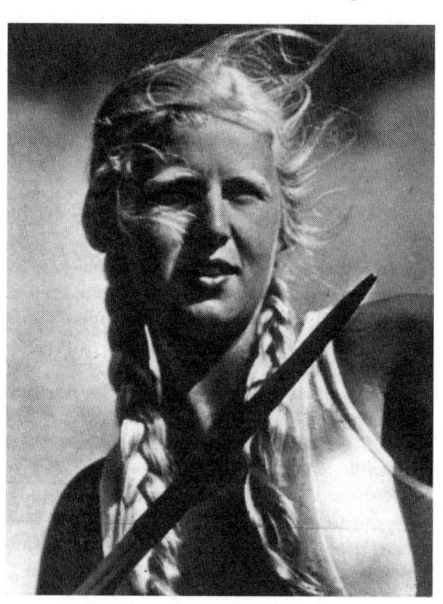

»Für die körperlich-seelische Ertüchtigung der weiblichen deutschen Jugend sind Sport und Gymnastik von höchstem Werte! Es gilt, sie deshalb mit allen Mitteln zu pflegen und in den Ausbau der Volkserziehung als tragenden Pfeiler für die Zukunft einzufügen. Um dies zu erreichen, darf aber ein entscheidender Punkt nicht übersehen werden.

In Sport- und Gymnastikkreisen ist es Brauch, daß die weiblichen Mitglieder auf die Zeit ihres Unwohlseins nicht entsprechend Rücksicht nehmen. Ärztlicherseits ist gegen eine maßvolle körperliche Betätigung in diesen Tagen nichts einzuwenden. Sportlich-gymnastische Leistungen hingegen, d.h. Aufgaben, die nicht spielend leicht, sondern nur unter bewußter Anspannung der Kräfte mit einer gewissen Antrengung bewältigt werden, sind während der Periode auf keinen Fall statthaft. (...)

Jedes deutsche Mädchen muß sich bewußt sein, daß es hier gilt, unersetzliches Volksgut zu wahren! Alle falsche Scham ist deshalb von Übel, und jeder Zwang von außen, direkte oder indirekte Nötigung durch Vereinsleiter, Lehrer usw. aufs schärfste zu verurteilen!«[7]

Ganz anders äußert sich die Ärztin Emilie Düntzer im Jahr 1942. Sie spricht Ärzten, die selber keinen Sport treiben, jegliche Urteilsfähigkeit in der Sache ab und schreibt:

---

7   Klotz, G.: Menstruation und Sport, in Zbl. Gyn. 31, 1933, S. 2641 f.

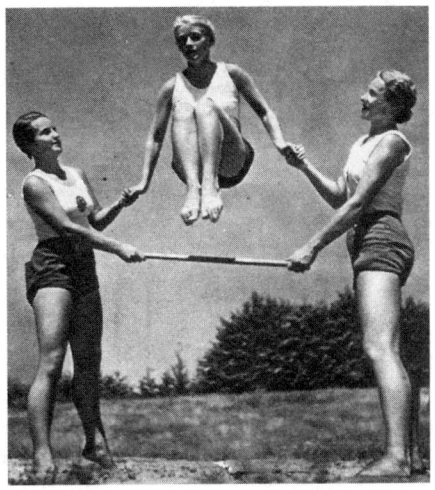

»Wenn die Zahl der an Dysmenorrhoe Leiden-
den in den beiden letzten Jahren stark zurückgegan-
gen ist, so liegt dies neben der besseren allgemeinen
Hygiene zum großen Teil an der stärkeren turneri-
schen und sportlerischen Betätigung, der dadurch
bedingten Hebung des Allgemeinbefindens und
besseren Durchblutung der Unterleibsorgane. Bei
eigenen Untersuchungen haben 65 % aller Beruf-
schülerinnen mit der größten Selbstverständlich-
keit alle lokalen und allgemeinen Menstruations-
beschwerden negiert. Nur 3,5 % mußten (und dies
auch nur ab und zu) an den Tagen der Menstrua-
tion teilweise mit der Arbeit aussetzen. Auch haben
zahlreiche Beobachtungen gezeigt, daß bei sport-
treibenden Mädchen und Frauen die Menstruation
leichter und schmerzfreier verläuft; im allgemeinen kann man feststellen, daß Menstruations-
beschwerden bei bewegungsarmer Arbeit häufiger sind als bei sportlicher Betätigung.«[8]

Ihre Kollegin Auguste Hoffmann verweist im gleichen Jahr darauf, daß der Sport
während der Periode schon deshalb unproblematisch sei, als es sich bei den meisten Sportlerinnen um »ausgesuchtes Material« handle.

»Was soll man nun für eine
Therapie betreiben?«

Nicht alle Ärzte passen sich so rasch der neuen Denkweise an. Viele nehmen weiterhin
ihre Aufgabe als Arzt sehr ernst, den Ursachen der Leiden ihrer Patientinnen nachzugehen und ihnen zu helfen.

Hans Gänßbauer z.B. nimmt sich in seinen Forschungen über das Zustandekommen
der Menstruationsbeschwerden vor allem der offenkundigen seelischen Ursachen an. Er
schreibt:

»Ich glaube, daß es in keiner Sprache ein Wort gibt, das dem Manne eine so klare Vorstellung
dessen vermittelt, was die Frauen zur Zeit des Menstruationsvorganges empfinden, wie das deut-
sche Wort ›Unwohlsein‹. Die Hormonforscher haben uns nun ein wissenschaftliches Verständnis
für diesen Zustand ermöglicht, indem sie uns belehrten, daß die Hormone des Ovars und der Hy-
pophyse nicht nur lokale Wirkungen besitzen im Bereich der Genitale selbst, sondern wie sie auch

---

8   Düntzer, E.: Sport und Menstruation, Med. Klinik 3, 1942, S.49

die Lebensnerven des Vagus und Sympathikus [Leiter des vegetativen Nervensystems] beeinflussen, von deren Spannungszustand ja unser Wohlbefinden in so hohem Maße abhängt.(...)

Was soll man nun bei meiner Auffassung der vom Wesen der Dysmenorrhoe für eine Therapie betreiben? Hypnose und Suggestion lehne ich ab. Die innere Ursache, die die Dysmenorrhoe hervorrief, wird sich immer stärker erweisen, als fremder Wille. Wenn irgend möglich, suche ich den Kranken über die wahre Natur ihres Leidens Einsicht zu verschaffen, und das gelingt häufiger, als man meinen sollte, wenn man sich nur die Mühe nicht verdrießen läßt, die damit verbunden ist. Hinweise auf banale Lebenserfahrungen tun oft Wunder und machen auch einfachen Naturen das Ineinandergreifen von Seelischem und Körperlichem verständlich.

Schwierigkeiten machen nur die ganz Sturen und die ganz Intelligenten, also besonders die Intersexuellen. Aus begreiflichen Gründen die ersteren und die zweiten, weil sie befürchten, der Arzt wolle sie zur Hysterischen stempeln. Als eingebildete Kranke will keine gelten! (...) Als bestes Heilmittel hat sich mir immer noch die Bettruhe erwiesen. Damit wird man diesen schwer am Leben leidenden Menschen am besten dienen, da ja allein das Bett – die einzige Zufluchtstätte des modernen Menschen – sie vor den Fährnissen des Alltags, wenigstens für Stunden, zu schützen vermag.

Unter keinen Umständen Morphin oder eines seiner Abkömmlinge! Auch Röntgenbestrahlungen und Injektionen halte ich für Kunstfehler.

Hundertprozentige Heilungen wird bei der Dysmenorrhoe kein Arzt erreichen können, gerade weil die Ursache eine seelische ist. Eines aber wird er können: Er wird bei einer solchen Auffassung vom Wesen der Dysmenorrhoe seinen Kranken nicht mehr schaden!«[9]

Dieser Hinweis auf die Schädigungen erscheint alles andere als überflüssig, wenn all die Auswüchse der Experimentierfreudigkeit der Ärzte in Betracht gezogen werden, die durch die mannigfaltigen Irrtümer und Fehleinschätzungen der Vorgängergenerationen und die Skrupellosigkeit zahlreicher Kollegen der NS-Zeit verursacht werden.

Abgesehen von den menschenfeindlichen Experimenten in Gefängnissen und Konzentrationslagern, von denen später noch die Rede sein wird, sei darauf verwiesen, daß damals noch immer mit Morphium und Opiaten sowie mit Röntgenstrahlen in der Therapie der Menstruationsbeschwerden herumexperimentiert wurde.

Daneben existieren ausgesprochen orginelle therapeutische Verfahren: Der Dozent Theodor Warschawsky z.B. empfiehlt 1933 die rektale [durch den Darmausgang eingeführte] Anwendung von Schwangerenurin, weil dadurch dem Körper die in diesem Urin enthaltenen Hormone auf die unschädlichste Weise zugeführt werden können.

»Fall Frau L.: 25 Jahre alt, klagt über starken Ausfluß, schwache Regel, sexuelle Frigidität, Sterilität, Schlaflosigkeit und gedrückte Stimmung. Krank seit 2 Jahren. Patientin ist 6 Jahre verheiratet. Künstlicher Schwangerschaftsabbruch mit fieberndem Verlauf; seitdem steril und hypomenorrhoeisch; Moorbehandlung, Diamethermie ohne Erfolg.

Klinische Diagnose: Kolptis chr. Peridnextis dupl. Hypoovarismus.

Behandlung: Rektale Urineinläufe. Nach dem 7. Einlauf ist der Schlaf tief und ruhig geworden. Die Lendenschmerzen sind verschwunden. Patientin merkt starke Erotisierung und fühlte starken Geschlechtstrieb. Die Regel kam zum erwarteten Termin. Die Behandlung dauerte fast 3

---

9   Gänßbauer, H.: Über das Wesen der Dymenorrhoe, Zbl. Gyn. 31, 1939, S. 1731 f.

Wochen (30 Einläufe) und wurde fünf Tage vor der Regel begonnen. Beobachtungszeit: 2 Monate. Sehr gutes Befinden.« [10]

Da nützte es auch wenig, wenn einer der erfahrensten Gynäkologen seiner Zeit, Prof. Caffier, bekennt, daß sich bei den unterschiedlichsten hormonalen Eingriffen immer wieder die Frage stellt, ob sich die Periode nicht »auch so« wieder reguliert hätte. Und wenn er sagt: *»Leider muß man bekennen, daß wir von der idealen Amenorrhoe-Therapie, die durch Beseitigung der wirklichen Ursachen eine Dauerwirkung gewährleistet, sowohl theoretisch als auch praktisch noch weit entfernt sind.«* [11]

Nicht nur in der Frage der Behandlung von Menstruationsstörungen, sondern auch im Verständnis und der Deutung des weibliches Zyklus bestehen nach wie Meinungsverschiedenheiten und Unsicherheit. Zwei der berühmtesten Gynäkologen der damaligen Zeit, die Professoren von Jaschke und Pankow, fassen ihre diesbezüglichen Überlegungen folgendermaßen zusammen:

»Mag die Erklärung nun sein, welche sie will, die Tatsache besteht: Die Menstruierende ist ›unwohl‹, d.h. jedes geschlechtsreife Weib gerät alle vier Wochen in einen Zustand, der eine Abwechslung von ihren normalen körperlichen und geistigen Funktionen erkennen läßt, es sei denn, daß sie im Zustand der Schwangerschaft oder des Säugens des Kindes sich befindet. Da der erstere Zustand wiederum besondere körperliche Veränderungen und auch geistige Abtönungen schafft, so liegt die geistige und körperliche Abhängigkeit des Weibes von der sexuellen Sphäre klar zutage, und wir verzeichnen damit einen durchgreifenden Unterschied gegenüber dem männlichen Geschlecht. Die Tatsache regt zu den interessantesten Studien auf dem Gebiete der Physiologie und Psychologie des Weibes an. Sehr richtig bemerkt Ellis, daß das Leben des Mannes in einer Ebene verläuft, während sich das Leben des Weibes längs einer aus Wellenberg und Wellental wechselvoll gebildeten Fläche bewegt.« [12]

Wenn das »Innenleben« der Frau so stürmisch und abwechslungsreich beschrieben wird im Gegensatz zu dem eher gleichförmigen des Mannes, liegt die Schlußfolgerung nahe, daß Männer nur deshalb bestrebt sind, sich ein so ungleich abwechslungsreicheres »Außenleben« zu gestalten, um diesen Mangel an Abenteuern im eigenen Körper auszugleichen. Aber so weit gehen von Jaschke und Pankow nicht – und das vermutlich nicht nur deshalb, weil auch sie sicher Zweifel daran hegen, daß Frauen die von ihnen beschriebenen Wellenbewegungen subjektiv entsprechend abenteuerlich erleben.

Abgesehen von diesen poetischen Ausflügen in Ebene, Berg und Tal hält sich die Gynäkologie der NS-Zeit eher bedeckt, wenn es um Mythizismen und wirklichkeitsferne Spekulationen geht. Die Frage nach der Einflußnahme des Mondes auf den weiblichen Zyklus z.B. spielt in dieser Zeit kaum eine Rolle: Die einzige damals zu dem Thema veröffentlichte Studie schließt alle denkbaren Zusammenhänge aus. [13]

---

10 Warschafsky, Th.: Über die rektale Anwendung von Schwangerenurin, in: Zbl. Gyn. 46, 1933, S. 2731
11 Caffier, P.: Die Amenorrhoebehandlung durch Progesteron, in: Zbl. Gyn. 4, 1947, S. 25
12 v. Jaschke/Pankow: Lehrbuch der Gynäkologie, 1933, S. 74 f.
13 Gunn, D.: Menstruation und Mond, in: Zbl. Gyn. 28, 1938, S. 1529 ff.

Und auch der Frage des Menotoxin – der Giftigkeit des Menstrualblutes –, die in den zwanziger Jahren ebenso ernsthaft wie nachdrücklich diskutiert worden war, wird kaum eine Bedeutung zugemessen.

»Wir sehen also, daß bei gesunden Frauen von einer Bildung oder Ausscheidung eines speziellen phytotoxischen Giftes (eines Menotoxin) im Menstrualblut und im zirkulierenden Blut in der Vorperiode oder in der Periode nicht gesprochen werden kann. Dadurch werden die Beobachtungen von Schick u.a. nicht in Zweifel genommen. Wir behaupten nur, daß man in der Regel nicht berechtigt ist, von einem Menstrualgift zu sprechen, und daß die Eigenschaft mancher Frauen, Pflanzen und Blumen zum Welken zu bringen, nicht verallgemeinert werden darf.«[14]

Aufklärung für die »Mütter von morgen«

Diejenigen Fragen, die in Sachen Menstruation in der NS-Zeit im Vordergrund stehen, seien eingeleitet mit einem Aufklärungstext aus dem bereits zitierten Buch »Mädel von heute – Mütter von morgen«. Es handelt sich um einen fiktiven Dialog zwischen der Mutter und ihrer etwa zwölf Jahre alten Tochter:»

»M. (Mutter): Ich wollte dir heute nur erzählen, wie auch dein Körper sich im Inneren auf seine späteren Aufgaben, Kindern das Leben zu schenken, schon jetzt vorbereitet. – Siehst du, wenn in einer Mutter das Kindchen wächst, dann braucht es das Beste von ihrem Blut. Daraus allein nimmt es die Kraft zum Wachsen. Wenn nun aber so ganz plötzlich der Mutter neun Monate lang – so lange dauert es nämlich, bis ein Kind aus dem Eilein gewachsen ist –, wenn also der Mutter dies viele Blut ganz plötzlich entzogen würde, das wäre nicht so leicht auszuhalten. Sie würde elend, schwach und krank. Man könnte fast meinen, die Natur habe da Vorsorge treffen wollen. Wir müssen immer nur staunen, wie zweckmäßig sie alles eingerichtet. Schon jahrelang vorher erleidet der Körper der Frau regelmäßig Blutverluste. Alle vier Wochen findet eine Blutung statt.

Fr. (Kind): Oh, Mutti, wie schrecklich! Wo denn? Geht der Bauch auf?

M.: Nein, du brauchst keine Angst zu haben. Das ist gar nichts Schreckliches. Der Zugang und Ausgang aus den inneren Teilen, in denen das Kind einst wachsen soll, befindet sich an der allergeschütztesten Stelle des ganzen Körpers, zwischen den Beinen. Und dort tritt auch das Blut jeden Monat aus. Du mußt bei Blut nicht an eine Wunde oder dergleichen denken. Das kommt ganz natürlich, ohne daß du viel davon merkst.

Fr.: Tut das gar nicht weh?

M.: Manchmal hat man etwas Leibschmerzen, und man muß sich in den Tagen des Unwohlseins, wie man das nennt, immer etwas ruhiger verhalten als sonst. Man darf wohl spazierengehen

---

14 Mandelstamm: Neuere Untersuchungen zum Menotoxin, in: Zbl. Gyn. 1933, S. 643

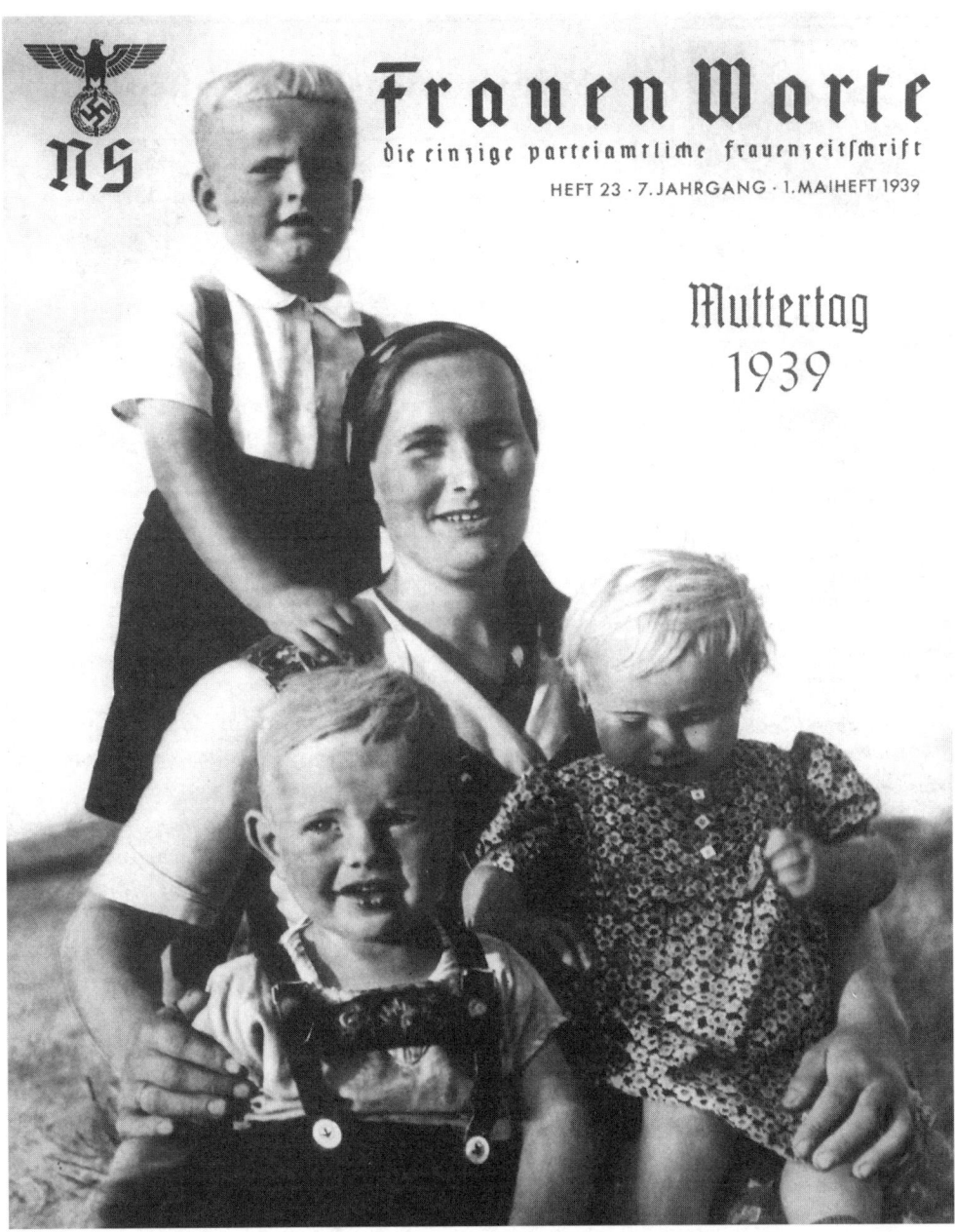

FrauenWarte
die einzige parteiamtliche frauenzeitschrift
HEFT 23 · 7. JAHRGANG · 1. MAIHEFT 1939

**Muttertag
1939**

und das Gewöhnliche tun. Aber man darf sich nicht besonders anstrengen. Man soll z.B. Sport möglichst einige Tage meiden, nicht schwimmen, nicht turnen. Sonst kann die Sache leicht zu schlimm werden, und man verliert soviel Blut, daß es die Gesundheit schädigt. Es gibt allerdings auch besonders gesunde Frauen und Mädchen, die kaum acht zu geben brauchen. Zuerst aber müssen wir auf jeden Fall einmal aufpassen und sehen, wie es bei dir geht.

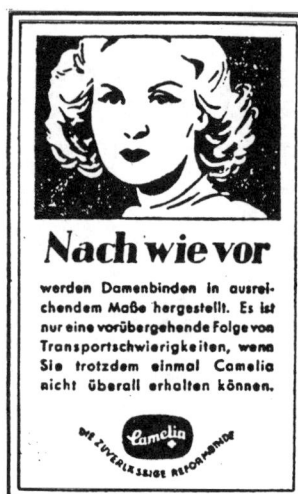
Fr.: Kommt denn das bald? Wann denn?

M.: Genau kann man das nie vorher sagen. Es ist eben dann, wenn der Körper eines Mädchens diese Blutabgabe schon aushalten kann. Und da du in letzter Zeit so groß und so kräftig geworden bist, nehme ich an, daß es nicht mehr allzu lang auf sich warten läßt. Es gibt ja auch schon jüngere Kinder als du, die sich damit plagen.

Fr.: Ach ja, drum turnen immer ein paar aus der Klasse nicht mit! Und sitzen auf der Bank und gucken zu! Und wenn man sie fragt, warum, dann machen sie so komische Gesichter und schubsen sich und lachen. Ach, darum!

M.: Weißt du, das tun sie nur, weil sie merken, daß ihr anderen das noch nicht wißt. Und da sind sie aus lauter Verlegenheit ganz albern. Aber es ist nichts dabei. Weder zu lachen noch zu verstecken. Das ist eine ganz natürliche Sache, die jedes einzelne Mädchen betrifft. Man braucht sich ihrer nicht zu schämen, Aber man braucht auch nicht unnötig davon zu reden. Schließlich sind all diese körperlichen Dinge für andere nicht gerade etwas Angenehmes. Und man muß sich in dieser Zeit so reinlich halten und so viel waschen, daß nie, niemals ein anderer etwas davon merken kann.

Fr.: Und hat man das immer? Alle vier Wochen? Sein ganzes Leben lang? Mutti, das ist doch schrecklich! Da kann man doch gar nicht mehr springen und spielen, wie man will!

M.: Ja, Kind, angenehmer wär's schon ohne diese Einrichtung. Das ist sicher. Da sie aber nun einmal notwendig ist, damit später das Kind in einem wachsen kann, so müssen wir's eben hinnehmen wie so vieles, was uns auch nicht besonders paßt. Wer ist denn das Mädel, das so gerne eine Schnute zieht, wenn es um halb neun ins Bett soll? Und gar nicht begreifen will, daß sein Körper eben eine bestimmte Menge Schlaf braucht? Das viel lieber weiterlesen möchte? – Na, siehst du, wir alle möchten auch gerne weniger schlafen, um recht viel schaffen zu können. Wir müssen uns aber einfach der Natur fügen, die es anders eingerichtet hat. So ist es auch mit der Periode alle vier Wochen.

Fr.: Aber wenn man dann alt ist, so wie du, ist es dann immer noch so? Hast du es am Ende auch noch?

M.: Natürlich, Friedelchen. Solange eine Frau noch Kinder bekommen kann, muß sie auch diesen Blutverlust haben.

Fr.: Kannst du denn noch Kinder kriegen, Mutti! – Ach, Mutti, willst du nicht? Wär das schön! – Möchtest du denn noch ein neues Kind?

M.: Ja, Friedel, ich würde mich unendlich darüber freuen.

Fr.: Oh, Mutti, ich sicher noch viel mehr. Mutti, dann würde ich dir auch immerzu helfen. Soviel, daß du gar nicht viel Mehrarbeit hättest durch das Kleine. Und von allem würde ich ihm abgeben. Ich wollte gar nichts für mich alleine haben. Es wäre einfach zu schön!« [15]

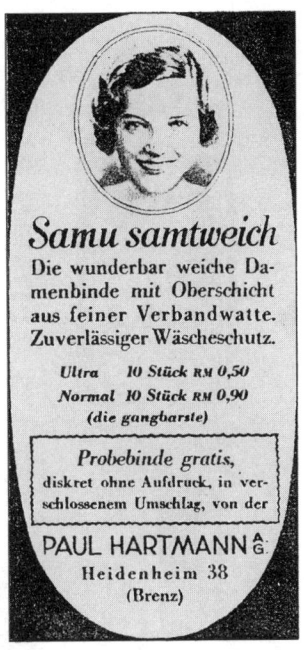

Trotz der Kriegszeit – das Buch erscheint 1940 – wird in diesem Text noch immer die Frage der Gebärfähigkeit und des Gebärwillens in den Vordergrund gestellt. Damit entspricht die Autorin der bis weit über das Jahr 1939 hinausreichenden Mutterschaftsideologie der Nazis.

Das andere vorherrschende Thema der Zeit – Belastbarkeit am Arbeitsplatz und im Krieg – wird hier nur eingeschränkt thematisiert: Gesunde Frauen brauchen auf ihre Menstruation weniger acht zu geben.

Dennoch treten neben der Fruchtbarkeit die Kriegsbelastungen in den letzten fünf Jahren der NS-Zeit als beherrschende Themen in den Vordergrund. Und das nicht zufällig, denn der fruchtbringende ebenso wie der sportgestählte Körper der Frau sind in dieser Zeit besonders gefragt. Beide jedoch – das Ideal der »Mutterkreuzträgerin« wie das der »Sportsmaid« – werden im Blick der Gynäkologen überschattet von der Realität der massenhaft in Erscheinung tretenden Patientin, die unter den Folgen von Kasernierung und Krieg zur Kranken und Leidenden wird – und damit weder den Erwartungen auf Gebärfreudigkeit noch auf gesteigerte Leistungsfähigkeit gerecht werden kann.

»Die gesunde und gepflegte Frau«

Die hygienischen Vorschriften, die in dieser Zeit propagiert werden, stehen anfänglich noch im Zeichen einer sorgsamen Fürsorge der Frau für ihren Körper und dessen Gesundheit. Die Verhaltensmaßregeln aus dem Jahr 1935, die im folgenden wiedergegeben werden, dürften – spätestens seit Kriegsausbruch – kaum noch einzuhalten gewesen sein:

»Ein wundes Organ muß ruhiggestellt werden. Starke körperliche Bewegungen, sexuelle Erregungen, der Genuß von Alkohol oder anderer die Blutzirkulation anregender Stoffe beunru-

---

15 Woldstedt-Lauth, a.a.O., S. 29 ff.

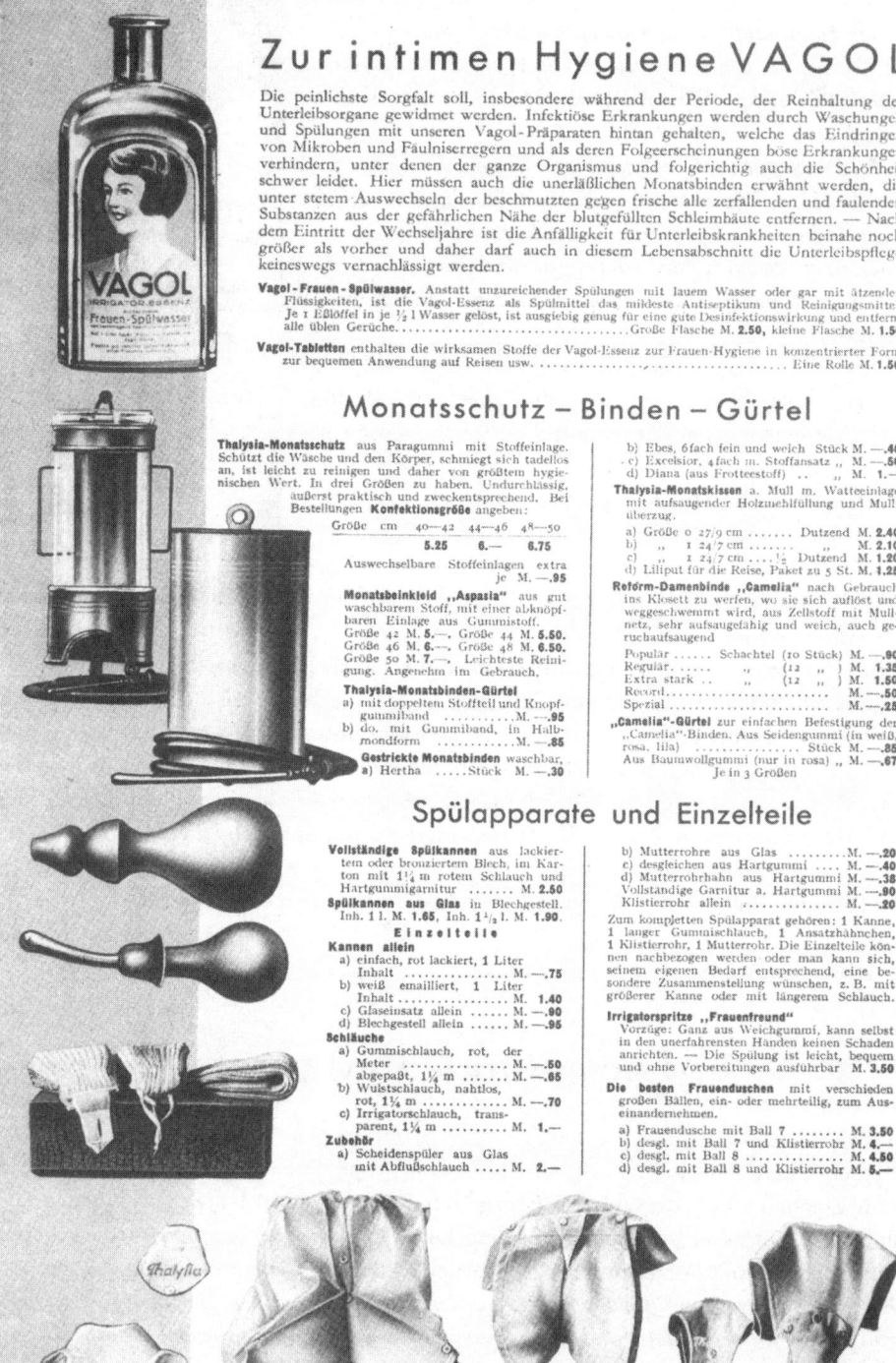

Zur intimen Hygiene VAGOL

Die peinlichste Sorgfalt soll, insbesondere während der Periode, der Reinhaltung der Unterleibsorgane gewidmet werden. Infektiöse Erkrankungen werden durch Waschungen und Spülungen mit unseren Vagol-Präparaten hintan gehalten, welche das Eindringen von Mikroben und Fäulniserregern und als deren Folgeerscheinungen böse Erkrankungen verhindern, unter denen der ganze Organismus und folgerichtig auch die Schönheit schwer leidet. Hier müssen auch die unerläßlichen Monatsbinden erwähnt werden, die unter stetem Auswechseln der beschmutzten gegen frische alle zerfallenden und faulenden Substanzen aus der gefährlichen Nähe der blutgefüllten Schleimhäute entfernen. — Nach dem Eintritt der Wechseljahre ist die Anfälligkeit für Unterleibskrankheiten beinahe noch größer als vorher und daher darf auch in diesem Lebensabschnitt die Unterleibspflege keineswegs vernachlässigt werden.

Vagol-Frauen-Spülwasser. Anstatt unzureichender Spülungen mit lauem Wasser oder gar mit ätzenden Flüssigkeiten, ist die Vagol-Essenz als Spülmittel das mildeste Antiseptikum und Reinigungsmittel. Je 1 Eßlöffel in je ½ l Wasser gelöst, ist ausgiebig genug für eine gute Desinfektionswirkung und entfernt alle üblen Gerüche...................................Große Flasche M. **2.50**, kleine Flasche M. **1.50**

Vagol-Tabletten enthalten die wirksamen Stoffe der Vagol-Essenz zur Frauen-Hygiene in konzentrierter Form zur bequemen Anwendung auf Reisen usw. .... Eine Rolle M. **1.50**

Monatsschutz – Binden – Gürtel

Thalysia-Monatsschutz aus Paragummi mit Stoffeinlage. Schützt die Wäsche und den Körper, schmiegt sich tadellos an, ist leicht zu reinigen und daher von größtem hygienischen Wert. In drei Größen zu haben. Undurchlässig, äußerst praktisch und zweckentsprechend. Bei Bestellungen **Konfektionsgröße** angeben:

Größe cm   40—42   44—46   48—50
            5.25   **6.—**   **6.75**

Auswechselbare Stoffeinlagen extra je M. **—.95**

Monatsbeinkleid „Aspasia" aus gut waschbarem Stoff, mit einer abknöpfbaren Einlage aus Gummistoff.
Größe 42 M. **5.—**, Größe 44 M. **5.50.**
Größe 46 M. **6.—**, Größe 48 M. **6.50.**
Größe 50 M. **7.—**, Leichteste Reinigung. Angenehm im Gebrauch.

Thalysia-Monatsbinden-Gürtel
a) mit doppeltem Stoffteil und Knopfgummiband ....M. **—.95**
b) do. mit Gummiband, in Halbmondform ....M. **—.85**

Gestrickte Monatsbinden waschbar,
a) Hertha .....Stück M. **—.30**

b) Ebes, 6fach fein und weich Stück M. **—.40**
c) Excelsior, 4fach m. Stoffansatz „ M. **—.50**
d) Diana (aus Frotteestoff) .. „ M. **1.—**
Thalysia-Monatskissen a. Mull m. Watteeinlage mit aufsaugender Holzmehlfüllung und Mullüberzug.
a) Größe ⌀ 27/9 cm .... Dutzend M. **2.40**
b) „ 1 24/7 cm .... M. **2.10**
c) „ 1 24/7 cm .... ½ Dutzend M. **1.20**
d) Liliput für die Reise, Paket zu 5 St. M. **1.25**
Reform-Damenbinde „Camelia" nach Gebrauch ins Klosett zu werfen, wo sie sich auflöst und weggeschwemmt wird, aus Zellstoff mit Mullnetz, sehr aufsaugefähig und weich, auch geruchaufsaugend
Popular ...... Schachtel (10 Stück) M. **—.90**
Regular ...... „ (12 „) M. **1.35**
Extra stark .. „ (12 „) M. **1.50**
Record .... M. **—.50**
Spezial .... M. **—.25**
„Camelia"-Gürtel zur einfachen Befestigung der „Camelia"-Binden. Aus Seidengummi (in weiß, rosa, lila) .... Stück M. **—.85**
Aus Baumwollgummi (nur in rosa) „ M. **—.67**
Je in 3 Größen

Spülapparate und Einzelteile

Vollständige Spülkannen aus lackiertem oder bronziertem Blech, im Karton mit 1¼ m rotem Schlauch und Hartgummigarnitur .... M. **2.50**
Spülkannen aus Glas in Blechgestell.
Inh. 1 l M. **1.65**, Inh. 1½ l M. **1.90.**
Einzelteile
Kannen allein
a) einfach, rot lackiert, 1 Liter Inhalt .... M. **—.75**
b) weiß emailliert, 1 Liter Inhalt .... M. **1.40**
c) Glaseinsatz allein ...... M. **—.90**
d) Blechgestell allein ...... M. **—.95**
Schläuche
a) Gummischlauch, rot, der Meter .... M. **—.50**
abgepaßt, 1¼ m .... M. **—.65**
b) Wulstschlauch, nahtlos, rot, 1¼ m .... M. **—.70**
c) Irrigatorschlauch, transparent, 1¼ m .... M. **1.—**
Zubehör
a) Scheidenspüler aus Glas mit Abflußschlauch ..... M. **2.—**

b) Mutterrohre aus Glas ....M. **—.20**
c) desgleichen aus Hartgummi .... M. **—.40**
d) Mutterrohrhahn aus Hartgummi M. **—.38**
Vollständige Garnitur a. Hartgummi M. **—.90**
Klistierrohr allein .... M. **—.20**
Zum kompletten Spülapparat gehören: 1 Kanne, 1 langer Gummischlauch, 1 Ansatzhähnchen, 1 Klistierrohr, 1 Mutterrohr. Die Einzelteile können nachbezogen werden oder man kann sich, seinem eigenen Bedarf entsprechend, eine besondere Zusammenstellung wünschen, z. B. mit größerer Kanne oder mit längerem Schlauch.

Irrigatorspritze „Frauenfreund"
Vorzüge: Ganz aus Weichgummi, kann selbst in den unerfahrensten Händen keinen Schaden anrichten. — Die Spülung ist leicht, bequem und ohne Vorbereitungen ausführbar M. **3.50**

Die besten Frauenduschen mit verschieden großen Bällen, ein- oder mehrteilig, zum Auseinandernehmen.
a) Frauendusche mit Ball 7 .... M. **3.50**
b) desgl. mit Ball 7 und Klistierrohr M. **4.—**
c) desgl. mit Ball 8 .... M. **4.50**
d) desgl. mit Ball 8 und Klistierrohr M. **5.—**

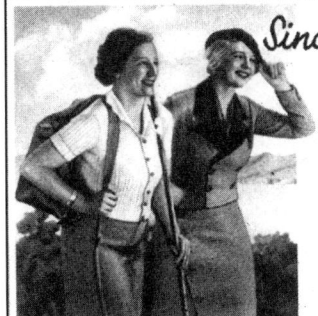
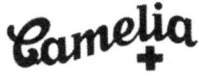
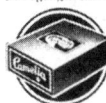
higen die Gebärmutter, stören den Körper in seinen Heil- und Abwehrmaßnahmen. Das Wich- tigste ist die Reinlichkeit, die Entfernung des nach außen abgesonderten Wundsekrets und Blutes. Die äußeren Geschlechtsorgane sind einmal täglich, im Bedarfsfalle zweimal mit lauwarmem Wasser und Seife zu reinigen, um Reiz- und Entzündungszuständen, die sich an den in dieser Zeit stark aufgelockerten Schleimhäuten entwickeln könnten, vorzubeugen. (...) Bäder fallen in der Zeit der Menstruation aus, das tägliche Duschbad kann aber genommen werden. Die alte Volks- regel, daß während der Menstruation die Wäsche nicht gewechselt werden darf, entspricht wohl eher mythologischen Vorstellungen, ist aber jedenfalls falsch. Da der Körper in dieser Zeit stär- ker ausdünstet und stärker schwitzt, ist häufiger Wäschewechsel besonders wichtig. Einen Tag nach Abschluß der Menstruation kann gebadet werden. Jedoch ist auch dann eine innere Reini- gung durch Spülungen überflüssig, da die Scheide sich selbständig von den Resten des Menstrual- blutes befreit.

Als Menstrualbinden sind am meisten Fabrikate zu empfehlen, die so preiswert sind, daß sie nach Gebrauch vernichtet werden können und mit der Zahl der Binden nicht gespart zu wer- den braucht. Eine gute Binde muß weich sein, große Saugfähigkeit besitzen, andererseits in ih- rem schichtweisen Aufbau so stabil sein, daß sie zwischen den Schenkeln nicht zu leicht wurst- förmig zusammengedrückt wird. Ihr Schnitt muß so sein, daß sie nicht scheuert, die Befestigung so, daß sie gut anliegt, aber nicht drückt und nicht die unangenehme Vorstellung entstehen läßt, daß sie verloren werden kann. Menstruationshosen aus Gummi, wie sie noch vielfach in Katalogen angeboten werden, sind aus verschiedenen Gründen als gesundheitsschädlich zu be- zeichnen.«[16]

---

16 Schultze, G.: Die Hygiene der Frau, Leipzig 1935, S. 59 f.

111

Die weibliche »Schwachstelle«

Die Zyklusforschungen in der NS-Zeit werden vorerst vorrangig unter dem Gesichtspunkt der »*Sterilitätsberatung, die in letzter Zeit erhöhte Aufmerksamkeit erfahren hat*«,[17] durchgeführt, späterhin mit dem Blick auf die Störungen der Arbeitsfähigkeit, die durch die Kriegseinwirkungen auftreten.

Da die Steigerung der Geburtsziffern mehr noch als in den vergangenen Jahren zur Pflicht der Frauen geworden ist, werden die Beobachtungen der Zyklusphasen fast ausschließlich mit dem Ziel erörtert, den optimalen Empfängnistermin zu erkennen und zu nutzen.[18]

Doch auch diese Überlegungen unterliegen bereits den Auswirkungen der Kriegsvorbereitungen und des Krieges. Der weibliche Zyklus erweist sich zunehmend als die Schwachstelle des Körpers der Frau, in der sich alle äußeren Störungen niederschlagen.

Die Sicherheit, mit der zuvor gesagt werden konnte, daß der Eisprung zwischen dem 14. und 16. Tag läge, gilt schon lange nicht mehr. Er ist »*durch die Zeitumstände ins Schwanken geraten*«.[19]

Die Gynäkologen stehen relativ ratlos vor dem Phänomen, daß der von ihnen zugesagte Beitrag zur »Steigerung der Gebärwilligkeit der deutschen Frau« angesichts von starken Zyklusschwankunkungen und drastisch gesteigerten Amenorrhoen kaum eingehalten werden kann. Der einzige Lichtblick für die Forscher sind die nur wenige Tage dauernden Heimaturlaube der Männer von der Front, die genauere Einblicke in die Empfängnistermine bei Geburten erlauben: Eine Frau, die z.B. mit Sicherheit sagen kann, ich bin jetzt schwanger und mein Mann war nur vom 11. bis 14. Januar und vom 7. bis 9. März bei mir, bietet eine der wenigen Rückschlußmöglichkeiten über den Verlauf der Zyklen in der damaligen Zeit.

Ansonsten aber schlagen die Zeitumstände in einem derartigen Maß auf die Periodizität der Frauen nieder, daß kaum noch gesicherte Aussagen zu treffen sind, zumal damals kaum eine Frau dazu zu bewegen ist – angesichts der allgemeinen Problemlagen –, auch noch einen zuverlässigen Menstruationskalender zu führen.

Aus den Daten der Vormundschaftsfürsorge jener Tage geht zudem hervor, daß nicht wenige Frauen unter dem Eindruck der Kriegseinwirkungen, der Bombennächte und der Unsicherheit über das Schicksal des Ehemanns sexuelle Beziehungen zu anderen Männern eingegangen sind, deren Folgen durch Falschangaben über den wirklichen Empfängnistermin vertuscht werden, um die Ehe nicht zu gefährden.[20]

---

17 Schröder, R.: Kritische Bemerkungen zum Thema Menstruation und Ovulation, in: Zbl. Gyn. 17, 1943, S. 673
18 vgl. Bickenbach/Hosemann 1944; van der Hoeven 1934; Knaus 1934; Riebbold 1942
19 Schröder, R.: a.a.O., S. 673

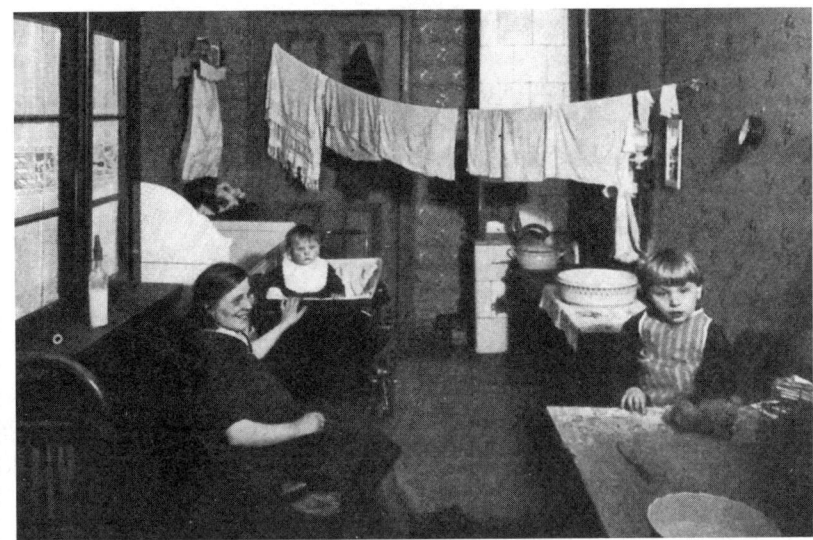

Berlin-Wedding, Usedom-straße, vorn, 2 Trepp.

Einfenstrige Koch-stube, 6 m lang, 3 m breit, 3,20 m hoch (viel Ungeziefer). 2 Erwach-sene und 2 Kinder (1 und 3 Jahre alt), Ehe-frau im 9. Monat der 3. Schwangerschaft. Vorhanden: 1 großes Bett, 1 Kinderbett, 1 Kinderwagen. Ehe-paar schläft zusam-men in einem Bett. Der Raum dient gleichzeitig als Koch- und Wasch-raum. — Ehepaar gleichalterig, 22 Jahre. Mann ist Steinhauer, im 2. Jahre erwerbslos. Die Abbildung zeigt den größten Teil der Kochstube vom Fenster aus gesehen. Links im Vordergrund ist teil-weise das eine große Bett sichtbar, links im Hintergrunde das Kin-derbett, rechts im Hin-tergrunde d. Kochherd.

Die Faktoren, die diese tiefgreifenden Störungen im weiblichen Organismus hervorrufen sind Angstzustände, Unterernährung, Überbeanspruchung durch körperliche Arbeit und Flucht. Auch diese Umstände gelten den Gynäkologen als Erkenntnisquelle, obwohl sie wenig dagegen auszurichten wissen:

»*Daß die Menstruation mit der Eiabstoßung nichts zu tun hat, hätten wir, wenn wir es nicht schon vorher gewußt hätten, im Ersten Weltkrieg sehen können. Zahlreiche Frauen menstruierten in dieser Zeit monatelang bis jahrelang infolge der Unterernährung und sonstiger psychischer Alterationen [Veränderungen] nicht, wurden aber trotzdem schwanger, ein Beweis, daß Menstruation und Ovulation zwei verschiedene wohl voneinander zu trennende Erscheinungen sind.*« [21]

Als Beweis der für den Körper der Frau verheerenden Folgen von Not- und Kriegszeiten führt Liepmann u.a. auch die beengten Wohnverhältnisse an, denen alleinerziehende Mütter und die Familien von Arbeitslosen ausgesetzt sind. Diese Elendsquartiere macht er maßgeblich für die Störungen im weiblichen Zyklus verantwortlich.

Über die anderen Faktoren, die Unterernährung, Arbeitsbelastung und Flucht, die zahllose Menstruationsstörungen auslösen, werden bis 1945 zwar viele Befunde zusammengefaßt, aber fast alle erst nach Kriegsende veröffentlicht.

In einer Dissertation vom Dezember 1945 wird das Zusammenwirken dieser Faktoren folgendermaßen erläutert:

»*Faßt man die einzelnen Ergebnisse der Statistik zusammen, so kann man sagen, daß die Arbeit allein auf den ovariellen Zyklus einen geringen Einfluß hat. Zudem erfolgte die Erhebung [über die Auswirkung der Fabrikarbeit auf den Organismus der Frau] im März 1945, also einige Monate nach einer einschneidenden Herabsetzung der Fett- und Fleischrationen.*« Und sie

20 vgl. Hering/Kramer: Aus der Pionierzeit der Sozialarbeit, Weinheim 1984

21 Liepmann, W.: Gegenwartsfragen der Frauenkunde, Leipzig 1933, S. 17

kommt zu dem Schluß, »daß die kriegsbedingte Ovarialinsuffizienz [Unterfunktion der Eierstöcke] auf eine unzureichende Ernährung bei gesteigerter Arbeitsleistung und psychischer Mehrbelastung« zurückzuführen sei.[22]

Auch in der Untersuchung zur Mangelernährung als Ursache von Menstruationsstörungen, 1949 veröffentlicht, wird stärker auf die Probleme der Nachkriegszeit als auf die kriegsbedingten Ernährungsdefizite hingewiesen.[23]

Im Vergleich zum Ersten Weltkrieg scheint die Mangelernährung in den Kriegjahren 1939-1945 auch nicht annähernd den Stellenwert zu besitzen, den sie damals in ihren gesundheitlichen Auswirkungen hatte.

Auch die kriegsbedingte Arbeitsbelastung der Frauen wird nicht grundsätzlich für die auftretenden Menstruationsstörungen verantwortlich gemacht.

Gertrud Pfirrmann berichtet im Rahmen ihrer Dissertation (1945) von den Erhebungen, die sie in acht Fabriken der Metallindustrie an Frauen durchführt, die vorher Hausfrauen, Akademikerinnen oder Schülerinnen gewesen waren. Von den 220 Frauen, die sie beobachtet, haben 78,6 % zu Beginn einen normalen Zyklus. Zu Ende des Untersuchungszeitraums menstruieren noch 57,1 % der Frauen normal, 21,3 % leiden unter Störungen. Dabei ergibt sich das Bild, daß die Störungen sich fast ausschließlich auf leichte Zyklusverschiebungen beziehen und so gut wie keine Amenorrhoen auftreten.[24]

Sehr viel deutlicher zeigen sich die Auswirkungen bei den Flüchtlingsfrauen, die Brigitte Keilhauer untersucht.

»Wie schon in den Jahren 1914 – 1918, so konnte auch im Verlauf des augenblicklichen Völkerringens wiederholt festgestellt werden, daß das labile Gleichgewicht der innersekretorischen Drüsen direkt oder indirekt durch die Auswirkungen des Krieges stark beeinflußt oder gestört wird. (...)

Für die fast ausschließlich aus Dörfern und Kleinstädten stammenden Flüchtlinge muß der ungewohnte Lebensraum einer Großstadt und die damit bedingte Änderung der Lebensweise eine ausschlaggebende Rolle gespielt haben. In welchem Ausmaß das Leben in den reichlich primitiven Massenlagern das Gleichgewicht des weiblichen Organismus beeinflußt hat, läßt sich in Unkenntnis der sozialen Verhältnisse kaum beurteilen.«[25]

---

22 Pfirrmann, I.: Der Einfluß der Arbeit auf den ovariellen Zyklus, Leipzig 1945, S. 16

23 vgl. Wefers, H.: Über die Regelblutungen und seine Störungen unter besonderer Berücksichtigung der Mangelernährung, Düsseldorf 1949

24 vgl. Pfirrmann, a.a.O., S. 9

25 Keilhauer, B.: Die Regelstörungen bei Flüchtlingen, Leipzig 1945, S. 3 ff.

Die »Kasernierungsamenorrhoe«

Dieser Hinweis auf die möglichen Auswirkungen des Lagerlebens von Flüchtlingsfrauen führt schließlich zu dem bemerkenswertesten Komplex von Forschungen in der NS-Zeit, nämlich zur Frage der Bedeutung von Kasernierung für den weiblichen Organismus.

Zahlreiche Untersuchungen, die noch vor 1945 begonnen wurden, verweisen auf die verheerenden Wirkungen des Lagerlebens, dem Mädchen und Frauen damals ausgesetzt sind. Wenn Ingeburg Hielscher z.B. 1945 anmerkt, daß *»durch die zwangsmäßige Erziehung der Jugend in den letzten Jahren fast jedes Mädchen 6 – 12 Monate in einem Lager lebte«*[26], so wird deutlich, welchen Einfluß dieser Umstand auf die Gesundheit der jungen Frauen gehabt haben muß, wenn – wie allgemein anerkannt – Kasernierung eine der maßgeblichsten Ursachen für Menstruationsstörungen ist.

Otto Pauli faßt in seiner Arbeit die ärztlichen Einschätzungen dazu zusammen:

»Schulz hat in seiner Arbeit über Kasernierungsamenorrhoe [Ausbleiben der Periode aufgrund von Lagerleben u.ä.] über sehr erhebliche Störungen berichtet. Hier spielt neben den reinen Kasernierungseinflüssen die schwere körperliche Arbeit, handelt es sich doch ausschließlich um Rüstungsarbeiterinnen, keine unbedeutende Rolle. Martius stellt den ungünstigen Einfluß jeglicher Kasernierung in den Vordergrund: Diese Erscheinungen sind als Pensionatsamenorrhoe bekannt und haben im Reichsarbeitsdienst eine erhebliche Verbreitung angenommen. Luft untersuchte 1938 in einem Leipziger Gefängnis über 200 inhaftierte Frauen, die ebenfalls starke Zyklusstörungen aufwiesen.«[27]

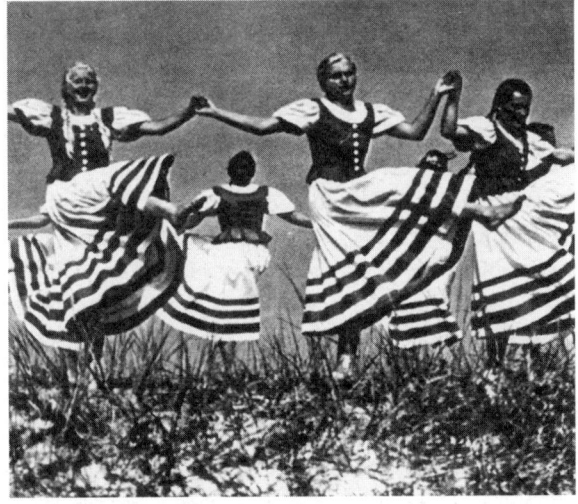

Das Phänomen, um das es bei dieser »Pensionatsamenorrhoe« geht, ist das Ausbleiben der Regel bei Mädchen und jungen Frauen, die aus ihren gewohnten Lebensbereichen herausgerissen und mit anderen gemeinschaftlich untergebracht werden.

26   Hielscher, I.: Untersuchungen über den Einfluß des Lagerlebens auf den Menstruationszyklus der Frau, Berlin 1945, S. 3
27   Pauli, O.: Die Regelstörungen bei Zuchthäuslerinnen und Gefängnisinsassen, Göttingen 1946, S. 11

Nordmeyer und Howe schlüsseln in ihrem Bericht 1936 die zugrunde liegenden Fakten näher auf. Sie vergleichen das Ausbleiben der Periode bei Mädchen im »Landjahr«, im »Reichsarbeitsdienst« und im BDM (Bund Deutscher Mädchen).

Die Mädchen, die das »Landjahr« absolvieren, sind zwischen 13 und 15 Jahre alt, stammen zum größten Teil aus den Großstädten (vor allem Berlin) und gehören mehrheitlich der Arbeiterschicht an.

Im »Reichsarbeitsdienst« entstammen die Mädchen allen Schichten, sind durchweg zwei Jahre älter und arbeiten in der Nähe ihrer Heimatstadt.

Im BDM findet keine Kasernierung statt: Die Mädchen arbeiten nur einige Stunden wöchentlich zusammen.

Die Ergebnisse ihres Vergleichs ergeben folgendes Bild:

Zyklus	regelmäßig	unregelmäßig
BDM	81,6 %	18,4 %
RAD	47,3 %	52,7 %
Landjahr	27,3 %	70,4 %

Das »Landjahr« hat also die bei weitem stärksten Auswirkungen auf die Körperfunktionen der Mädchen. Warum? Die Dissertation von Ruth Schedler (1945) ergänzt das Bild durch ihre Untersuchungen und gibt weiteren Aufschluß über die Gründe der Beschwerden:

»1942 – 1944 wurden an der Universitätsfrauenklinik in Tübingen 356 RAD-Maiden [Mädchen im Reichsarbeitsdienst] von 17–25 Jahren wegen Periodenbeschwerden oberbegutachtet (das waren 18,6 % der Gesamtgruppe).

Störungen in diesem Umfang waren bisher unbekannt. Man sprach früher von der Dienstmädchen- oder Internatsamenorrhoe.«[28]

Ruth Schedler, die ihre Arbeit noch deutlich im Stil der NS-Zeit verfaßt, obwohl sie nach dem 8. Mai 1945 erscheint, führt vorrangig soziale und schichtenspezifische Argumente ins Feld. Für sie sind es vor allem die Mädchen aus den gehobenen Schichten, die später Akademikerinnen werden wollen, welche unter dem Ausbleiben der Periode im Reichsarbeitsdienst leiden.

»74,5 % der gestörten Maiden kommt aus Geistesarbeiterfamilien, 25,5 % aus Handarbeiterfamilien.«[29]

36 % von diesen wurden aus dem RAD entlassen, 15,5 % wurden in ihre Heimat zurückversetzt.

Daß es die Mädchen aus den »Geistesarbeiterfamilien« sind, die den Löwenanteil derjenigen bilden, deren Periode im Reichsarbeitsdienst unregelmäßig wird oder ganz aussetzt, deutet Schedler als Verfallserscheinung der Intellektuellen. Sie verweist darauf, daß diese Mädchen sich im Rahmen des Arbeitsdienstes hormonal als kaum heilbar erweisen, weil sie schon vorher nicht »eierstockstabil« gewesen seien.

---

28 Schedler, R.: Art, Ursache und Bedeutung der Regelstörungen im RAD, Tübingen 1946, S. 1
29 ebenda, S. 23

Diese Klassifizierung beruht bei ihr auf der Dreiteilung in »eierstockstabile« »eierstocklabile« und »eierstockdebile« weibliche Wesen (S. 33). Damit entspricht sie der vor 1945 üblichen Denkweise, die körperliche Befindlichkeit nach ihrem Wert für die »Volksgemeinschaft« zu unterteilen pflegte: Eine »eierstockdebile« Frau ist diesem Verständnis entsprechend nicht krank, sondern »unwert«, während die »eierstockstabile« wenn sie erkrankte, als lohnendes Objekt erschien, durch Therapie wieder ihren Aufgaben zugeführt zu werden.

Abgründe medizinischer Forschung

Die Auswirkungen, die dieses Denken im Extremfall auslösen können, zeigen die Untersuchungen der angesehenen Gynäkologen Prof. Stieve in Gefängnissen und Dr. Clauberg in Konzentrationslagern. Clauberg nutzt die »günstige« Situation in den KZ, um seine Untersuchungen zur Bewerkstelligung von Massensterilisation voranzutreiben.[30]

Für Stieve bieten sich Forschungsmöglichkeiten über sein bevorzugtes Thema der »Schreckblutung« aus der Gebärmutter. Ausgangspunkt seiner Arbeiten ist die Annahme, daß Frauen, die aufgrund eines längeren Aufenthalts in Gefängnissen amenorrhöisch geworden sind, durch ein tiefgreifendes, psychisches Trauma im Sinne eines Schrecks Genitalblutungen bekommen.[31] Diese Annahme bezieht Stieve auf unterschiedliche Voruntersuchungen:

»Tietze (1938) hebt hervor, daß die Amenorrhoen im wesentlichen mit dem Prozeßbeginn (von Straftäterinnen) zusammenfallen, und daß sich die normale Funktion wieder in der Haft von selbst einreguliert. (...) Die Frauen, die ich untersuchen mußte, hatten schwerste Verbrechen begangen, sie erwartete deshalb die schwerste Strafe, und die bei ihnen beobachteten Erscheinungen sind sicher in erster Linie, wenn nicht ausschließlich, durch die starke Erregung, die Todesangst, bedingt.«[32]

Stieve unternimmt seine Untersuchungen an neun Frauen. Diese sind zum Tode verurteilt, befinden sich in Gefängnissen oder Konzentrationslagern, haben während ihrer Inhaftierung keine Periodenblutungen, werden aber – aus Forschungsgründen – relativ gut ernährt. Stieve erhebt ihre Krankheitsgeschichte, wartet die Ankündigung der Urteilsvollstreckung ab, untersucht die Frauen dann kurz vor ihrer Hinrichtung nochmals und obduziert sie dann in totem Zustand. So hat es sich offensichtlich zugetragen.

Die Frauen, die anstatt direkt zur Exekution geführt zu werden, auf Stieves Untersuchungstisch kommen, stellen erstaunt das Wiedereintreten der Periode fest. Erst dann erfolgt ihre Tötung.

---

30 Dichtl, a.a.O., S. 87
31 Schrank, P.: Zur Ätiologie der Schreckblutungen, in: Zbl. Gyn. 7, 1944, S. 280
32 Stieve, H.: Schreckblutungen aus der Gebärmutterschleimhaut, in: Zbl. Gyn. 67, 1943, S. 875

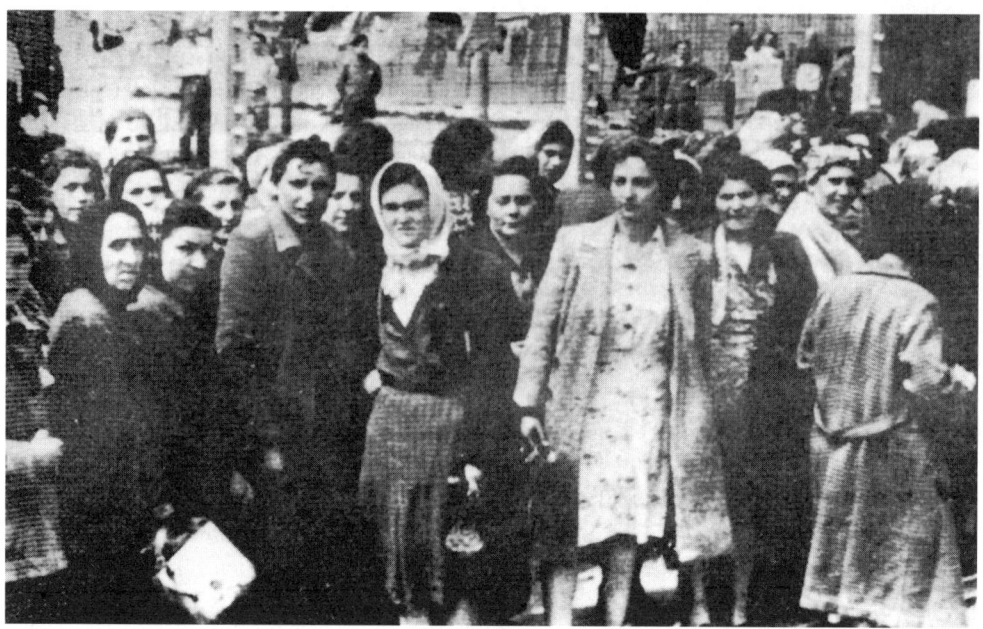

Frauen, die bei der Selektion in die Gruppe der »Arbeitsfähigen« gekommen sind

»Zunächst schildere ich einen Fall, der meine früheren Beobachtungen bestätigt. Es betrifft eine 31 Jahre alte, unverheiratete Frau, die angeblich immer gesund waren. Im Alter von 11 Jahren zog sie sich schwere Verbrennungen an beiden Oberschenkeln zu, die unter der oberflächlichen Narbenbildung gut verheilt waren. Seit dem 14. Lebensjahr hatte sie regelmäßig alle 26–34 Tage menstruiert. Die Blutung währte 4–5 Tage und verursachte keine nennenswerten Beschwerden. Die Frau war zweimal verlobt und hatte seit dem 22. Jahre regelmäßig geschlechtlich verkehrt. Eine Schwangerschaft war stets verhindert worden. Die Frau machte einen ruhigen, wenig begabten Eindruck. Sie arbeitete fleißig und zuverlässig. Wegen eines schweren Verbrechens kam sie ins Gefängnis. Die Blutung blieb zunächst aus, trat aber nach 8 Wochen wieder ein. Eine weitere, ziemlich schwache Blutung kam 4 Wochen später, dann blieb die Menstruation wieder aus. Etwa 6 Wochen nach Beginn der letzten Blutung, am 128. Tage nach der Einlieferung, erhielt die Frau eine Nachricht, die sie stark erregte. [Die Ankündigung der Urteilsvollstreckung]

Kaum eine Stunde später trat eine schwache Blutung aus den Geschlechtsorganen auf, die die Frau für eine Menstruation hielt.

8 Stunden später konnte ich folgenden Befund erheben [durch die Obduktion der Leiche].

Es handelt sich um eine kleine, zierlich gebaute Frau mit zartem Knochengerüst, gut ausgebildeter Muskulatur und gut entwickeltem Fettpolster. Sie befand sich in gutem Ernährungszustand. Die sekundären Geschlechtsmerkmale sind voll ausgebildet. Die Frau besitzt ein schönes, breites Becken und ausgesprochen weibliche Terminalbehaarung. Die Brüste sind gut entwickelt, leicht hängend, mit großem Drüsenkörper. Alle Organe sind vollkommen gesund, auch an den Geschlechtsorganen läßt sich äußerlich kein krankhafter Befund, keine Verwachsung feststellen. Beide Eierstöcke sind, wie häufig bei Frauen, die längere Zeit im Gefängnis waren, klein. Der rechte wiegt 5,5 g, der linke 5,2 g. Ihre Oberfläche ist glatt, zeigt nur wenige Einziehungen und sehr wenige kleine, mit freiem Auge erkennbare Bläschenfollikel. Die Gebärmutter ist klein, der Scheidenfortsatz zapfenförmig mit rundem, äußeren Muttermund.«[33]

So bedachtsam beschreibt ein Arzt eine eben exekutierte Frau, die seinen Forschungsvorhaben zur Verfügung gestellt wurde. Er faßt seine Ergebnisse zusammen mit den Worten: *»Bei 9 vollkommen gesunden, geschlechtsreifen Frauen, deren Menstruation unter dem Einfluß nervöser Erregung längere Zeit ausgeblieben war, trat im unmittelbaren Anschluß an eine stark erregende Nachricht plötzlich eine mehr oder weniger erhebliche Blutung aus der Gebärmutterschleimhaut ein. In allen Fällen waren die Eierstöcke zurückgebildet, sie enthielten niemals einen Gelbkörper im Zustande der Blüte oder im Anfangszustand der Rückbildung und auch keine nennenswerten Bläschenfollikeln. Die Gebärmutterschleimhaut befand sich stets im Ruhezustand.«*[34]

»Dem Führer (k)ein Kind schenken!«

Die Nationalsozialisten haben alles Erdenkliche getan, um die Nachwuchsstatistik in Deutschland zum Ansteigen zu bringen. Diese Anstrengungen erfolgten nicht aus purer Kinderliebe, sondern aus der Notwendigkeit heraus, für die Front und die Fabriken genügend »Menschenmaterial« zur Verfügung zu haben. Die Quantität der Geburten sollte gesteigert werden – zum späteren Verschleiß; darüber hinaus sollte aber auch die Qualität gesteigert werden – zur Heranbildung einer Führungselite. Unter den vielen Kindern, deren Erzeugng und Aufzucht in die Wege zu leiten war, sollte sich eine kleine Zahl Auserwählter befinden, deren erlesene Eigenschaften sie für besondere Zukunftsaufgaben prädestinierte.

Es wurde für diese Doppelaufgabe – wie gesagt – alles Erdenkliche getan: Man entließ die Frauen aus ihren Arbeitsverhältnissen und schickte sie nach Hause. In Vorträgen, Ansprachen und Artikeln belehrte man sie über ihre »wahren« Aufgaben. Man beriet sie über die richtige Auswahl des zukünftigen Kindesvaters. Man spendierte finanzielle Anreize wie Familiendarlehen, deren Rückzahlbarkeit sich bei jedem Kind mehr verringerte; man erfand das Mutterkreuz als Belohnung für Kinderreichtum, man schuf den »Lebensborn«, um nichtehelichen Müttern die Chance zur umhüteten Entbindung zu geben bzw. junge Mädchen mit mehr oder weniger Druck auch ohne Ehemann oder Verlobten zur Schwangerschaft zu bewegen. Der »Führer« nahm das Los der Ehelosigkeit auf sich, um der »deutschen Frau« als ideeller »Gesamtehemann« zur Verfügung zu stehen und damit glaubhaft zu machen, daß sie nur ihm, dem »Führer«, das Kind schenkte, nicht etwa dem Ehemann, der Familie, sich selber oder anderen irrelevanten Personen.

All dies taten sie zur Steigerung der Geburtenziffern und zur Verbesserung der »rassischen« Eigenschaften der nachfolgenden Generation. Doch was taten die Frauen, diese

---

33 ebenda, S. 867
34 ebenda, S. 877

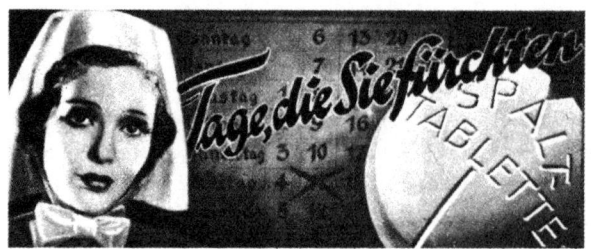

Diese Tage sind schon unbequem genug. Dann versuchen Sie doch wenigstens die Schmerzen zu bekämpfen. Die bekannten „Spalt-Tabletten" sind ein Spezifikum gegen Kopf- und andere Schmerzen in kritischen Tagen. Die „Spalt-Tabletten" sind so zusammengesetzt, daß sie auch die spastischen Ursachen von Kopfschmerzen bekämpfen. Um es Ihnen bequem zu

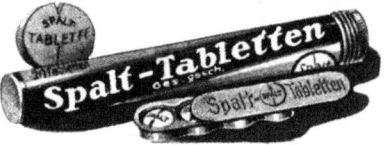

machen, ein paar „Spalt - Tabletten" auch unterwegs bei sich zu tragen, ist jeder Zwanziger-Packung eine kleine Flachdose beigefügt. **Preis: 10 Stück 62 Pf., 20 Stück RM. 1.16, 60 Stück RM. 2.85. — Zu haben in allen Apotheken.**

undankbaren, uneinsichtigen unkooperativen? Besannen sie sich auf ihre Aufgaben? Gaben sie sich zur Zeit des Eisprungs beflissentlich großen, blonden, blauäugigen Männern hin? Schlugen sie die vom »Führer« der »deutschen Frau« abverlangte Schlacht um die Zukunft des deutschen Volkes – im Kreißsaal? Schufen sie die mit Sehnsucht erwartete neue Generation, die nordischen Kinderscharen, die zukünfigen jubelnden, arischen Massen.

Nein – sie taten es nicht. Zumindest mehrheitlich geschah nichts dergleichen. Dabei läßt sich vielleicht noch nicht einmal sagen, daß die Frauen es nicht gewollt hätten. Sie konnten nur nicht.

Sie konnten wirklich nicht, weil die Eierstöcke ihren Dienst versagten. Unregelmäßige Perioden oder – noch schlimmer – ausbleibende Blutungen stellten sich den »großen Plänen« entgegen. Der Teufel steckt halt im Detail – in diesem Fall in jener kleinen Hirnanhangdrüse, welche die Vermittlerrolle zwischen seelischen Problemen und existenziellen Nöten auf der einen Seite und der Funktionsfähigkeit der Eierstöcke auf der anderen Seite spielt.

Vor allem die jungen Mädchen im Reichsarbeitsdienst und im »Landjahr«, auf denen die Hoffnung für eine kinderreiche Zukunft ruhte, haben versagt. Sie bekamen die besagte »Kasernierungsamenorrhoe« – die Eierstöcke streikten. Und ohne funktionsfähige Eierstöcke keine Zukunft für die Volksgemeinschaft. Die Mädchen haben unter dem Lagerleben, unter dem Heimweh, unter der schlechten Ernährung, unter der harten Arbeit und unter der Angst vor dem Krieg und dem Tod gelitten und die ganze Kraft ihres Körpers auf's Überleben gerichtet – und dabei ist ihnen vorübergehend ihre biologische Funktionsfähigkeit abhanden gekommen. Das ist ganz normal – sagen die Mediziner.

Nur: Das ist natürlich genau das Gegenteil von dem, was die Nationalsozialisten erreichen wollten. Sie waren wirklich schlecht beraten. Wenn sie keinen Krieg begonnen hätten, wenn die Mädchen nicht in Lagern hätten leben müssen, wenn sie ihnen gutes Essen gegeben hätten, wenn sie ihnen nicht zu schwere körperliche Arbeit zugemutet hätten, wenn sie weder Angst noch Schrecken verbreitet hätten – was hätten die Frauen für Kinder gekriegt! Eine große Schar von Mutterkreuzträgerinnen.

Doch so? So gab es nur die große Masse von Frauen, die nach dem Kriegsende noch Jahre brauchten, um das seelische und körperliche Gleichgewicht wiederzufinden, das nötig ist, um empfängnisfähig zu sein – die aber vor allem damit zu tun hatten, ihren Glauben an eine Menschheit wiederzufinden, die zu vermehren verantwortbar ist.

»Die blutige Träne der Frau«

1945 – 1965

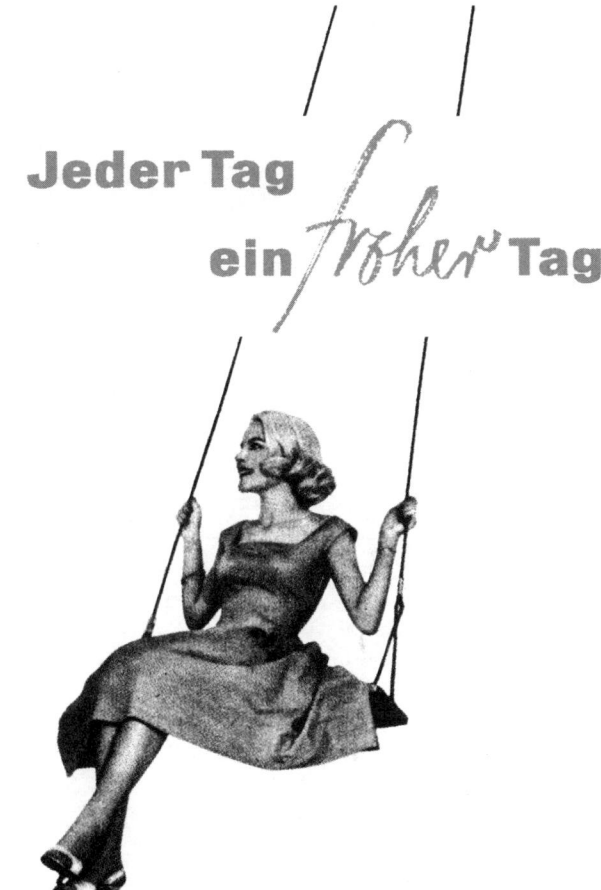

Was gibt es Neues in der Medizin?

Im Jahr 1950 kommt etwas Neues auf den Markt: Ein dickes Kompendium, welches die Fachwelt jährlich über medizinische Erfindungen und Entdeckungen informiert.

So können wir uns ohne große Mühe darüber in Kenntnis setzen, daß z.B. der Cytotest [Zellentest] entwickelt ist, der ein neues Kapitel in der Geschichte der Krebsbekämpfung einleiten wird.[1] Oder wir erfahren, daß es nun ein Ultraschall-Gerät gibt, welches aber noch nicht für gänzlich unbedenklich gehalten wird: Einige Gynäkologen warnen davor, dieses in der Nähe der Keimdrüsen zur Anwendung zu bringen.[2] Ganz bescheiden wird auch über die Erfindung eines Präparats informiert, welches durch die künstliche Zufuhr des Gelbkörperhormons dem weiblichen Körper den Zustand des Schwangerseins vorspiegeln und damit (weitere) Befruchtung unterbinden kann. Daß dieses Präparat als die »Anti-Baby-Pille« einige Jahre später Weltkarriere machen wird, vermuten damals wahrscheinlich noch nicht einmal seine Erfinder.[3]

Als durchaus aufsehenerregend wird dagegen damals die Erfindung des Tampons bewertet. Da noch immer Reste der Vorstellung von der Selbstvergiftung der Frau durch den Stau des Menstrualblutes existieren, wird der Tampon eingehender Prüfung unterworfen.

»Die Vorzüge und Nachteile der Anwendung des (...) Menstruationstampons stellt Matthaes gegenüber: Er gewährleistet der Frau freie Bewegung während der Menstruation in körperlicher und psychischer Hinsicht, ist unsichtbar, geruchslos durch

Was gibt es Neues in der Medizin?

Spiegelbild der medizinischen Presse

Zeitschriftenreferate aus den Jahren 1950/1951

Auffangen des Blutes in der Scheide selbst, hält die Wäsche sauber, Wundscheuern fällt weg. Ein Fortschritt soll ferner durch einen Applikator erzielt worden sein, der das tiefe Einführen in die Scheide ermöglicht und das üble Manipulieren mit den Fingern vermeidet. Die Infektionsmöglichkeit ist durch Keimfreiheit und entsprechende Verpackung ausgeschaltet.

Auf der anderen Seite begegnet der Tampon gerade bei Gynäkologen mit großer Erfahrung mehr oder weniger entschiedener Ablehnung. Keimfreier Tampon? Solange er nicht vollgesogen

---

1   Was gibt es Neues in der Medizin?, 1950/51. S. 687
2   ebenda, 1951/52, S. 750
3   ebenda, 1950/51, S. 703

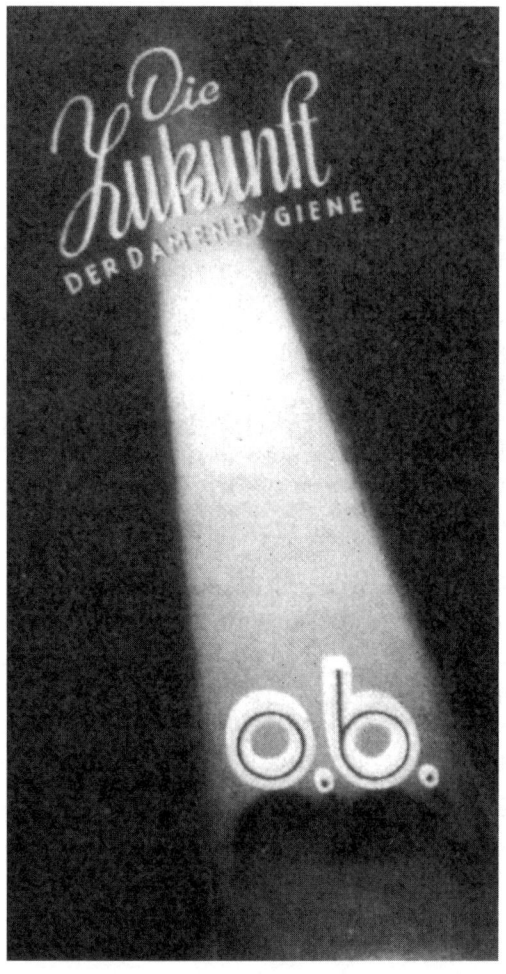

ist. *Beim Einführen kommt er stets mit dem keimhaltigen äußeren Genitale in Berührung. Die Gefahr der Infektion wird manifest, wenn es zur Stauung kommt und der vollgesogene Tampon zur Bakterienbrutstätte wird. Wie soll der dann sofort notwendig werdende Wechsel, z.B. bei Theaterbesuch usw., bewerkstelligt werden? Wie ist es, wenn indolente Frauen, und deren gibt es eine ganze Menge, überhaupt das Vollsaugen nicht bemerken?*

Nach Ansicht des Verfassers gibt es keine allgemeingültige Anweisung, um die überaus bedeutsame Stauung zu bemerken und zu vermeiden. Diese Gefahr ist schwerer zu bewerten als die propagierten äußeren Vorteile. – Daß bei intaktem Hymen [Jungfernhäutchen] der Tampon nicht zu verwenden ist, braucht kaum erwähnt zu werden. An die Möglichkeit der Verleitung zur Masturbation sollte man denken. (...) Der Tampon eignet sich überhaupt nur für gesunde Frauen mit einigermaßen normaler Periode. Auch hier muß immer wieder auf die Notwendigkeit des öfteren Wechsels, besonders in den ersten Tagen (alle 2-3 Stunden) des Unwohlseins hingewiesen werden. Der Tampon stellt keine Ideallösung dar. Vor der jetzt aufkommenden, allgemein üblichen Anwendung muß gewarnt werden.« [4] Bereits ein Jahr später erfolgt die Entwarnung.

»Nach Hildegard Köhler-Linke bedeutet die Anwendung der Tampons als Menstruationsschutz keine zusätzliche Infektionsgefahr. Da der in der Vagina liegende Tampon die normale Bakterienflora sowie den Reinheitsgrad der Scheide nicht verschlechtert, bleiben, unter Erhaltung des sauren Scheidenmilieus, die Abwehrkräfte der Scheide und damit ihre selbstreinigende Kraft erhalten. (...) Eine Rückstauung ist gar nicht möglich, da selbst, wenn die Aufsaugfähigkeit des Tampons erreicht ist, der Tampon das Vaginalrohr nicht so fest abschließt, daß das Menstrualblut nicht nach außen abfließen kann. Der Tampon als Menstruationsschutz stellt für eine gesunde Frau bei normal verlaufender Periode einen wesentlichen Fortschritt auf dem Gebiet der Menstruationshygiene dar.« [5]

---

4   ebenda, 1950/51, S. 714 f.

5   ebenda, 1951/52, S. 761

Nicht nur der Tampon ist damals ein Import aus den USA, sondern auch zwei bedeutsame Anstöße im Bereich wissenschaftlichen Denkens und Handelns: die Verhaltensforschung und jene neue Psychologie, die eine ganze Welle von Erkenntnissen und Folgerungen in den unterschiedlichsten Bereichen auslöst – nicht zuletzt in der Medizin.

Diese Psychowelle macht auch vor der Gynäkologie nicht Halt – und so präsentiert uns unser Kompendium in der Ausgabe des Jahres 1951/52 die Psychogynäkologie als wichtige Innovation. Dabei tritt erstmals der Begriff der psychosomatischen Erkrankung in Erscheinung – eine Erkrankung, *»deren auslösende Ursache ein psychischer Vorgang, deren Leitsymptom aber ein körperlicher ist«.*[6]

Durch diesen Begriff wird nun endlich festgeschrieben und hoffähig gemacht, was schon seit Jahrzehnten von einzelnen Ärzten – mit dem Hinweis auf die Bedeutung der seelischen Vorgänge – ohne nennenswerte Resonanz in der Kollegenschaft erwähnt worden war.

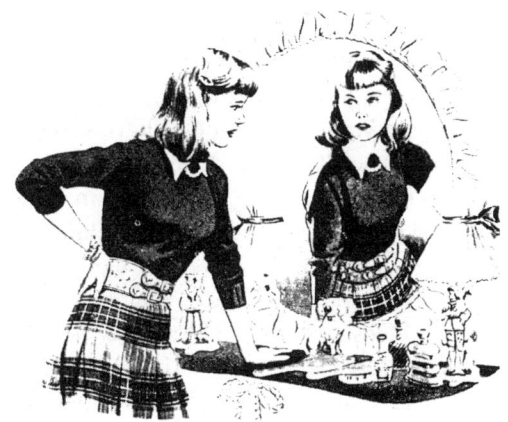

»Girls never look their best on ›those days‹«

Vor allem der Menarche kommt durch die Psychogynäkologie neue Beachtung zu:

»Nicht selten liegt die Ursache der so häufig in Erscheinung tretenden Störungen in der Genitalsphäre junger Mädchen in Besonderheiten der Pubertätspsyche. (...) Der ebenfalls in dieser Zeit einsetzende seelische Absetzungsprozeß von den Eltern kommt nicht selten zum Ausdruck in der Traumbeschäftigung mit Scheintod, Sarg, Begräbnisszenen, Verlust der Mutter u.a. Die Mädchen fühlen sich bis zum ›Vollweibsein‹ in diesem Zwischenland weder bei Kindern noch bei Erwachsenen recht zu Hause. Die Art des Erlebens der ersten Menstruation verleiht der biologischen Funktion nicht selten einen ›schmerzhaften, blutigen‹ Charakter (Helene Deutsch). Diese Eindrücke wirken oft in das spätere Leben hinein und kommen als Menstruationsstörungen zum Ausdruck. (...)

Manche Dysmenorrhoen oder Amenorrhoen gehen auch auf einen Protest gegen das Elternhaus, Schule, Lehrer, Dienstherrschaft oder Schicksalsschläge zurück.«[7]

Der Gedanke, daß Jugendliche gegen Elternhaus, Schule oder gar Lehrer protestieren könnten, ist in der Tat etwas ganz Neues. Das hat es weder unter dem Kaiser noch unter den Nationalsozialisten gegeben. Aber noch wirkt der Protest nach innen und beeinflußt nur den Zyklus und das Wohlbefinden der Betroffenen. Aber das wird sich ändern – auch wenn bis dahin noch fast 20 Jahre vergehen.

Eine tiefgreifende Veränderung des Menschenbildes erfolgt auch durch die Entwicklung der Verhaltensforschung. Weder die göttliche Vorsehung noch der menschliche Ver-

---

6   ebenda, S. 761

7   ebenda, S. 763

stand, weder Veranlagung, Hormone noch Unterbewußtsein steuern das menschliche Handeln, sondern ein ganz simpler Mechanismus – so die neue Erkenntnis: der Reiz-Reaktions-Mechanismus. Bei den Ratten ist man darauf gekommen. Die versuchen ein-, zweimal, durch das rote Türchen zu ihrem Essen zu kommen, kriegen jedesmal einen leichten Stromschlag, lassen es daraufhin und gehen nur noch brav durch das grüne Türchen zum Futternapf.

Übersetzt könnte dies heißen: Ein junges Mädchen hat zum ersten Mal ihre Periode, die Mutter schimpft, daß das Laken verschmiert ist, und die Klassenkameradinnen machen sich über sie lustig, weil sie nicht mitturnen kann. Sie hat also auf den Reiz »Menstruation« eine negative Reaktion bekommen, besetzt die Blutung entsprechend negativ und hat zukünftig jedesmal Schmerzen, wenn die Periode einsetzt. Dies läßt sich nur ändern – so die Verhaltensforscher –, wenn auf den Reiz eine positive Reaktion erfolgt. Der Therapeut kann z.B. mit den Eltern vereinbaren, daß die Tochter jeweils am ersten Tag der Periode eine Kinokarte erhält und ihr Leibgericht gekocht bekommt. – Manchmal soll das sogar etwas nützen, auch wenn es nach wie vor fragwürdig erscheint, ganz ungebrochen von Ratten auf Menschen schließen zu wollen.

Unbedingt erwähnenswert ist der Sachverhalt, daß 1958 – endlich! – der Beweis erbracht wird, daß es definitiv kein Menotoxin gibt, daß also alle Spekulationen über ein Gift im Menstrualblut der Frau, das Wein zum Kippen und Blumen zum Welken bringen könnte, der Märchen- und Sagenwelt angehören.[8]

Und erwähnenswert ist auch eine kleine Untersuchung, die 1949 in Göttingen im Rahmen der Dissertation von Hans Bochmann durchgeführt wird. Es geht um ein altes Thema in neuer Sicht: den Einfluß von Mond und Sonne auf den weiblichen Zyklus.

Bochmann will die Sonne für den Menstruationszyklus der Frau verantwortlich machen, nachdem sich eindeutige Verbindungen zum Mond nicht haben nachweisen lassen:

»Ergebnisse, die mehr als 10.000 Menstruationsbeginne mit den Mondphasen verglichen, zeigten eindeutig, daß die angegebene Kausalität nicht vorhanden ist (...) Wenn man sich die Einwirkungen der Himmelskörper unter dem Eindruck der Kernphysik als Strahlungen vorstellt, dann ist es auch nicht anzunehmen, daß der erkaltete und nur gravitationsaktive Mond derart greifbare biologische Vorgänge auf der Erde bestimmt. Vielmehr muß sich unser Augenmerk der Sonne zuwenden, die auch allein mit ihren Licht- und Wärmestrahlen die Spenderin unserer gesamten Lebensenergie ist. Die Tatsache, daß auch die Sonne eine etwa 27tägige Periodizität aufweist, ließ daher die vorliegende Untersuchung berechtigt erscheinen.«[9]

Dieses so großartig angekündigte Unternehmen endet äußerst knapp und kleinlaut mit den Worten: *»Trotz Anwendung mehrerer Untersuchungsmethoden an Material von etwa 60.000 Fällen gelang es nicht, eine echte Korrelation statistisch sicherzustellen. Es muß also ein Einfluß der 27tägigen Sonnenperiodizität auf den Sexualzyklus der Frau verneint werden.«*[10]

Zu den Innovationen dieser Zeit zählt auch der Umstand, daß nun kleine, handliche und verständliche Aufklärungstexte als Taschenbuch von jeder Frau käuflich erworben

---

8   Weber, E.: Gibt es ein Menotoxin?, Göttingen 1975, S. 4

9   Bochmann, H.: Ist der weibliche Sexualzyklus von der 27tägigen Sonnenperiodizität abhängig?, Göttingen 1949, S. 2

10 ebenda, S. 26

126

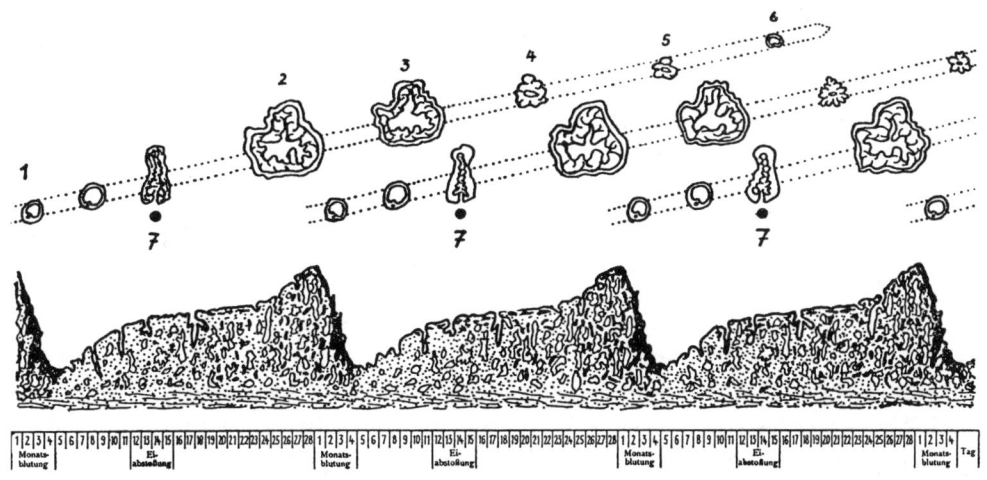

Schema der Menstruation
Man sieht die Verdickung der Schleimhaut. Nach 28 Tagen wird sie abgestoßen. Dann wächst sie wieder. Über der Schleimhaut sind die Vorgänge im Eierstock dargestellt. Es bedeuten: (1) Graafsches Bläschen, (2) Frischer Gelbkörper,
(3, 4, 5, 6) Gelbkörper in Schrumpfung, (7) Ausstoßen des Eies aus dem Graafschen Bläschen

werden können. Dadurch schwindet die Abhängigkeit vom aufklärerischen Talent der Mutter oder den Deutschkenntnissen des behandelnden Arztes. Einen solchen Aufklärungstext verfaßt z.B. Professor Heinrich Martius in dem 1965 erschienenen »kleinen Frauenbuch«:

»*Wenn wir die Bedeutung der Menstruation erkennen wollen, müssen wir uns klarmachen, daß die Gebärmutter in jedem Monat der fortpflanzungsfähigen Zeit zur Aufnahme eines befruchtungsfähigen Eies vorbereitet wird und welches diese Vorbereitungen für die Ei-Einnistung sind. Sie bestehen darin, daß sich die Gebärmutterschleimhaut allmonatlich unter dem Einfluß der beiden von den Eierstöcken in die Blutbahn gespendeten Hormone auf das etwa Fünffache verdickt, aufgelockert und mit Nährstoffen versehen wird. Man kann diese allmonatliche Zurichtung der Gebärmutterschleimhaut mit dem Pflügen, Eggen und Düngen des Ackers vergleichen, der für die Saat vorbereitet wird.*

Die Gebärmutterschleimhaut bleibt ungenutzt, wenn kein befruchtetes Ei in der Gebärmutter eintrifft oder wenn sich das Ei nicht ansiedelt. Dann wird die vorbereitete, aber unbenützte Gebärmutterschleimhaut wieder abgestoßen. Dabei kommt es zu einer Verwundung in der Gebärmutter, die äußerlich durch den Blutabgang, die Menstruation, erkennbar wird. (...) Der Menstruationsblutung liegt also eine natürliche Verwundung zugrunde, die ebenso wie die viel größeren Verwundungen bei der Geburt zu den regelrechten, nicht krankhaften Verwundungen im weiblichen Körper gehört.«[11]

---

11 Martius, H.: Das kleine Frauenbuch, München 1965, S. 35 f.

Hungerjahre und Wirtschaftswunder

Das Bild der Frau und ihrer Lebensumstände, das in der Nachkriegszeit im Spiegel der Veröffentlichungen von Medizinerinnen und Medizinern entsteht, ist merkwürdig einseitig und wirklichkeitsfern. Dabei kann durchaus nicht die Rede davon sein, daß sich niemand Gedanken über das weibliche Leben und Fühlen gemacht hätte. Im Gegenteil: Es gibt viele ausführliche Artikel darüber, welche angesichts ihrer fachmedizinischen Herkunft erstaunlich einfühlsam und keine Spur »fachidiotisch« sind.

Gerade der zuvor schon erwähnte Psychoboom dieser Jahre führt zu zahlreichen lesenswerten Studien über den Zusammenhang von Psychologie und Gynäkologie.

So finden wir z.B. folgende aufsehenerregende These über die möglichen Ursachen von Menstruationsdepressionen:

»Wir wissen nach dem heutigen Stand der Forschung, daß die Nichtbefruchtung des Eies den Eitod bedeutet, daß der Eitod den Corpus-luteum-Tod zur Folge hat, und daß hierdurch die menstruelle Uterusblutung ausgelöst wird (...). Jede Menstruation ist damit eine grundsätzliche Enttäuschung der Natur (Karen Horney), welche in der fast üblichen Reizbarkeit, dem Unbehagen, dem ›Unwohlsein‹ der Betroffenen ihren logischen Ausdruck findet. Die hiermit verbundene leicht depressive Stimmungslage ist also nichts Krankhaftes, sondern einfach gefühlte Trauer um das verlorene Kind. Eine ähnliche Formulierung, deren Autor mir leider nicht bekannt ist, lautet: Die Menstruation ist die blutige Träne, welche die Frau ihrem verlorenen Kind nachweint.« [12]

Trotz des Aufgebots an psychologischer Einfühlung habe ich nicht den Eindruck, daß die Ärzte die Frauen wirklich verstehen, über die sie schreiben, auch wenn die eben zitierte Veröffentlichung dies durch ihren Titel »Die verstandene Frau« suggeriert.

Mit wahrhaft guter Absicht und kenntnisreichen Ausführungen wird zwar die Psyche der Frau ergründet, aber diese Frau ist ein Idealtypus ohne Raum und Zeit – und nicht das leibhaftige weibliche Wesen, das mit den Wirren und Entbehrungen der Nachkriegszeit ebenso fertig zu werden hat wie mit der scheinheilen Welt des darauf folgenden Aufschwungs.

Auch die Äußerungen der Ärzte über Familie, Beruf und Gesellschaft geben reichlich Auskunft darüber, wie die Welt ihrer Meinung nach auszusehen habe, von den realen Problemen ist dagegen so gut wie gar nicht die Rede.

Dabei gibt es ebenso zahlreiche wie gravierende Probleme für die Frauen in dieser Zeit, welche nicht zuletzt eine Herausforderung an die Ärzteschaft darstellen: zum Beispiel die Mangelerscheinungen aufgrund völlig unzureichender Ernährung, zum Beispiel die gesundheitlichen Folgen der Aufräumaktionen in den Trümmerfeldern, die psychischen und körperlichen Verletzungen durch die massenhaft stattgefundenen Vergewal-

---

12 Schaetzing, E.: Die verstandene Frau, München 1954, S. 57

tigungen, die Auswirkungen der Geschlechtskrankheiten, unter denen hun-
derttausende von Frauen infolge ihrer
sexuellen Beziehungen zu den Besat-
zern zu leiden haben, ohne die notwendigen medikamentösen Hilfen zu erhalten, die existentiellen psychischen
Folgen der langen Gefangenschaft der
Männer und der häufigen Zerrüttung
der Beziehung bei ihrer Rückkehr ...

Doch nach der Kenntnisnahme all
dieser augenfälligen Problemlagen suchen wir in den allgemeinen Abhandlungen vergebens. In der einen oder anderen noch zu Kriegszeiten begonne-
nen Dissertation wird die Rolle der Ernährung und die Folgen der Flucht in
bezug auf den weiblichen Zyklus erläutert,[13] aber mehr findet sich nicht.

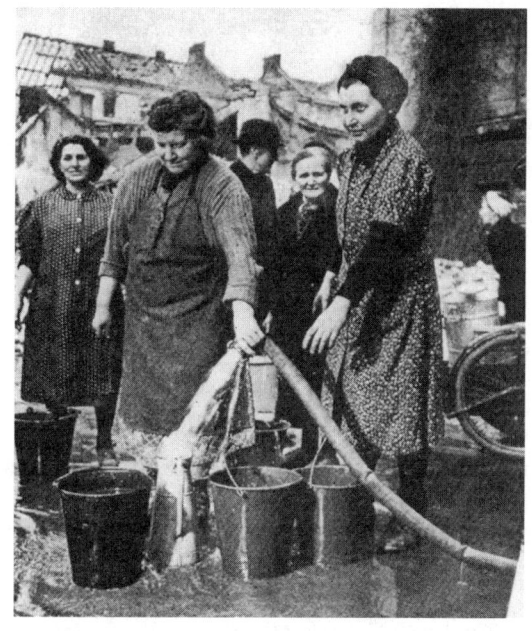

Statt dessen wird uns die uralte Litanei vom Sinn der geschlechtlichen Unterschiede
und von den besonderen Aufgaben der Frau hergebetet – z.B. von jenem Herrn Martius,
welcher vordem so verdienstvoll zur Aufklärung seiner Zeitgenossinnen beigetragen hat.

*»Man kann mit Recht behaupten, daß seelische Eigenschaften, besonders die selbstlose Hilfs-
bereitschaft und Opferwilligkeit, bei der Frau stärker ausgeprägt sind als beim Mann. Das hängt
wieder unmittelbar mit den Fortpflanzungsaufgaben der Frau zusammen, die es nötig machen,
für andere zu sorgen, und bedeutet eine geschlechtsspezifische Besonderheit der Frau, die der
Mann dankbar annehmen und bewundern sollte, statt sich in der Gesamtheit der geistigen Bega-
bung für überlegen zu halten.*

*Wir kommen also in diesen Betrachtungen zu dem Schluß, daß die körperlichen Unterschiede
zwischen Mann und Frau von den Männern im allgemeinen zu gering veranschlagt und mißach-
tet werden, und daß umgekehrt die Unterschiede in der geistigen Veranlagung der Frau von den
Männern zu ihren eigenen Gunsten überschätzt werden. Daraus ergibt sich unsere Mahnung an
die Männer, die Frauen, wie Gott sie geschaffen hat, mit Bewunderung, Schonung, Rücksicht
und Liebe zu umgeben.«*[14]

Hoffen wir, daß Herrn Martius aufgrund seines fortgeschrittenen Alters die Begegnung mit der neuen Frauenbewegung erspart geblieben ist. Er wäre vermutlich völlig daran verzweifelt, aufgrund dieser seiner wohlmeinenden Äußerungen als frauenfeindlich
zu gelten.

Vielleicht kannte er auch einfach keine Frau, die mit einem Vergewaltigungstrauma
oder einer verschleppten Syphilis – und nichts im Magen! – zehn Stunden täglich Steine

---

13 Wefers, 1949
14 Martius, a.a.O., S.20 f.

Bau des weiblichen Körpers

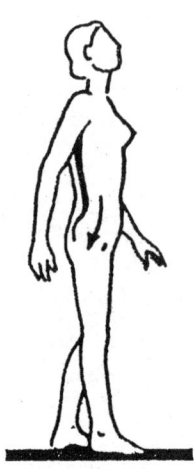

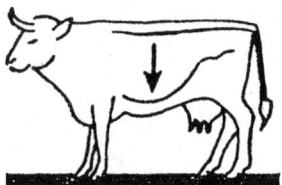

Der Pfeil zeigt die Richtung des Eingeweidedruckes nach den Bauchdecken zu

Der Pfeil zeigt die Richtung
des Eingeweidedruckes nach
denBeckenausgang zu

verladen mußte. Oder er konnte sich nicht vorstellen, wie diese auf die Mitteilung reagieren würde, sie sei mit Bewunderung, Schonung, Rücksicht und Liebe zu umgeben.

Herrn Prof. Jostock dagegen hätte die etwas intensivere Beschäftigung mit der Frauenbewegung keineswegs geschadet. Nehmen wir seine Ausführungen aus dem Jahr 1954 als Zeugnis für die damals übliche Proklamierung patriarchaler Grundwerte – ohne Berücksichtigung oder Kenntnisnahme der schweren Problemlagen, denen die Frauen – wie oben angedeutet – in Wirklichkeit ausgesetzt waren.

»Schon bei der Vorbereitung des Bürgerlichen Gesetzbuches zu Ende des 19. Jahrhunderts erhoben sich Stimmen für die Abschaffung jeder ›patriarchalischen‹ Vorrangstellung des Mannes im Namen der Gleichberechtigung der Frau. Das Grundgesetz der Bundesrepublik von 1949 hat sich dieses Prinzip zu eigen gemacht, und das Familienrechtsgesetz, das die konkrete Ausgestaltung bringen soll, sieht kühne Neuerungen vor (Recht der Frau auf eigenen Wohnsitz, auf Erwerbstätigkeit usw.).

Auch wenn plausible Gründe dafür geltend gemacht werden können, so wird man sich doch nicht darüber täuschen dürfen, daß Reformen dieser Art geeignet sind, das Familienband weiter zu lockern. Wo sich Neigungen dazu ohnehin rühren, mögen derartige Reformen geradezu zersetzend wirken. (...) Alle Bestrebungen, der verheirateten Frau noch breitere Wege ins Erwerbsleben zu erschließen, statt durch grundlegende Sozial- und Wirtschaftsreformen ihre endgültige Rückkehr zum häuslichen Herd vorzubereiten, müssen grundsätzlich als Irrwege bezeichnet werden.«[15]

Werfen wir zum Abschluß dieses Abschnitts noch einen Blick auf jenen Gynäkologen, der das Buch »Die verstandene Frau« verfaßte, welchem wir späterhin noch wichtige Einzelfallstudien entnehmen werden, der jedoch – wie so viele seiner Kollegen – nicht darauf verzichten mochte, sein Frauenbild in ebenso blumige wie wirklichkeitsferne Worte zu kleiden: Eberhard Schaetzing.

»Die Frau hat aufgrund ihrer elastischen Passivität fraglos das größere Anpassungsvermögen, was besonders in Notzeiten immer wieder deutlich geworden ist. Hier stünde mancher Mann ohne die Ergänzung der passiven, nämlich weiblichen Nehmerqualitäten auf verlorenem Posten. Im Erdulden ist die Frau unbestritten die Stärkere. Sie ist ja sogar in der Lage, den ewig vorwärtsstrebenden und faustisch suchenden Mann zu erdulden oder, gelinder ausgedrückt, fähig, sich ihm anzupassen. Hierdurch wird sie zur Hüterin des heimischen Herdes, zur konservativen Be-

---

15   Jostock, H.: Wandlungen der deutschen Familie, in: Stimmen der Zeit, 1954, S. 334 ff.

wahrerin von Tradition, Sitte und Religion, aber auch zur klugen Lenkerin der dem männlichen Geschlecht eigenen Maßlosigkeit. (...)

Aus diesen ganz einfachen Tatsachen resultiert seit Jahrtausenden das Patriarchat als die den Gegebenheiten entsprechende Lebensform und als Eckpfeiler unserer abendländischen Kultur. Das Patriarchat ist also nicht, wie oberflächliche Betrachter wähnen, ein Produkt der vermeintlichen männlichen Überlegenheit. Das Suffragettengeschrei nach der sogenannten Gleichberechtigung entlarvt sich als konsequenter Denkfehler und entbehrt in Anbetracht der absoluten Gleichwertigkeit der Geschlechter der inneren Ethik.«[16]

»Therapieversager werden nicht gesehen!«

Wenn denn das Patriarchat so vollkommen, die echten Frauen so bewunderungswürdig und die Welt so heil ist, wie uns die Verfasser solcher Texte glaubhaft machen wollen, dann kann es nur das einzelne – zufällig unvollkommene – Individuum sein, das versagt und dessen Körper versagt.

Betreten wir einmal die Praxis von Dr. Schaetzing und verfolgen seine Behandlung des Falls der Frau O., beginnend am 5.9.1950:

»Die 28jährige Patientin gibt an, sie sei im Mai 1945, also mit 23 Jahren, unter Lebensbedrohung einmal vergewaltigt und dabei defloriert worden. Seitdem hätte sie keine Periode mehr bekommen. (...)

Im Laufe der vergangenen fünf Jahre hatten sich vier verschiedene Gynäkologen mit schulgerechter Hormontherapie bemüht, den versiegten Strom wieder in Gang zu bringen. Jedesmal erfolgte eine Blutung, die als provozierter Scheinerfolg ebenso jedesmal wieder ausblieb, wenn die künstliche Hormonzufuhr eingestellt wurde. (...)

Die Patientin litt offensichtlich nach wie vor unter dem fünf Jahre zurückliegenden psychischen Trauma der Vergewaltigung, welches sie als Ursache ihrer Amenorrhoe ansah. In Traum und Gedanken fühlte sie sich immer wieder von dem häßlichen Erlebnis verfolgt. Umso auffälliger war es, daß sie sich an keinerlei Einzelheiten entsinnen konnte. Dieser Umstand gab die Veranlassung zu dem Vorschlag, dem Übel mit Hypnosebehandlung zu Leibe zu gehen, um die komplexhafte Sperre aufzulösen. Nach einer entsprechenden Aufklärung über die Hypnosetherapie war die Patientin einverstanden. (...)

Nach diesen Vorbereitungen wurde die Patientin in der fünften Sitzung aufgefordert, alle Begebenheiten nach ihrer letzten normalen Periode zu berichten. Der Gedanke, hier anzusetzen, lag nicht so fern. Wenn überhaupt ein bestimmtes Ereignis als auslösendes Moment für die Amenorrhoe infrage kam, mußte es jetzt in Erscheinung treten. (...) Überraschenderweise kam nicht,

---

16 Schaetzing, a.a.O., S. 13 f.

wie erwartet, die Vergewaltigung, sondern ein ein Viertel Jahr vorherliegendes Schockerlebnis in Erinnerung. Plötzlich fällt der Hypnotisierten ein, daß sie bereits im Februar 1945 amenorrhoisch geworden war, nachdem bei einem Fliegerangriff eine Luftmine dicht neben ihr herunterkam, allerdings ohne sie zu verletzen (...).

Nach dieser Sitzung trat eine spontane, wie eine normale Periode verlaufende Blutung ein. Die weitere Behandlung erfolgte ohne Hypnose.

Die irgendwie befreite und wesentlich aufgeschlossenere Patientin konnte nunmehr ungehindert auch über ihre die Vergewaltigung betreffenden Sorgen sprechen:

›Ich fühle mich seitdem entwertet und werde das Erlebnis wohl niemals verwinden können.‹ — ›Glauben Sie das wirklich auch jetzt noch, nachdem Sie sich durch das ohne jedes Medikament erfolgte Wiedereintreten Ihrer Periode davon überzeugt haben, daß Ihr Körper wieder normal reagiert?‹ — ›Gewiß, das sehe ich ein, aber ich habe doch meine Ehre verloren.‹ — ›Es war Krieg.‹ — ›Was hat das mit meiner Ehre zu tun?‹ — ›Hat ein Soldat, der den sogenannten Heldentod starb, seine Ehre verloren?‹ — ›Nein‹ — ›Hat er die Ehre verloren, wenn er blind wurde oder ein Bein verlor?‹ — ›Nein, dafür kann er doch nicht‹ — ›Können Sie etwas für Ihr Kriegsopfer?‹ — ›So betrachtet nicht, aber dennoch ist es etwas anderes‹ — ›Gewiß — Sie haben bei Ihrem ›Unfall‹ keinen bleibenden Schaden davongetragen! Sie sind weder geschlechtskrank noch schwanger geworden. Gemessen an dem bleibenden Unglück vieler anderer sind Sie noch leidlich über die Runden gekommen.‹ — ›Man hat mich geschändet, Herr Doktor!‹ — ›Jawohl – vor fünf Jahren! Seit fünf Jahren aber treiben Sie Schindluder mit sich selbst. Entweder Sie taugen etwas, dann wird Sie jeder anständige Mann achten, oder Sie taugen nichts, dann hat das allerdings mit Ihrem ›Unfall‹ sehr wenig zu tun. Glauben Sie unter diesen Umständen noch immer, daß ein dahergelaufener Strolch Ihnen mit vorgehaltener Pistole Ihre Ehre nehmen konnte?‹

In zehn weiteren Beratungen wurde die Genesende immer wieder in ihrem Selbstwertgefühl bestärkt. Vor allem wurde sie suggestiv stets aufs neue auf den Erfolg der bisherigen Behandlung hingewiesen. Am wesentlichsten für die Dauerhaftigkeit der Heilung aber war die Erkenntnis, daß der Beginn der Amenorrhoe gar nicht bei der Vergewaltigung lag, sondern bei der ersten massiven Begegnung mit dem als Luftmine verkleideten Gevatter Tod. Das ließ die Frau erstarren und ihre Eireifung ersterben. Die Wiederholung der direkten Lebensbedrohung durch den Vergewaltiger ließ sie völlig gelieren. Übrig blieb bei gleichzeitiger Verschiebung der Zusammenhänge und nicht zuletzt aufgrund der puritanischen Erziehung das Gefühl, ›gesündigt‹ zu haben und infolgedessen lebensunwürdig zu sein.«[17]

Es mag nun vielleicht etwas befremdlich anmuten, eine Vergewaltigung als »Kriegsopfer« gedeutet zu bekommen (zumal dabei unterschlagen wird, daß Vergewaltigungen durchaus auch außerhalb von Kriegszeiten stattfinden), und es wird auch kein Trost sein, vorgehalten zu bekommen, daß andere noch schlimmer dran sind – aber immerhin hat es dieser Arzt verstanden, der Patientin ohne Medikamente und ohne chirurgische Eingriffe zu einer Heilung und zur Stabilisierung ihres Selbstbewußtseins zu verhelfen.

Damit scheint hier etwas gelungen zu sein, das zu der damaligen Zeit keine Selbstverständlichkeit ist. Das zeigen vergleichbare Berichte anderer Ärzte.

---

17   ebenda, S. 79 ff.

So gibt es z.B. Kollegen, die sich durch die Bedeutungsgleichheit der Begriffe Uterus (lat.) und Hystera (griech.) dazu animiert fühlen, Frauen mit Leiden, die für hysterisch bedingt gelten, den Uterus zu entfernen, um durch die Entfernung der Hystera die Hysterie zu bekämpfen.[18]

Wie schwierig die Entscheidung ist, den jeweils richtigen Weg zu finden, vermittelt ein Beitrag aus der Serie »Ein Frauenarzt erzählt«, die 1956 in der »Constanze« abgedruckt wurde.

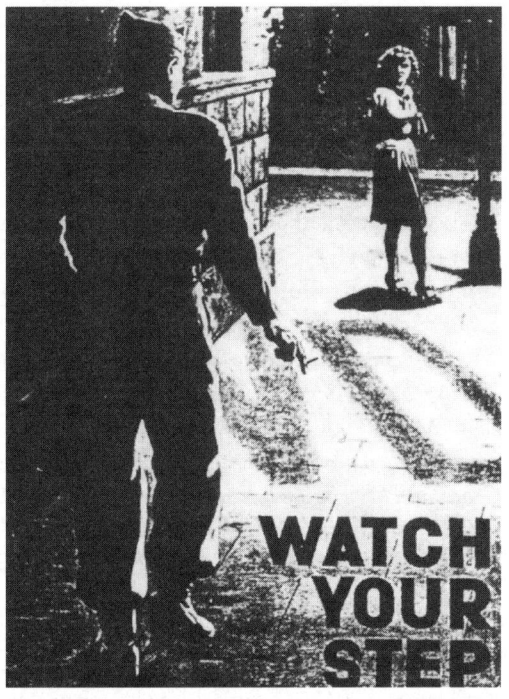

»›Laßt mich doch in Ruhe! Ich kann nicht mehr, ich will auch nicht mehr!‹ Das waren die ersten Worte, die ich von der Schauspielerin Rita O. hörte. Ihre Mutter hatte sie zu mir in die Sprechstunde gebracht. ›Sie sind meine letzte Hoffnung‹, sagte sie. ›Helfen Sie dem Kind! Es wird ja immer schwächer und weniger.‹

Es sah wirklich nicht gut aus mit der dreiundzwanzigjährigen Rita. Ihr körperlicher Zustand war miserabel. Kein Wunder – seit ihrer Heirat mit dem Musiker O. war sie aus Krankenhäusern und Kliniken kaum herausgekommen. An Theaterspielen war schon lange nicht mehr zu denken. Der Mann wollte verzweifeln.

Vier Wochen nach der Heirat hatte das Leiden angefangen – Blutungen, die nicht mehr aufhören wollten. Das ging so Monat auf Monat, zwei Jahre hindurch. Schwerer Blutverlust, Ausschabungen der Gebärmutter, Bluttransfusionen wechselten miteinander ab.

Über die Ursachen dieser hartnäckigen Störung tappte man im dunkeln. Alle Möglichkeiten einer organischen Erkrankung schienen ausgeschlossen. Man glaubte schließlich an einen schweren seelischen Schock, wie zuweilen bei dieser Krankheit.

Rita wußte nichts von einem Schock. Sie wußte nur, daß ihr kein Arzt hatte helfen können. So konnte ich verstehen, daß sie auch in mich keine Hoffnung setzte.

›Es ist doch immer das gleiche‹, sagte sie, als sie sich etwas beruhigt hatte. ›Sie werden mich ausfragen, Sie werden in meinem Seelenleben herumwühlen bis zum letzten Winkel, und wenn Sie da auch nichts finden, werden Sie sagen, ich bin hysterisch. Warum lassen Sie mich nicht in Ruhe?‹

Ich hätte sie gerne in Ruhe gelassen. Ich hätte sie für ein paar Wochen zur Beobachtung in die Klinik gelegt, um die Ursache ihres Leidens zu ergründen. Aber zu alledem blieb keine Zeit mehr. Ritas Zustand war so, daß es nur noch einen Entschluß gab: sofort operieren. (...)

---

18   Küstner, H.: Beeinflussung des Allgemeinbefindens durch die Uterusfunktion, in: Zbl. Gyn. 11, 1947, S. 1085

Die Operation verlief leichter und schneller, als ich geglaubt hatte. Schon nach wenigen Schnitten sah ich die Ursache vor mir, die bis dahin keine Untersuchung hatte entdecken können: einen Polypen.

Diese sonst harmlose Wucherung war so gefährlich geworden, weil sie an einem dünnen, elastischen Stiel in der Gebärmutter festgewachsen war. Dadurch war sie allen Untersuchungen und Eingriffen entgangen. Und dieser Polyp hätte durch sein ständiges Bluten der jungen Frau fast das Leben gekostet. Ich nahm ihn heraus. Von diesem Augenblick an ging es mit Rita O. bergauf. Heute ist sie längst wieder glücklich und gesund.« [19]

Aber es gibt ja nicht nur die Chirurgen und Psychologen unter den Gynäkologen – sondern in der damaligen Zeit vor allem die Hormongläubigen. Hormonbehandlung ist das Zauberwort – nicht nur für Sportlerinnen und Sportler, sondern für all diejenigen, die in irgend einer Weise – wie es in den 50er Jahren noch immer heißt – unter der Minderwertigkeit der Eierstockfunktionen leiden. Zur Definition dieser Minderwertigkeiten eine Kostprobe.

»Das konstitutionelle Moment bei Frauen mit Regelstörungen wurde insbesondere von Seitz hervorgehoben, der betonte, daß bei amenorrhoischen Frauen vielfach Zeichen von minderwertiger Organleistung im Vordergrund stehen. Seitz nimmt vor allem eine Minderwertigkeit des hormonalen Geschlechtssystems an und weist auf eine Reihe konstitutioneller Merkmale (...) hin. Grote spricht bei diesen Frauen von ›stiefmütterlich ausgestatteten Geschöpfen der Natur‹ und sieht die Mittel zur Bekämpfung der ovariellen Insuffizienz [Unterfunktion der Eierstöcke] in der Hebung des Stoffwechsels und vermehrter Entschlackung des Organismus.« [20]

Sofern die Hebung des Stoffwechsels und die Entschlackung nicht helfen, wird gerne zu Hormonen gegriffen, auch wenn klar ist, daß selbst diese keinen gesicherten Erfolg versprechen. Die Statistik besagt, daß nur 29 % Dauerheilungen, 40 % vorübergehende Erfolge und 30 % Versager zu verzeichnen sind. [21] Kein sehr überzeugendes Ergebnis.

Überzeugend sind nur die verwendeten Begriffe – vor allem der Begriff des Versagers. Eigentlich sollte man meinen, wenn eine Therapie nicht hilft, habe der Arzt versagt, oder das Medikament. Aber nein, es ist umgekehrt! Wir erinnern uns an die anfänglich zitierten Ausführungen der Mediziner über die Gesellschaft, die Frauen und die Krankheit: Da das Gesellschaftssystem ja in Ordnung ist, sind die Frauen an ihren Krankheiten selbst schuld. Sie sind minderwertig, und wenn sie sich nicht heilen lassen, sind sie »Versager«. So einfach ist das.

Und noch etwas Beruhigendes läßt sich aus den Therapieberichten der Gynäkologen dieser Zeit entnehmen: Elektroschockbehandlung während der Menstruation verursacht keine Dauerschäden. Außer herausgebrochenen Zähnen, Gedächtnisschwund, Kreislaufkollaps, Magen-Darm-Störungen und zahlreichen Amenorrhoen wurden bei den Patientinnen überhaupt keine »Nebenwirkungen« beobachtet – und auch die haben sich spätestens ein halbes Jahr nach Ende der Schockbehandlung wieder regulieren lassen. [22]

---

19 Schultheß: Ein Frauenarzt erzählt, in: Constanze 10/56, S. 28
20 Stöckl, E.: Die Bedeutung des konstitutionellen Faktors bei Regelstörungen und Unfruchtbarkeit, Zbl. Gyn. 11, 1947, S. 1088
21 ebenda
22 Vgl. Hennies, W. Komplikationen der Elektroschockbehandlung unter Berücksichtigung der Menstruationsstörungen, Marburg 1948

»Bei allem Respekt vor Großmama...«

Wahrscheinlich ist es vor allem der Erneuerung des Pressewesens – in Anlehnung an den anglo-amerikanischen Zeitschriftenmarkt – und dem nun einsetzenden Siegeszug der Werbebranche zu verdanken, daß in den 50er Jahren die Menstruationshygiene zu einem öffentlichen Thema wird. Statt der dezenten, fast unsichtbaren kleinen Hinweise auf Binden, Stärkungstropfen und einschlägige Schmerztabletten füllen jetzt großformatige, farbenfrohe Anzeigen ganze oder wenigstens halbe Seiten der Illustrierten. Denn weder ein Wandel der allgemeinen Moralvorstellungen noch die nach wie vor relativ geringe Aufklärungsfreudigkeit in Elternhaus und Schulen haben zu diesem Umschwung beigetragen, sondern das Interesse der Herstellerfirmen, ihre Produkte auf dem nun »freien Markt« zu verkaufen. Und dieses Interesse läßt sich nur durch Aufklärung und Enttabuisierung verwirklichen. Die Werbung für die Hygieneartikel folgt also nicht dem noch immer durchweg konservativen Zeitgeist, sondern sie muß die dem Zeitgeist zugrunde-liegenden eingefahrenen Positionen verändern, will sie erfolgreich sein.

Betrachten wir vorerst diese eingefahrenen Positionen: Prof. Martius empfiehlt z.B. noch 1965 die »unauffällige Schonung« der Menstruieren-den und wendet sich dabei an Mütter, Erzieherinnen, Turn-lehrerinnen und an die Ehemänner (!), nicht aber an die Betroffenen selber. Er leistet damit der Unselbständigkeit junger Mädchen und Frauen Vorschub und vermeidet es, ihnen selbst die Zuständigkeit und Verantwortung für »ihre Tage« in die Hand zu geben.

Die Schulbücher durchbrechen das alte Tabu nicht, sondern schweigen sich zum Thema Menstruation und Hygiene

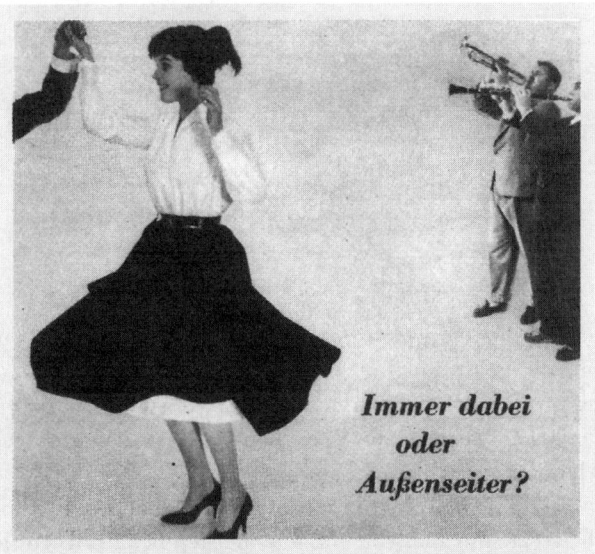

Immer dabei oder Außenseiter?

Ganz gewiß möchten auch Sie zu den Frauen gehören, von denen jeder mit Begeisterung sagt, daß sie immer dabei sind, stets voll guter Laune und mit ganzem Herzen. Gerade weil für jeden heute der Tag so ausgefüllt ist und die wenigen freien Stunden voll und ganz genützt werden müssen, kann es sich keine Frau mehr leisten, auch noch jeden Monat kostbare Tage zu verlieren. Unser vielseitiges, interessantes und oft auch anstrengendes Leben verlangt ein gleich-mäßiges „In-Form-Sein". Sie können dieser

heit – Wohlbefinden und makellose Gepflegtheit.

Ausschlaggebend: die Handhabung!
TAMPAX allein besitzt die Gleithülse, die nicht nur der leichteren Anwendung dient, sondern in gleichem Maße eine hygienische Einrichtung ist. Diese praktische Gleithülse gewährleistet eine saubere, einfache und richtige Einführung des Tampons. (Vorteilhaft auch beim Tamponwechsel.) Gerade diese äußerste Sauberkeit ist es, auf die eine Frau

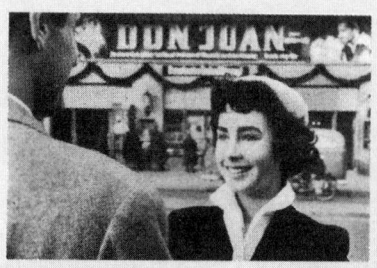

An jedem Tag die gleiche: frisch, unternehmungslustig und überaus gepflegt.

Anforderung genauso gut gerecht werden wie jede andere Frau. Sie können genauso gut an jedem Tag über Ihre ganze Aktivität verfügen, Frische und Selbstsicherheit ausstrahlen, die das Leben so viel leichter machen und auf die Umwelt immer anziehend wirken. Auch an den Tagen, die nun einmal nicht zu den besten für eine Frau gehören, können Stimmung und Wohlbefinden unvermindert gut sein! Warum sollte es ausgerechnet für Sie zu gewissen Zeiten noch ein Problem sein, mitzumachen, wo so unendlich viele Frauen dieses Problem längst gelöst haben? Lösen Sie es auf dieselbe einfache Weise: Durch richtige und geschickte Wahl Ihrer Monatshygiene – entscheiden auch Sie sich für:

Die gepflegte Art der Tampon-Hygiene!

Das ist TAMPAX, und das wird von allen Frauen an TAMPAX besonders geschätzt! TAMPAX erfüllt alle Anforderungen, die Sie an eine moderne Tampon-Hygiene stellen. TAMPAX-Tampons sind den körperlichen Gegebenheiten genau angepaßt und beeinflussen die inneren Vorgänge nicht. Der TAMPAX-Tampon ist beim Tragen nicht zu spüren, unsichtbar, bietet vollkommenen Schutz und ungewohnte Bequemlichkeit. Sie verfügen daher über uneingeschränkte Bewegungsfreiheit. Mit TAMPAX können Sie Ihre gewohnte Körperpflege unbehindert fortsetzen – Sie können ein Bad nehmen und auch duschen. Vor jeglicher Geruchsbildung sind Sie geschützt, da TAMPAX diese ausschließt. Was Sie bisher in diesen Tagen vermißten – TAMPAX schenkt es Ihnen: Selbstsicher-

Wert legt. Erst recht, wenn es sich um die persönliche Hygiene handelt.

TAMPAX erhalten Sie in 3 Ausführungen!

Es stehen Ihnen TAMPAX-Tampons mit unterschiedlicher Saugfähigkeit zur Verfügung, die sich in den verschiedenen Abschnitten der Menstruation wechselweise verwenden lassen – je nach Notwendigkeit. Und noch ein Vorteil: TAMPAX-Tampons können Sie stets unauffällig bei sich haben. Wir schicken Ihnen kostenlos das hübsche Handtaschen-Etui. Bitte Coupon beachten! Das Mitnehmen einer Originalpackung erübrigt sich dann.

Und nun überlassen Sie nicht nur den anderen Frauen die Vorzüge und Erleichterungen dieser vollkommenen Tampon-Hygiene. Machen Sie so bald wie möglich einen Versuch mit TAMPAX. Sie werden keinen einzigen Tag mehr als „verloren" abstreichen müssen, und das Problem „Immer dabei oder Außenseiter" haben Sie auf beste Weise gelöst.

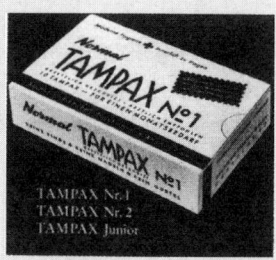

Probepackung kostenlos!

Schreiben Sie, bitte, an die Deutsche TAMPAX GmbH, Abt. D 40, Düsseldorf. Sie erhalten kostenlos Probetampons, Handtaschen-Etui und das TAMPAX-Büchlein, das Ihnen die notwendige Aufklärung gibt. Besondere Fragen zur TAMPAX-Hygiene werden durch unsere Frauenärztin ausführlich und gewissenhaft beantwortet.

weiterhin aus. Und in einer großen Umfrage aus dem Jahr 1950 besteht die Mehrheit der Befragten auf dem Standpunkt, Geschlechtsverkehr während der Periode sei schädlich.[23]

Vor allem die irrtümliche Auffassung, daß die Benutzung von Tampons die Jungfräulichkeit gefährde, ist noch allgemein verbreitet und wirksam, denn welche junge Frau vertritt damals nicht die Auffassung, sie habe unberührt in die Hochzeitsnacht zu gehen? Die Ehe auf Probe gilt noch als überaus unschicklich!

Auch die Mythen über das Menstruationsgift leben in der Bevölkerung ungebrochen weiter, so daß nach wie vor die Periode für den nicht aufgegangenen Hefeteig und die verdorbenen Konserven verantwortlich gemacht wird. Ganz zu schweigen von der mißlungenen Dauerwelle (die in der Tat hormonell beeinflußt sein kann) und dem Verbot, sich in diesen Tagen die Haare zu waschen, welche von Fall zu Fall – ebenfalls unter Einfluß der Hormone – schneller wieder fetten können. Aberglaube und Alltagserfahrung greifen hier ineinander, ohne die möglicherweise feststellbaren Wirkungen auf die eigentlichen Ursachen zu beziehen. Was Wunder, da ja sogar die Mediziner bis 1958 über die Frage des Menotoxins im Zweifel sind.

In die Frage, ob Tampon oder Binde der bessere Menstruationsschutz sei, mischen sich die Ärzte nur maßvoll ein. Die meisten beschränken sich darauf, die Vor- und Nachteile beider Erzeugnisse zu erläutern, um dann den Betroffenen selbst die endgültige Wahl zu überlassen.

»Was den Menstruationsschutz anbetrifft, so haben Binden aus aufsaugfähigem Material die weiteste Verbreitung. Von Amerika eingeführt, wird auch bei uns seit einiger Zeit eine Methode

---

23 Courage, Sonderheft 1979, S. 9

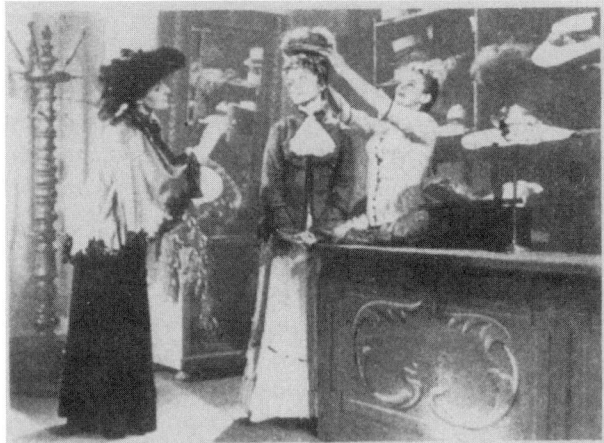

Fältsch und Fleuressen, Bleichsucht und Migräne
bestimmten das Weltbild der Dame von einst.
Zerbrechlich und hilflos ließ sie vieles über sich
ergehen. Sie war es gewöhnt, alles hinzunehmen,
was man für richtig hielt, und manchmal sogar ganz
zu verzichten — auf jede Tätigkeit, jede Freude

Bei allem Respekt vor Großmama ...

Es ist etwas Rührendes, heute an die angeblich
so „gute, alte Zeit" zurückzudenken. Man möchte
Großmama gern beneiden, aber eigentlich be-
dauert man sie nur. Geschnürt, verhüllt und
zugeknöpft bis zum Kinn trippelte sie durchs
Leben, bleichsüchtig und empfindlich wie eine
Mimose, weil es der Geist der Zeit um die Jahrhundertwende so wollte. Und merkwürdiger-
weise — allem Fortschritt zum Trotz — vermochte
sie ihre fast mittelalterliche Auffassung von
Hygiene und Körperpflege in geheimnisvollen
Andeutungen auch auf die nachfolgende Generation zu übertragen.
Doch bei allem Respekt vor Großmama: Die
moderne Frau kann und will es sich nicht leisten,

jeden Monat soundso viele Tage durch „Unpäß-
lichkeit" zu verlieren. Sie hat es auch gar nicht
nötig. Gibt ihr doch die fortschrittliche Tampon-
Hygiene jene Unabhängigkeit, die sie zur Erfüllung ihrer Pflichten als Hausfrau, Mutter oder im
Beruf dringend braucht. Über ihre Erfahrungen
aber spricht sie sich offen aus. Sie sagt zur Freundin zur Tochter:

heute nur noch **o.b.**

o.b.-Tampons sind nicht zu spüren, tragen nicht auf
und verursachen kein Druckgefühl. Sie ermöglichen
es, so beweglich zu bleiben wie sonst. o.b.-Tampons
sind in allen westeuropäischen Ländern erhältlich.

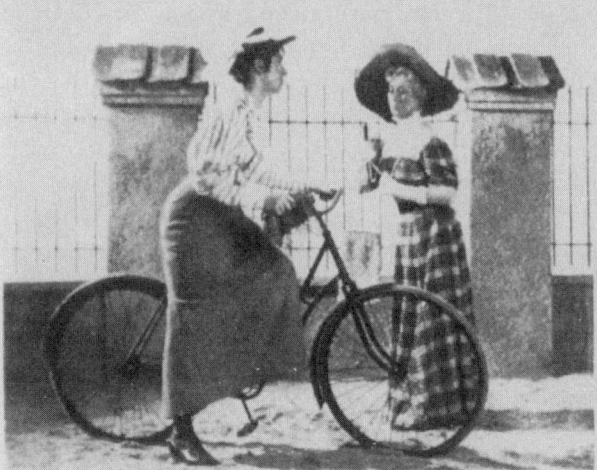

„Gewagt" und „nicht ganz schicklich" — so wurde
vieles bezeichnet, was auch die Dame der Jahrhundertwende so gern schon mitgemacht hätte. Und

man glaubte außerdem, daß es ihr schaden könnte,
wenn sie gar an Tagen der „Migräne" Sport trieb, in
froher Gesellschaft tanzte oder spazieren ging

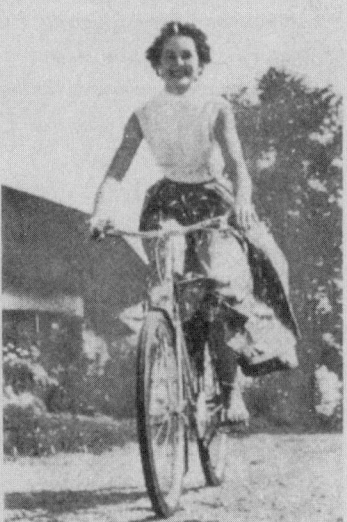

Lebensfreude — diese Auffassung kennzeichnet die moderne
Frau. Sie ist jederzeit fröhlich und unternehmungslustig. Sie
weiß wie einfach es im Grunde ist, immer ganz „in Form" zu
sein und keinen einzigen kostbaren Tag mehr zu verlieren.

Jederzeit unbekümmert und fröhlich, so zeigt sich die moderne
Frau. Sie ist frei von veralteten Anschauungen. Sie kann sich
stets natürlich bewegen und anziehen, was ihr gefällt. Denn sie
schätzt eine neue Hygiene, die weder stört noch hinderlich ist,
die diskret bleibt und immer völlige Sicherheit gibt. Nun darf
sie auch an diesen Tagen tun, was ihr an anderen Freude macht.
Ja, so ist das Leben auf einmal um vieles leichter!   10 67

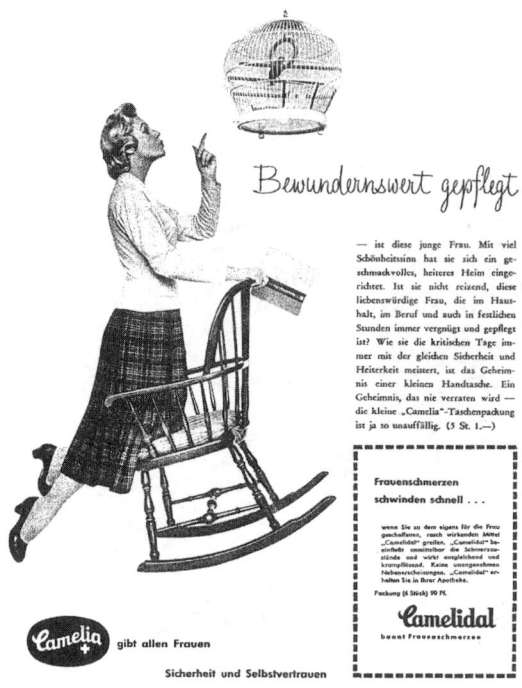

empfohlen, bei der das Aufsaugmaterial in zusammengepreßtem Zustand in die Scheide eingeführt wird. Der Frauenarzt wird oft nach der Brauchbarkeit dieses Menstruationstampons gefragt. Dazu ist zu sagen, daß die großen Gefahren, die zuerst erwartet wurden, wie Blutstauungen, aufsteigende Infektionen usw., nicht eingetreten sind. Manche Frauen bekommen Reizerscheinungen und Ausfluß und lassen dann von sich aus von der Tamponmethode ab. Manche Frauen fühlen sich mit dem modernen Schutz, wenn sie sich viel bewegen müssen, und auch nachts, mehr geborgen als mit den Binden. Bei vielen hat sich der Schutz aber als ungenügend herausgestellt, so daß Binden dazugenommen werden müssen, wodurch die Tampons ihren Sinn verlieren. Dagegen scheint sich für viele Frauen eine Kombination zwischen beiden Methoden, und zwar Binden in den ersten Tagen und später Tampons beim Abklingen der Blutung, als brauchbar und nützlich zu erweisen. Es kommt also auf einen Versuch an; und es besteht keine Veranlassung für den Arzt, nach der einen oder anderen Seite hin verbietend oder empfehlend einzugreifen.«[24]

Bedeutsam für die gesamte Frage der Menstruationshygiene erscheint der Umstand, daß Frauen nun überhaupt die Wahl haben, daß sie sich Gedanken machen müssen über den Ablauf und die Beschaffenheit ihrer Periode und daß durch die Verbreitung der Illustrierten nicht nur die kleine Zahl der Bücherleserinnen Aufklärung und praktische Handlungsanweisungen angeboten bekommt.

Daß dabei eine Spaltung in die mehr damenhaften Nutzerinnen, die »sich einmal verwöhnen möchten«, und die Sportlichen, die sich frei bewegen wollen, erfolgt, liegt in der Natur der Sache. Die 50er Jahre sind eben – noch viel mehr als die dafür berühmt gewordenen »Roaring Twenties« – eine Schnittstelle zwischen Tradition und Moderne geworden.

24 Martius, a.a.O., S. 42 f.

Ich sehe was, was Du nicht siehst!

Ich sehe, wenn ich wie durch ein Kaleidoskop in die Nachkriegszeit zurückblicke, die Frau, die ausgebombt oder durch Flucht gezeichnet, unter schwierigsten Bedingungen die Reste ihrer Familie durchzubringen versucht, die schuften und hamstern und gegebenenfalls auch ihren Körper »verhökern« muß, um an Lebensmittel oder begehrte Tauschwaren zu kommen. Sie ist abgemagert, enttäuscht und hungrig: hungrig nicht nur nach Brot, etwas Fett und Gemüse, sondern auch nach Lebenslust – nach Unterhaltung und Musik, nach Liebe und nach Ablenkung von der alltäglichen Not. Möglicherweise weiß sie nicht, wo ihr Mann ist und was aus ihm geworden ist. Vielleicht weiß sie auch, daß er sich in Gefangenschaft befindet und daß diese Gefangenschaft noch lange dauern kann. Wenn sie sich endlich wiederfinden, sind sie nicht mehr dieselben, die sich nach der hastigen Kriegstrauung und den spärlichen Heimaturlauben begegnet sind. Krankheit, Entbehrung und Entfremdung treten zwischen sie.

Beide hätten über traumatische Erlebnisse zu berichten und die daraus entstandenen Wunden heilen zu lassen. Aber dazu ist keine Zeit. Jetzt heißt es, die Trümmer wegräumen und möglichst schnell etwas Neues aufbauen. Jetzt heißt es: vorwärts und vergessen.

Ein paar Jahre später sehe ich die Frau in ihrer Einbauküche in der Neubauwohnung Schnittmuster prüfen, mit dem vorbereiteten Essen auf den Ehemann warten (vielleicht ist es schon ein anderer) und die beiden Kinder großziehen. Falls der Mann einen Kollegen zum Essen mitbringt, wird sie mit ihrem hübschen neuen Kleid und ein paar netten Naschereien darauf vorbereitet sein.

Ich sehe Leid, Brüche und Unzumutbarkeiten – und ich sehe u.a. darin die Ursachen der vielfältigen »Unterleibsleiden«, denen die Frauen in diesen Jahren ausgesetzt sind. Eierstöcke und Uterus sind schließlich die Schwachstellen der Frauen, das wissen wir, und deshalb reagieren sie dort auch am unmittelbarsten auf die sie umgebenden Außeneinflüsse und Probleme.

Doch: Warum sehe ich dies alles – und warum sehen es die Ärzte nicht, die diese Frauen behandeln?

Ohne Zweifel haben sie diese Frauen – nicht nur in Einzelfällen – in ihrer Praxis erlebt. Und sie werden auch nicht vollends blind durch die Wirren und Umschwünge der Zeit hindurchgegangen sein.

Trotzdem gibt es in den 50er Jahren nicht ein Zeugnis aus der Feder eines Arztes oder einer Ärztin über den Zusammenhang der Zeitumstände und der Befunde, die sie bei ihren Patientinnen feststellen. – Warum?

In dem medizinischen »Schrifttum« der deutschen Nachkriegszeit finden sich noch erschreckend viele nationalsozialistische Denk- und Sprachformen – so der *»herrliche*

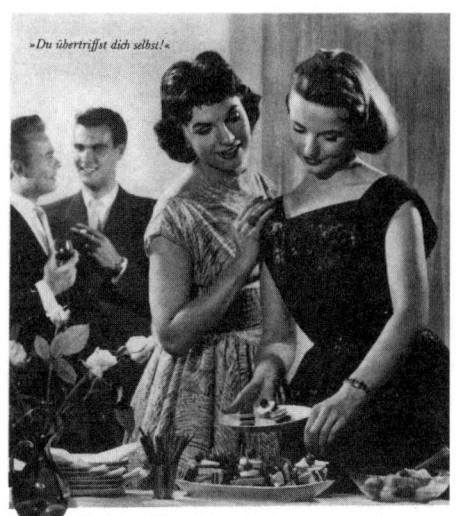

»Du übertriffst dich selbst!«

Ausbau des Primates der arbeitenden Menschen im Staate durch die NSDAP«[25] *– oder: »die Neigung Geistesgestörter, Schwachsinniger und psychopathisch Minderwertiger zum Verbrechen«*[26] – Beispiele, die sich beliebig fortsetzen ließen.

Auch wenn es mehr als beschämend ist, solche Wendungen sogar noch nach 1945 zu finden, so läßt sich – da es Einzelfälle sind – daraus keineswegs schließen, daß die Ärzteschaft in alter Anhänglichkeit an den Führer noch immer bereit sei, der deutschen Frau, ohne Rücksicht auf ihr persönliches Wohlbefinden, alles abzuverlangen.

Auch der Mangel an psychologischer Sensibilisierung ist kaum ins Feld zu führen: Die vielen, ursprünglich in Europa entwickelten psychologischen und psychoanalytischen Theorien, die zusammen mit ihren Autoren nach 1933 ins Exil abgedrängt wurden, kehren jetzt als anglo-amerikanischer Export nach Deutschland zurück und werden begierig aufgegriffen.

Doch – so scheint es zumindest – bewirkt die Anwendung der Individualpsychologie eher eine entsprechende Individualisierung der vorfindlichen Problemlagen als die Tendenz zur Verallgemeinerung der Schlußfolgerungen im Sinne einer Gesellschaftskritik.

So bleibt es bei der Vielzahl »heilungsunwilliger« Krankenfälle, den »Versagern«, und bei der Unsicherheit über Diagnosen und Therapiechancen auf der einen Seite – und es bleibt bei den bornierten Lobeshymnen auf das Patriarchat, auf den tieferen Sinn der Geschlechtsunterschiede und auf die Natur des Weibes auf der anderen Seite (mit der recht unverhohlenen Warnung vor all den Schrecken, die auf uns zukommen, wenn wir »naturwidrig« davon abzuweichen versuchen – etwa durch Emanzipation, Studium oder unnötige Berufstätigkeit).

Die *»klagenden Jeremiasse auf dem Grabe der Weiblichkeit«*[27] hat Hedwig Dohm diese Art von Ärzten mehr als 50 Jahre zuvor genannt – und sie ohne Zögern zu den Antifeministen gezählt.

Und es bleibt die Blindheit, die Verdrängung, das Wegsehen, das Nichtbenennen. Das Schweigen über die physischen und psychischen Schrecken, die dem großen Schrecken noch folgten und die die Frauen in ihrem Körper eingeschlossen haben, weil Ärzte und Psychologen sie ihnen mehrheitlich nicht abnehmen mochten.

Denn auch diese hatten nach all den Jahren wohl vor allem einen Gedanken: die Überreste des Zusammenbruchs wegräumen und möglichst schnell etwas Neues aufbauen – vergessen und vorwärts!

25 Hofstätter, in: Seitz/Amreich, Bd. 6, 1954, S. 171
26 Schnittker, E.: Die Menstruationszeit und ihre Beziehung zu kriminellen Vergehen, Münster 1945, S. 1
27 Dohm, H.: Die Antifeministen, Frankfurt 1971 (1903), S. 5

»Don't worry – be happy!«

1965 – 1985

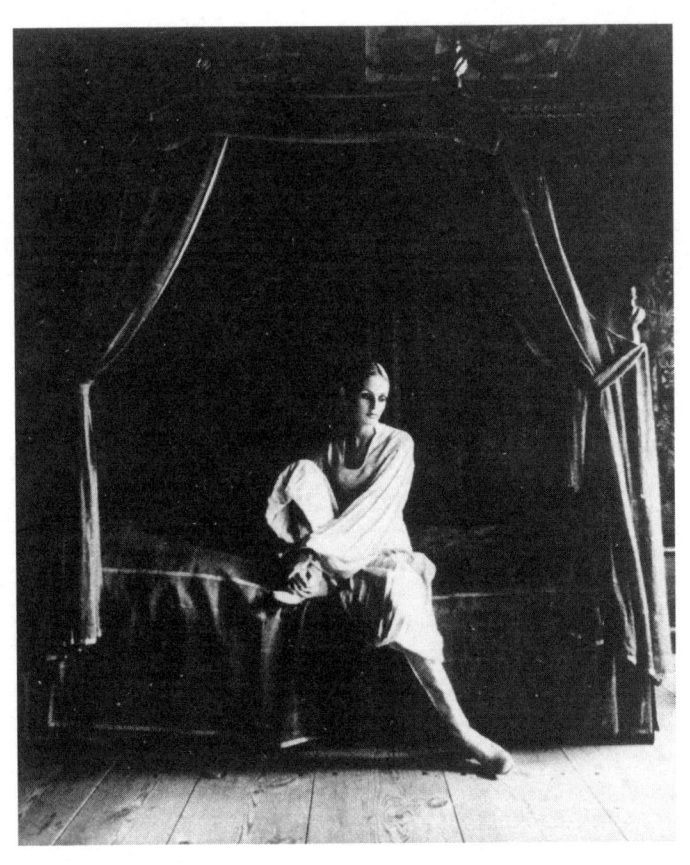

Die Aufklärung – Ausbruch aus der Unmündigkeit

Zwanzig Jahre lang – vom Kriegende 1945 bis in die Mitte der 60er Jahre hinein – herrscht in Deutschland die Doktrin des Vergessens und Verdrängens. Väter und Mütter genießen den Wohlstand und die Wohlanständigkeit ihres Daseins, die Politiker haben sich in den Wirtschafts- und Verteidigungsblöcken arrangiert und etabliert, an den Universitäten ruht noch immer der »Muff von tausend Jahren unter den Talaren« und die Jugend ist bestenfalls ein wenig »skeptisch«. Aber dann kommt plötzlich Bewegung in die Sache. Die Friedhofsruhe wird nicht länger hingenommen und erweist sich zunehmend als Ruhe vor dem Sturm.

Die nachwachsende Generation beginnt zu fragen und Ansprüche anzumelden: Sie fragt nach der politischen Vergangenheit, nach der (Doppel-)Moral der Erwachsenen und nach der Legitimation von Autorität und Staat. Und da die Eltern, Lehrer, Professoren und Politiker diesen Fragen auszuweichen versuchen, wird bei den entsprechenden Klassikern nachgelesen, wie den Autoritäten beizukommen sei: Hegel, Marx, Lenin, Freud und Reich werden zu den Leitfiguren einer Generation, die als die »antiautoritäre« in die Geschichte eingehen wird.

Das Schweigen der Erwachsenen auf die Fragen der Jugend entfacht ein vielfältiges Bedürfnis nach Aufklärung und löst in der Folgezeit eine breite Protestbewegung aus.

Das Interesse an Aufklärung wird dabei nicht nur abstrakt auf die staatsphilosophischen Ideen des ausgehenden 18. Jahrhunderts bezogen – auf die Mündigkeit des Bürgers, auf das Primat der Vernunft und die Gleichheit und Freiheit aller Menschen –, sondern auf ganz konkrete Informationen über die eigene Geschichte und die eigene Existenz: »Cui bono« – wem nützen die wirtschaftliche Ordnung, die gesellschaftlichen Regeln, die Vorschriften, die Tabus, die Erziehungsmaßnahmen – und die Verdrängungen?

Warum wird im Elternhaus und in der Schule nicht über Sexualität gesprochen? Warum wird Onanie verdammt, wenn schon – zumindest für die Mädchen – jegliche vorehelichen »Kontakte« verboten sind? Wem nützen die Triebunterdrückung und Doppelmoral? Warum muß Liebe und Sexualität in den Käfig von Ehe und Familie eingepfercht werden?

Die Antwort wird bald offenbar: Es geht um den Erhalt von Autorität und Besitz. Und der kann nur aufrechterhalten werden, wenn loyale und legitime Erben innerhalb von Familien aufgezogen werden, die nicht aus irgendwelchen Beziehungen stammen und die sich der herrschenden Ordnung verpflichtet fühlen.

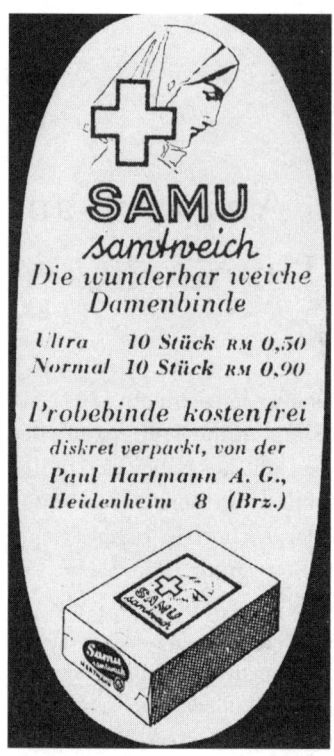

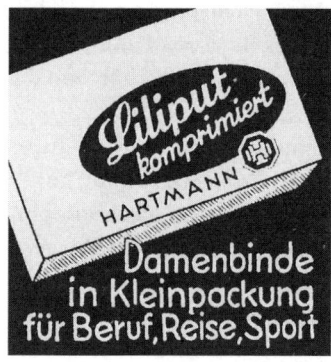

So sieht es die Jugend damals – und protestiert. Sie will nicht mehr als Erbe einer für sie unglaubwürdigen Generation aufwachsen, sie will weder Triebunterdrückung praktizieren noch die herrschende Doppelmoral akzeptieren. Sie will alles wissen und frei sein – frei von Zwängen und frei von Vorurteilen.

Die Zwänge und Vorurteile sind dieser Generation im Laufe ihrer Kindheit und Jugend hinreichend begegnet: z.B. die unzureichende Aufklärung über ihre Sexualität, die mit Bienenflug und dem Paarungsverhalten der Stichlinge mehr verschleiert als erklärt wird; die Greuelmärchen über die Folgen der Masturbation (mindestens Rückenmarkserweichung!), die Verhütungspraktiken für diejenigen, die sich trotz aller Vorhaltungen vor der Ehe schon trauen (Beschränkung aufs Petting, Unterbrechung des Geschlechtsverkehrs vor dem männlichen Samenerguß – vielsagend coitus interruptus genannt – oder die waghalsigen Rechenkünste zur Bestimmung der fruchtbaren und unfruchtbaren Tage der Frau). Und natürlich: die Tabuisierung des Bindeneinkaufs, der nonverbal stattzufinden hat: An der verbrauchten Packung ist ein kleiner Abschnitt zum Ausreißen, den »frau« beim Kauf-Mann an der Kasse nur mit niedergeschlagenen Augen rüberzuschieben braucht, um die dezent verpackte Ware zu erhalten, ohne auch nur ein Wort über das Unaussprechliche zu verlieren.

Aber nicht nur der Alltag der Menschen erweist sich als von Tabus und Verdrängungen geprägt, auch den Wissenschaftlern können angesichts der neuformulierten aufklärerischen Ansprüche ihre Scheuklappen nachgewiesen werden:

*»Die Durchsicht der Literatur hat zunächst gezeigt, daß in der Bundesrepublik, zu dieser Thematik [Menstruation/ Menarche] vor allem psychologisch ein ausgesprochenes For-*schungsdefizit besteht. Da kulturelle, sozialpsychologische und gesellschaftliche Faktoren wesentliche Einflußgrößen für die Einstellungen und Erwartungen in bezug auf Menarche und Menstruation (...) sind, können Erkenntnisse aus anderen Gesellschaften [etwa dem anglo-amerikanischen Raum, zu dem viele Daten vorliegen – d. Verf.] nicht ungeprüft auf die Verhältnisse in der Bundesrepublik übertragen werden.«[1]

---

1   Bergler, R.: Psychohygiene und Menstruation, Düsseldorf 1984, S. 35 f.

Je klarer die Erkenntnisdefizite zutage treten und je deutlicher sichtbar wird, daß es sich dabei nicht um zufällige Lücken, sondern um systematische Aussparungen handelt, umso stärker verknüpft sich der Erkenntnisprozeß der nachwachsenden Generation mit dem Protest gegen die Statthalter der alten Autoritäten. Sie sollen abdanken und damit nicht nur den Weg zu neuen Erkenntnissen ebnen, sondern vor allem: den Weg in eine neue Praxis!

Die »sexuelle Revolution«

Lassen wir zu Beginn dieses Abschnitts über die antiautoritäre Praxis ausnahmsweise eine Autorität zu Wort kommen – den 1897 in Galizien geborenen Psychoanalytiker und Kommunisten Wilhelm Reich, dessen Gedanken und Forderungen so radikal waren, daß er sowohl aus der Kommunistischen Partei als auch aus der Internationalen Psychoanalytischen Vereinigung ausgeschlossen wurde. Er erhielt Redeverbot, und seine Schriften kamen auf den Index.

»Um die revolutionäre Sexualgesetzgebung für alle Zeiten zu sichern, ist es unerläßlich, die Sorge für die sexuelle Gesundheit der Bevölkerung den Urologen und alten Hygieneprofessoren zu entreißen. Es muß jedem Arbeiter, jeder Frau, jedem Bauern, jedem Jugendlichen klar werden, daß es auf diesem Gebiete in der konservativen Gesellschaft überhaupt keine Autoritäten gibt; daß diejenigen, die sich für Sexualhygieniker und Sexualärzte halten, durchdrungen sind von asketischem Geist und der Angst ›um das sittliche Verhalten der Menschen‹. Aufgrund der Arbeit unter der Jugend und in den Arbeiterorganisationen steht der Schluß fest, daß jeder durchschnittliche, ungeschulte, doch frische Arbeiterjunge ein besseres Gefühl und ein richtigeres Urteil für die Fragen des sexuellen Lebens hat als irgendeine dieser Autoritäten. Aufgrund dieser richtigen Einstellung wird es den arbeitenden Menschen unschwer gelingen, aus ihrer eigenen Mitte diejenigen Funktionäre und Organisationen zu stellen, die die Fragen der sexuellen Revolution zu bewältigen haben werden.«[2]

Die Erfahrung in beiden Teilen Deutschlands nach 1945 hat gezeigt, daß Reich die Verinnerlichung der über Jahrhunderte gepredigten Triebunterdrückung bei der »Masse der arbeitenden Bevölkerung« und ihren Funktionären unterschätzt hat. Der von ihm beschriebene Prototyp des jungen Arbeiters hat sich nicht auf den Weg gemacht, die Autoritäten abzuschaffen und selbstbestimmte Sexualnormen zu entwerfen. Er hat sich nach wie vor – in Anlehnung an die bürgerlichen Ideale – verlobt, verheiratet und späterhin seine Frau (mit entsprechend schlechtem Gewissen) betrogen.

Aber die Studentinnen und Studenten machen sich auf, die Traditionen zu zerschlagen, um eine neue Gesellschaft mit neuen Normen zu gestalten. Nur: Sie schaffen keine

---

2   Reich, W.: Die sexuelle Revolution, Frankfurt 1972, S. 261, Erstveröffentlichung 1936

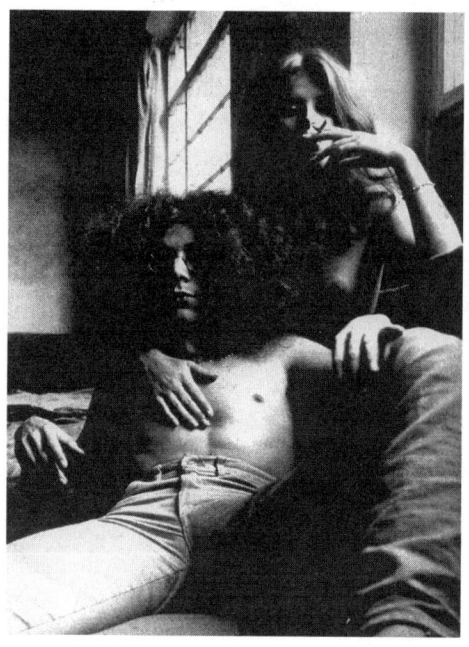

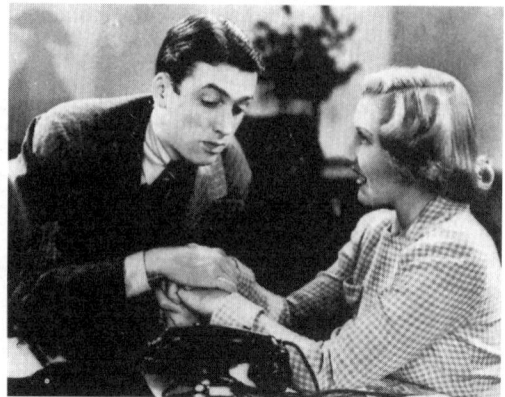

neue Gesellschaft, sondern relativ begrenzte Spielwiesen für politische und sexuelle Experimente.

Diese von der Öffentlichkeit mit ebensoviel Neugier wie Abscheu verfolgten Experimente – z.B. das Kommunardenleben der Uschi Obermaier in der berüchtigten K2 (Kommune 2) – eröffnen zwar die allgemeine Diskussion, aber die Inhalte, um die es dabei geht, gelangen nur Schritt für Schritt in die Köpfe der Bevölkerung – durch Aufklärung. Durch die Aufklärungpraxis derjenigen, die begriffen haben, daß sie den Elfenbeinturm ihrer elitären studentischen Praxis verlassen müssen, um als Lehrer, Arzt, Journalist oder Sozialarbeiter auch jenen jungen Arbeiter zu erreichen, den Wilhelm Reich im Auge hatte – so sagt und so denkt »man« damals, obwohl die Hälfte derer, die so denken, Frauen sind. Aber das soll sich bald ändern.

Vorerst schlägt die Stunde der Sexualaufklärung – im Bonner Gesundheitsministerium ebenso wie im Kino bei Oswalt Kolle und nicht zuletzt im Kinder- und Jugendtheater »Rote Grütze« in Berlin.

Dein Körper – das unbekannte Wesen

Ganz offensichtlich ist das Spannendste im Rahmen der Aufklärung über die Menstruation in dieser Zeit die Frage, ob es denn nun verboten ist oder nicht. »Es« – das ist natürlich der Geschlechtsverkehr während der Periode. Inzwischen ist fast jedem Mädchen klar, daß die Blutungen nichts Krankhaftes sind (obwohl die Mütter sich noch immer lieber ausschweigen). Die Mädchen wissen, daß das Mitturnen erlaubt ist, solange sie sich wohlfühlen, und sie sind über das Angebot auf dem Hygienemarkt wohlinformiert.

Aber: Ob es denn nun schädlich ist, während der Periode mit einem Mann zu schlafen – darüber sind sich die meisten im Unklaren. Und deshalb wird diese Frage auch zum absoluten »Thema Eins« der Aufklärungslektionen.

»Warum fragen so viele Frauen, ob es eine Gefahr ist, während der Menstruation geschlechtliche Beziehungen zu haben? Die Antwort auf diese Frage ist sehr einfach: Die Frauen haben gewöhnlich während dieser Zeit das stärkste sexuelle Begehren. Wir wollen die Antwort noch vervollständigen, indem wir sagen, daß kein Grund besteht, warum der Geschlechtsverkehr verboten oder beeinträchtigt werden sollte, nur aus dem Grunde, weil die Frau sich in ihrer Menstruationsperiode befindet.«[3]

Der Arzt, der diese liberalen Ansichten verbreitet, weiß durchaus von zahlreichen Vorbehalten zu berichten, die vor allem männliche Patienten in seiner Praxis geäußert haben. Dabei stellt sich nicht selten heraus, daß die Männer bei ihren Müttern um Auskunft darüber nachgesucht haben, ob denn das Verlangen ihrer Frauen nach sexueller Befriedigung während der Menstruation »normal« sei – was jene vermutlich endgültig in ihrer Auffassung bestärkt hat, der geliebte Sohn sei einer Hexe in die Hände gefallen.

Die Verstörten und Verschreckten verweist der Arzt auf folgende Gesichtspunkte:

»Es muß genügen, wenn ich Ihnen mitteile, daß bei manchen Frauen in dieser Zeit die weiblichen Hormone im Überfluß vorhanden und sehr aktiv sind. Sie dürfen auch nicht übersehen, daß der technische Ausdruck für die weiblichen Hormone (Östrogene) ›wildes Begehren‹ bedeutet.[4] *Das sagt genug. Für diejenigen, die einen so großen Abscheu vor dem Menstruationsblut haben, wird es interessant sein, zu hören, daß man in alten Zeiten diese Flüssigkeit als Liebestrank*

verwendete. Von verliebten Mädchen glaubte man, daß sie einen oder zwei Tropfen davon in den Kaffee oder Wein des Liebhabers geträufelt haben, dessen Neigung sie gewinnen wollten.«[5]

Der Arzt Georg Silló-Seidl warnt vor solchen ideologischen Roßkuren und empfiehlt lieber die Schonung des sensiblen Ehegatten. Er rät, diesem nicht nur den Geschlechtsverkehr während der Periode zu ersparen, sondern sich auch in delikaten Notfällen – z.B., wenn der Tampon in unerreichbare Tiefen der Scheide gerutscht sein sollte – anderweitig nach Hilfe umzusehen.

---

3 Thema Eins: Bd. 1, o.O., o.J., Bd.1, S. 39
4 Die vom Autor gelieferte Übersetzung ist nicht ganz korrekt. Im Griechischen bedeutet das Wort Östrogen soviel wie der Stich der Bremse. Dieser Bremsenstich ist eine häufig benutzte Metapher, die – frei übersetzt – mit »vom wilden Affen gebissen sein« gleichzusetzen wäre.
5 Thema Eins, a.a.O., S. 41

»In solchen Fällen lieber den Arzt oder eine intime Freundin um Hilfe bitten als den Ehemann. Ehemännern kann es schlecht werden, wenn sie Blut sehen. Sie sind so sensibel, daß der unappetitliche Tampon ihr Verlangen stark mindern kann.«[6]

Drastischer werden die Argumente, wenn nicht mehr allein die Sensibilität der Männer, sondern die gesundheitliche Gefährdung der Frauen ins Feld der Auseinandersetzung um die heikle Frage geführt wird.

»Seit man in der Lage ist, die Eileiter röntgenologisch zu erforschen, hat man öfters bei Frauen, die sonst von einer Entzündung in den unteren Regionen nichts wußten, Verklebungen und Verwachsungen der Tuben [Eileiter] gefunden. Ich halte es für möglich, daß solche wenigstens zum Teil einem Verkehr während der Regel anzukreiden sind. (...)

Ganz abgesehen von diesen zwingenden Erwägungen muß man doch auch aus ästhetischen Gründen von einem Verkehr während der Regel abraten. Ich brauche hier wohl nicht allzu deutlich zu werden! So unwiderstehlich heftig wird der Geschlechtstrieb bei niemandem sein, daß er alle Rücksichten der Konvention und der Hygiene mißachten darf, nur um sich zu befriedigen. Ein anständiger Mann denkt auch an seinen Partner, dem ein Verkehr in dieser Zeit ganz instinktiv zuwider ist. [Die verwirrte Leserin können wir beruhigen: ›Partner‹ des Mannes ist in jenen Jahren noch gewöhnlich eine Frau – d. Verf.]

Wir haben jedenfalls von keiner Frau gehört, sie trage während der Periode besonderes Verlangen nach ehelichem Verkehr.

Sogar Prostituierte halten sich an das Vorbild der Kameliendame (Alexandre Dumas), die vier Tage im Monat eine rote, die übrige Zeit eine weiße Kamelie trug. In den Tagen der roten Kamelie war Verkehr tabu.«[7]

Die GärtnerInnen würden jauchzen, wenn diese Praxis allgemeine Verbreitung fände. Die Aufklärer der siebziger Jahre wären dagegen sicher geteilter Meinung, da durch die Blumenbotschaft zwar das Tabu der Geheimhaltung durchbrochen würde – jenes der Unberührbarkeit während der Periode jedoch aufrechterhalten bliebe.

Das gilt allerdings nur für jene Sexualaufklärer, die sich auch der Menstruationsfrage annehmen. Daß das nicht selbstverständlich ist, zeigen die damaligen Aufklärungsfilme (Kolles »Helga« und die zahlreichen Nachfolger), die vielfältigen »Sex-Bücher« und die Zeitschriften wie »twen« und »Jasmin – unser Leben zu zweit«, die zwar von freier Liebe, Luststeigerung, erotischen Phantasien, Empfängnisverhütung, Homosexualität u.ä. nur so überquellen, die Menstruation aber in den Anzeigenteil verbannen, wo immerhin seit den späten sechziger Jahren leibhaftige Tampons zu besichtigen sind.

Das Gros der Aufklärungsautoren und -autorinnen ist also nach wie vor der Auffassung: »Darüber spricht man nicht!« – nicht so sehr aus Prüderie, sondern im Zuge einer Sexualeuphorie, die zum Geschlechtsverkehr ermuntern will. Und da ist die offene Auseinandersetzung mit der Menstruation doch eher hinderlich, weil man Position beziehen müßte zu der Frage – darf man nun – oder darf man nicht: siehe oben. Also wird's brav ausgeklammert, sowohl bei »konkret«, als auch bei Kolle, in der »Roten Grütze« und im »twen«.

---

6   Silló-Seidl, G.: Der Frauenreport, Zürich 1971, S. 52
7   Thema Eins, a.a.O., S. 19

Jedoch nicht bei Günter Amendt, dessen »Sex-Buch« in vielerlei Hinsicht zum Schrittmacher wird. Getreu der Devise, die Betroffenen selber zu Wort kommen zu lassen, läßt er Ulrike über ihre erste Periode und die darauf folgenden Erfahrungen berichten.

»Ulrike: ›Auf die erste Monatsblutung war ich natürlich auch nicht richtig vorbereitet. Meine Mutter hatte zwar mal irgendwann erwähnt: Bald bekommst Du Deine Tage – doch das habe ich damals nicht verstanden. Jeder Tag war mein Tag, wieso sollte ich nun plötzlich ein paar Tage zusätzlich bekommen?

So war ich überrascht, aber nicht völlig ahnungslos, als ich meine erste Periode bekam.

Aber sie war mir unangenehm. Eine Freundin, die in der Schule von einer Lehrerin aufgeklärt worden war, versuchte zwar, mich zu beruhigen, aber ich war noch mißtrauisch und fragte mich, ob die Blutungen nicht Zeichen für eine Krankheit seien. Vor allem hatte ich Kopfschmerzen und krampfhafte Schmerzen im Unterleib. Nun bekam auch das geheimnisvolle Paket einen Sinn, das sich meine Mutter einmal im Monat – säuberlich in Zeitungspapier eingewickelt – besorgte. Einmal hatte ich mitbekommen, wie sie die Verkäuferin nach ›Damenbinden‹ fragte. Das brachte mich ganz durcheinander. Denn als mein Vater sie bei einer Familienfeier scherzhaft zum Tanzen aufforderte und sagte: Gestatten, die Dame – hat sie ganz säuerlich gesagt: Ich bin

Ein Tampon ist nur ein zehntel so groß wie eine Binde. Wie sicher kann er sein?

Mindestens so sicher wie eine Binde. Denn bei einer Binde wird nur die Mitte voll ausgenutzt. Der Rest des Materials ist vor allem da, weil Binden leicht verrutschen können.

Und genau das ist bei einem o. b. Tampon unmöglich. Denn er wird innerlich getragen und kann auch bei körperlicher Bewegung seine Lage nicht verändern.

Außerdem wird o. b. nach einem Verfahren hergestellt, das garantiert, daß o. b. beim Gebrauch nicht länger wird. Das garantiert den einwandfreien Sitz der o. b. Tampons und erhöht ihre Sicherheit.

o. b. Tampons bestehen aus chemisch reiner Watte, die aufgerollt und dann gepreßt wird. Sie können nicht fusseln. Der Rückholfaden ist im Tampon eingerollt und dann verknotet. Er

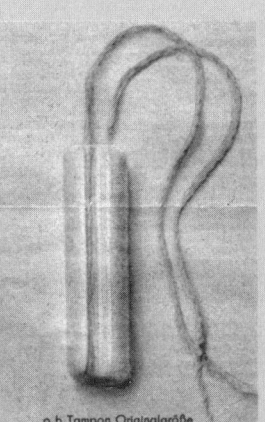

o.b.Tampon Originalgröße

kann also nicht abreißen oder verschwinden.

o. b. kann man ohne Hilfsmittel (wie Papphülsen z. B.) benutzen. Sie passen in jede Handtasche. Man kann sie überallhin unauffällig mitnehmen.

o. b. gibt es in drei verschiedenen Größen: o. b. normal, o. b. extra, o. b. spezial. Damit Sie leicht die richtige Größe finden, gibt es eine Probepackung mit je drei Tampons in jeder Größe.

Sollten Sie diese Packung in Ihrem Geschäft nicht bekommen, schicken Sie DM 0,60 in Briefmarken an die untenstehende Adresse.

Wenn Sie noch Fragen haben, schreiben Sie bitte an die Ärztinnen der Dr. Carl Hahn GmbH, Wissenschaftliche Abteilung, 4 Düsseldorf, Postfach 3820.

eine Frau, keine Dame. Warum wurde sie nun plötzlich so vornehm und verlangte ›Damenbinden‹?

Erst mal habe ich mich an den Vorräten meiner Mutter bedient. Die Binden trugen jedoch so auf, vor allem, wenn ich Jeans trug, daß ich bald auf Tampons umstieg. (...)

Am Anfang hatte ich Schwierigkeiten, die Stelle zu finden, an der der Tampon eingeführt wird. Nachdem die erste Monatsblutung vorüber war, habe ich mir mit Hilfe eines Spiegels angesehen, wo genau der Tampon einzusetzen ist.

Ich stell mich immer mit einem Bein auf einen Hocker, um den Tampon einzuschieben. Einmal allerdings hatte ich vergessen, den Tampon vorher rauszuziehen und den zweiten bereits reingeschoben. Danach kam ich an den Faden nicht mehr ran. Ich bin zum Arzt gegangen, der hat ihn mir rausgezogen.‹« [8]

Amendt verweist auf die Möglichkeit, sich mit dem Tampon selbst zu entjungfern (sei es absichtlich oder unabsichtlich), ohne diesen Sachverhalt negativ zu bewerten. Daß er damit sachlich schief liegt, ist mittlerweile medizinisch erwiesen, denn das Jungfernhäutchen hält »in aller Regel« dem Druck des Tampons stand. Daß sein Anliegen, Mädchen die Notwendigkeit der Autonomie über ihren Körper bewußt zu machen, berechtigt ist, steht zum Glück inzwischen ebenfalls fest. – Spätestens, seit die Frauen beschlossen haben, ihre Sache selber in die Hände zu nehmen.

»Schwestern, zerreißt Eure Ketten ...«

Der Beschluß, sich aus der männlichen Protestbewegung herauszulösen, um dort nicht länger Stullen zu schmieren und Flugblätter zu verteilen, während die Genossen debattieren, steht zwar nicht am Anfang der Frauenbewegung in Deutschland – aber er markiert das Wiederaufleben jener radikalen Gedanken und Forderungen, die 1933 zusammen mit anderen fortschrittlichen Ansätzen zum Verstummen gebracht wurden.

Aufklärung und Proteste, Enttabuisierung und sexuelle Befreiung in den Jahren seit 1968 ziehen Frauen wohl mit in ihren Sog, sie gestehen ihnen aber nicht die Eigenständigkeit ihrer Interessen zu.

Vor allem der Kampf gegen den Paragraphen 218 – die strafrechtliche Verfolgung von Schwangerschaftsabbrüchen – treibt die Frauen auf die Straße, da ihnen von Seiten der Männer die Solidarität in der Sache verweigert wird. »Nebenwiderspruch« nennen die Genossen das, was die Frauen ihnen als ihre spezifischen Probleme vortragen. Erst kommt der Klassenkampf – dann kommt (vielleicht?) die Befreiung der Frau.

---

8 Amendt, G.: Das Sexbuch, Dortmund 1979, S. 29 f.

So sehen es die Männer – nicht zuletzt ihre privaten, egoistischen Interessen vor Augen. Die Benachteiligung, der die Frau ausgesetzt ist, hat doch auch ihre praktischen Seiten. Nicht nur in den Häusern der alten Patriarchen muß doch schließlich irgendjemand für die Kinder zuständig sein, die Wäsche waschen und kochen und putzen und ...

Auch die intellektuelle Konkurrenz der Frauen ist den Genossen nicht geheuer. Die Überlegenheit der Männer läßt sich deshalb am besten unter Beweis stellen, indem man die Frauen so gut es geht vom Studium fernhält.

»Habt Ihr schon mal darüber nachgedacht, warum sie Frauen ausschließen? Ihr wißt ja, was sie sagen: Die Zulassung der Frauen zum Medizinstudium oder in Harvard oder irgendwo bedeutet eine Senkung des Leistungsniveaus, aber Ihr wißt ja so gut wie ich, daß Frauen bessere High-School-Examen machen als Männer. Das meinen sie also nicht. Und Frauen zerfleddern die Bücher und beschmutzen die Titelkartei nicht mehr als die Männer, stimmts? Also ist es bloß Höflichkeit, wenn die Männer von Leistungsniveau reden. (...) Sie wollen uns nicht in Verlegenheit bringen. Der wahre Grund ist die Hygiene. Laßt die Frauen durch den Haupteingang herein – und was machen sie? Platsch, platsch, ein großer Klumpen Menstruationsblut direkt auf der Türschwelle! Wo sie auch hingehen, die Frauen, das machen sie doch überall: platsch, platsch. Überall in der Bibliothek sieht man jetzt schon diese kleinen Häufchen klumpigen Bluts. Sie haben Spezial-Putzkolonnen angeheuert, die dafür sorgen, daß immer dezent aufgewischt ist. Diese Kosten! Und sie müssen extra Toiletten einbauen! Auch das ist teuer und platzraubend. Aber was kannst Du schon machen? Die Frauen sind so, 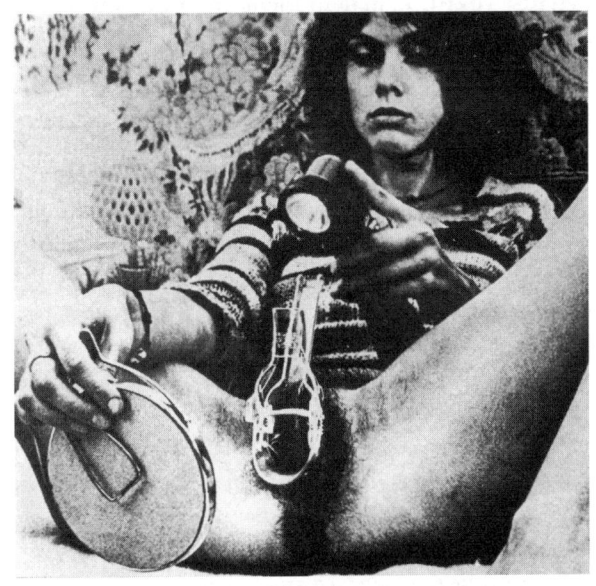 *sie machen es überall: platsch, platsch. Es ist nur ein weiteres Beispiel für den Verfall der allgemeinen Maßstäbe in der modernen Welt, wenn man Frauen zuläßt.«* [9]

Genauso sieht es auch ein Professor der Jurisprudenz an der Universität in Mainz, der – im Jahr 1991! – vom Katheder des Hörsaals aus darum bat, daß sich die menstruierenden Studentinnen in die letzte Reihe begeben möchten – er könne bei dem Gestank nicht arbeiten. Verständlicherweise stand keine der Frauen auf – unverständlicherweise erhob sich jedoch auch keinerlei Protest. Der Herr Professor lehrt noch heute.

Trotz solcher Anfeindungen und Diskriminierungen versuchen Frauen von unterschiedlichen Seiten her, ihren Platz in der Geschichte und Gegenwart zu definieren, zu erobern und zu behaupten. In diesem Zusammenhang erfolgt auch eine Annäherung an

---

9   French, M.: Frauen, Reinbek 1978, S. 382

die Menstruationsproblematik: Es beginnt die Suche nach historischen Zeugnissen weiblicher Menstruationsrituale und nach Beschreibungen und Deutungen, die nicht aus männlicher Feder stammen. Matriarchale Kultur und Mystik werden als Fundgrube weiblicher Symbolik wiederentdeckt, Heilkunst und Hexenglaube zu Beginn der Neuzeit erscheinen in neuem Licht. Und vor allem die Erforschung des Lebens fremder Stammeskulturen löst eine Betroffenheit ohnegleichen aus: Erstmals wird es nicht nur intellektuell durchschaubar, sondern auch sinnlich begreifbar, daß die weibliche und männliche Rolle, so wie wir sie seit gut 200 Jahren in Europa definieren, weder naturgegeben noch gottgewollt ist – sondern ein Kulturprodukt. Es geht auch ganz anders: ohne Herrschaft und Hierarchie, ohne weibliche Schwäche und männliche Machtgelüste, ohne Triebunterdrückung, ohne Besitzdenken und ohne die uns beherrschenden Tabus.

Zuvor war ein Leben ohne diese Merkmale kaum vorstellbar. Angesichts der fremdem Realitäten jedoch stellt sich die Frage nach dem Zweck unserer spezifischen Gesellschaftsstruktur in neuem Licht und führt innerhalb der Frauenbewegung zur Entwicklung einer Patriarchatskritik, welche die bestehenden geschlechtlichen Herrschaftsverhältnisse grundsätzlich infrage stellt: nicht zuletzt das Herrschaftsverhältnis zwischen dem Gynäkologen und seiner Patientin.

1979 ist das erste Sonderheft der Zeitschrift »Courage« (eine Berliner Frauenzeitschrift, die bis 1984 monatlich erscheint) ausschließlich dem Thema der Menstruation gewidmet – und die Mehrheit der KioskbesitzerInnen weigert sich, das Heft öffentlich auszulegen: wegen des Titelbildes, aber auch wegen des Themas schlechthin.

In der Einleitung zu dem Heft begründen die Redakteurinnen ihre Entscheidung folgendermaßen:

»In den vergangenen Jahrzehnten war es für uns wichtig, die Menstruation zu verheimlichen, weil sie den Herren immer als Vorwand gedient hat, Frauen ausschließlich auf Frauenarbeit zu verweisen – entweder auf die unbezahlte Arbeit zu Hause – hat man schon mal was davon gehört, daß einer menstruierenden Frau streng verboten worden wäre, das Baby zu wickeln, das Klo zu putzen oder schwere Einkaufstaschen zu schleppen – oder auf die unterbezahlte Arbeit außer Haus. Die besser bezahlten Posten nehmen die nicht-menstruierenden Herren lieber selber ein. Für uns ist es ein Ausdruck unseres veränderten Selbstverständnisses, daß wir uns nicht weiter widerspruchslos anpassen lassen an Urteile und Vorurteile, die auf dem männlichen Körper als Maß aller Dinge beruhen.« [10]

Der Vorsatz, sich nicht weiter widerspruchslos anpassen zu lassen, verweist sowohl auf die Notwendigkeit, die Schaffung einer wirksamen Antidiskriminierungsgesetzgebung voranzutreiben und dadurch dem ungerechtfertigten Ausschluß bzw. der Benachteiligung von Frauen »aufgrund ihrer körperlichen Eigenschaften« entgegenzuwirken.

Zum anderen führt er auf das Prinzip der Selbsthilfe hin, auf die autonome Aneignung und Anwendung von medizinischem Wissen, auf Selbstuntersuchungstechniken und die gesundheitliche Betreuung von Frauen in selbstgeschaffenen Einrichtungen der Frauenbewegung. Der alte Wilhelm Reich hätte es sich bestimmt nicht träumen lassen, daß ausgerechnet die autonome Frauenbewegung seine Forderung nach Selbstorganisation des

---

10 Courage, Sonderheft 1979, S. 4

Gesundheitswesens und eigenständiger Setzung sexualethischer Normen – wenn auch nur modellhaft – verwirklichen würde. Oder doch?

»Selbsthilfe ermöglicht uns, direkt etwas für uns zu tun. Selbsthilfe ist jedoch keine private, individuelle Lösung. Wir bekommen durch Selbstuntersuchung mehr Wissen über unseren Körper. Wir wehren uns gemeinsam dagegen, daß wir mit schädlichen Medikamenten und Verhütungsmitteln behandelt werden, daß Vorsorgeuntersuchungen unzulänglich, Abtreibungen in der herkömmlichen Weise demütigend und gefährlich sind, und daß Gebären unnatürlich verändert wurde. Wir wollen uns nicht länger diesen Technokraten und Profitmachern für ihre Experimente zur Verfügung stellen.« [11]

Um sich von Konsum und Technologie unabhängig zu machen, propagieren viele Vertreterinnen dieser Selbsthilfeinitiativen das Menstruationsschwämmchen als Alternative zu Tampon und Binde.

Sie reagieren damit u.a. auf die Alarmsignale, die Anfang der 80er Jahre von der in der USA beobachteten Tampon-disease ausgelöst wurde: Es war dort ein Tampon entwickelt worden, der 48 Stunden »dichthalten« konnte, von dem aber eine hohe Infektionsgefahr ausging. Die Todesopfer dieses Super-Tampons lösten einen Schock aus, der auch auf Europa übergriff, obwohl der fragliche Tampon hier nie auf den Markt gekommen ist.

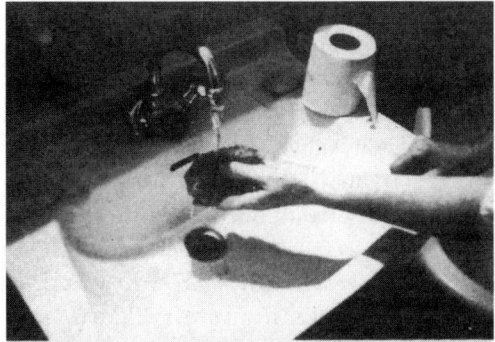
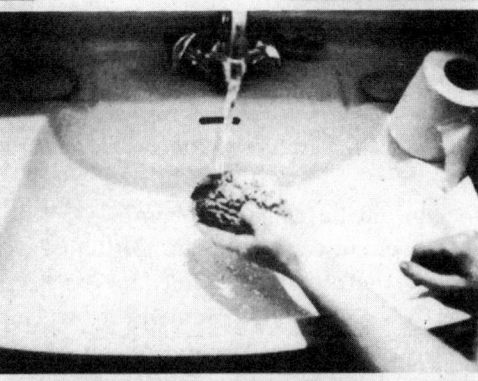
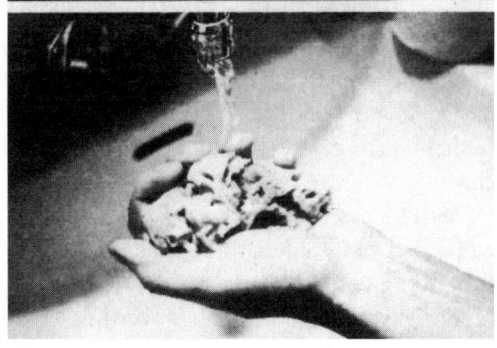

Menstruationsschwämme

Vor allem warnen die Selbsthilfeinitiativen – teilweise auf höchst unterhaltsame Weise – vor den Auswüchsen übertriebener Reinlichkeits- und Sterilitätsvorstellungen:

– *» ›Hartmut – die superdünne Slipeinlage in Tütenform mit Haftstreifen für jeden Tag. Sie überzeugt durch ihren perfekten, sicheren Sitz, ihre Körperfreundlichkeit, ihre extrem hohe Saugkraft und ihren frischen Deo-Duft. Sie ist so anschmiegsam, daß er sie nicht spürt. Hartmut gibt es in fünf verschiedenen Größen – damit niemand zu kurz kommt – und in drei herb-aktiven Duftnoten.*

---

11 Hexengeflüster 2, Berlin 1976, S. 11

– *Runfree, sein Hygiene-Handschuh für zu Hause und unterwegs. Er ist keimfrei und einzeln verpackt und sorgt sicher dafür, daß sich Hände und Intimbereich nie zu nahe kommen. Runfree: Der gepflegte Mann benutzt ihn immer!«*[12]

Am größten ist die Empörung der Vertreterinnen der Frauenbewegung, wenn in den »natürlichen Ablauf« des weiblichen Körpers eingegriffen werden soll – auch wenn dieser Ablauf durch so vielerlei Außeneinwirkungen beeinflußt wird, daß von »Natur« oder »Normalität« kaum noch die Rede sein kann.

»Den Vogel in der Diskussion um die Menstruation und ihre Begleiterscheinungen schießt dabei der Frauenarzt Dr. Walter Prinz ab. Sein Leserbrief in der Fachzeitung ›Medical Tribune‹ wurde mit den Schlagworten ›Zwei Monatsblutungen pro Jahr sind genug‹ betitelt. Die Monatsmenstruation ist laut Prinz eigentlich nichts anderes als ein Zivilisationsschaden. Frauen von heute sollten sich generell ›von der Tortur mehrhundertfacher unsinniger Abbruchblutungen erlösen‹.

Was uns hier als Emanzipation angeboten und als Befreiung verkauft wird, fragt nicht nach den Ursachen der Beschwerden, sondern propagiert die ›wartungsfreie, funktionierende Frau‹.«[13]

Obwohl die Menstruation immer mehr Bedeutung im Leben der Frauen gewinnt, weil sie früher einsetzt, später aufhört und durch weniger Schwangerschaften unterbrochen wird, verliert sie als Phänomen für die ÄrztInnen immer mehr an Interesse: Sie erscheint überflüssig. Wieweit damit ein Prozess eingeleitet wird, an dessen Ende die Frau selber überflüssig wird, weil sie als Gebärerin nicht mehr gebraucht wird, zeigen die Diskussionen um die Gen-Technologie.

Statt technokratischer Eingriffe befürworten die Frauen die sachgerechte Erkundung der Ursachen von Störungen und Beschwerden.

Dabei wird der Blick nicht nur auf die Umweltfaktoren, sondern auch auf die Verinnerlichungen gerichtet, welche das Bewußtsein und die Verhaltensweisen der Frauen beeinflussen.

Daß Menstruationsschmerzen z.B. etwas mit den typisch weiblichen Rollenkonflikten zu tun haben könnten, ist mehr als plausibel. Trotzdem hat der Umstand lange Zeit keine Beachtung gefunden.

Die Psychologin Monika Sieverding ist der Frage nachgegangen, welchen Konflikten im weiblichen Lebenszusammenhang ein direkter Bezug zu Menstruationsbeschwerden nachgewiesen werden konnte.

»Bei einem Literaturüberblick zeigen sich widersprüchliche Ergebnisse bezüglich des Zusammenhangs von Feminität und Menstruationsbeschwerden. Während vor allem ältere Untersuchungen eine Beziehung zwischen Maskulinität, Ablehnung von weiblichen Rollen und Menstruationsbeschwerden nahelegen, zeigten neuere Ergebnisse, daß gerade ›feminine‹ Frauen mit eher traditionellen Wertvorstellungen die meisten Beschwerden hatten. (...)

Betrachtet man die Menstruationsbeschwerden als psychosomatisches Phänomen, wäre nach zugrundeliegenden psychischen Konflikten, ob bewußt oder unbewußt, zu suchen.

---

12 Blume/Schneider: Die Regel, München 1984, S. 45
13 Corazza/Ernst: Das prämenstruelle Synrom, in: Emma 6/87, S. 42

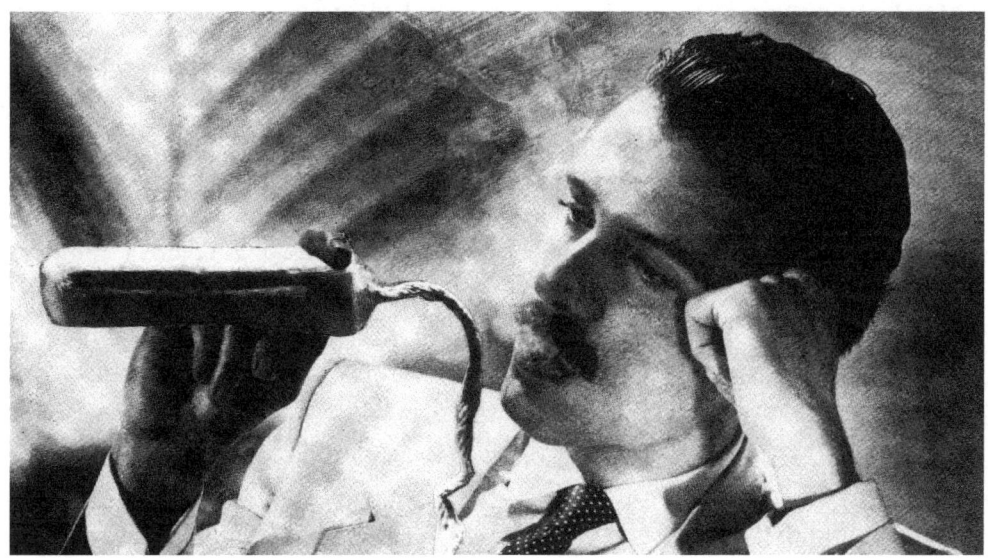

*Auf die weibliche Rollenproblematik in Beziehung zu Menstruationsbeschwerden angewen-
det, hieße das, daß die Frauen, die Konflikte mit der weiblichen Geschlechtsrolle haben, auch
stärkere Menstruationsbeschwerden erleben.*

*So könnten vielleicht auch die scheinbar widersprüchlichen Ergebnisse bezüglich des Zusam-
menhangs von Feminität/Maskulinität und Menstruationsbeschwerden unter einem Gesichtspunkt zusammengefaßt werden. Waren es in den ersten Jahrzehnten dieses Jahrhunderts eher die
Frauen, die mit ihren ›maskulinen‹ Einstellungen und Eigenschaften in ihrer Umwelt ›aneck-
ten‹ und so Konflikte mit ihrer Rolle entwickelt haben könnten, mögen es heute eher die mehr
traditionell eingestellten Frauen sein, die sich mit einem gewandelten Frauenbild und veränderten Umwelterwartungen konfrontiert sehen.«* [14]

Angelika Blume und Sylvia Schneider, die Autorinnen des Buches »Die Regel – eine
herbeigeredete Krankheit«, bestätigen die Vermutung, daß auch Rollenkonflikte für die
mit der Periode verbundenen Beschwerden verantwortlich sind. Vor allem aber verweisen sie auf die gesellschaftlich angelegten Widersprüchlichkeiten, wenn's um die »Regel«
geht:

*»Nur sehr wenige Frauen haben ein wirklich positives Verhältnis zur Menstruation. Das ist
nicht verwunderlich, denn das Menstruationstabu hat ja bereits einige Jahrtausende überstanden
und ist auch heute noch wirksam. Noch heute fühlen sich die Frauen unrein und krank, wenn sie
ihre ›Regel‹ haben – und werden auch häufig während dieser Zeit für körperlich und seelisch
ver-rückt erklärt.*

Andererseits ist der Monatszyklus der Maßstab funktionierender Weiblichkeit.« [15]

---

14 Sieverding, M.: Geschlechtsrollenproblematik und Menstruationsbeschwerden, Marburg 1982, S. 18 ff.

15 Blume/Schneider: a.a.O., S. 9

Die Frauenbewegung hat viel dazu beigetragen, das Bewußtsein der Frauen bezüglich dieser Widersprüche zu schärfen, ihre Beziehung zu ihrem Körper zu verbessern und ein neues Verständnis gegenüber den Vorteilen und Schattenseiten der Medizin zu entwikkeln.

Trotzdem sieht die Wirklichkeit noch weitgehend so aus, daß die Mehrheit der Frauen es vorzieht, die Klappe zu halten, Tabletten zu schlucken und die Binden möglichst unauffällig verschwinden zu lassen.

Die amerikanische Feministin Germaine Greer hat diese Haltung auf ihre Weise kommentiert: »Wenn Du glaubst, Du seist emanzipiert, so stell Dir mal vor, Dein Menstruationsblut zu kosten – wird Dir schlecht, hast Du noch 'nen langen Weg vor Dir, Baby!«[16]

Magierinnen oder Medizin-Männer?

Zum Glück ist die Medizin in den letzten Jahren in Bewegung geraten. Es stehen sich keine unversöhnlichen Gegensätze in Form alternativer Anti-Medizin und klassischer Tabletten- und Operationsgläubigkeit gegenüber, sondern eine breite Palette von medizinisch/therapeutischen Ansätzen, deren Übergänge fließend sind und deren VertreterInnen zunehmende Bereitschaft zeigen, sich zumindest gegenseitig zuzuhören.

Dabei sind die Unterschiede in der Tat groß. Die amerikanische Ärztin Dr. R. Rodewald z.B. dürfte in der konservativen Gynäkologenschaft mit ihrem therapeutischen Experiment, das sie mit einer Gruppe von 8 Frauen über sechs Monate hinweg durchführte, auf wenig Verständnis gestoßen sein.

»Das Ziel blieb immer gleich. Es galt, eine wirkungsvolle Heilweise oder Arzneien zu finden, die die zahlreichen Probleme, die mit dem menstruellen Zyklus zusammenhingen, milderten. Auch die Mittel, mit denen die Vorgehensweise oder die Arzneien herausgefunden wurden, blieben den größten Teil der Arbeit über gleich. Sie sollten unmittelbar von Frauen stammen oder aus Hinweisen von Frauenkulturen, die längst erloschen sind, wie beispielsweise die Amazonengesellschaft (...).

Ich ging davon aus, daß menstruelle Beschwerden überall vorgekommen sind, in allen Kulturen und zu allen Zeiten, und daß es immer Frauen gab, die Kenntnisse über wirkungsvolle, schmerzlindernde Mittel besaßen. Mein Ziel war es, dieses Wissen auf zwei verschiedenen Wegen freizulegen:

1) Aus Überresten solcher Kenntnisse, die möglicherweise noch in Archiven existierten oder auf antiker Keramik, in Hieroglyphen, sowie Grab- und Höhlenmalereien;

---

16 Greer, G.: Der weibliche Eunuch, Frankfurt 1970, S. 51

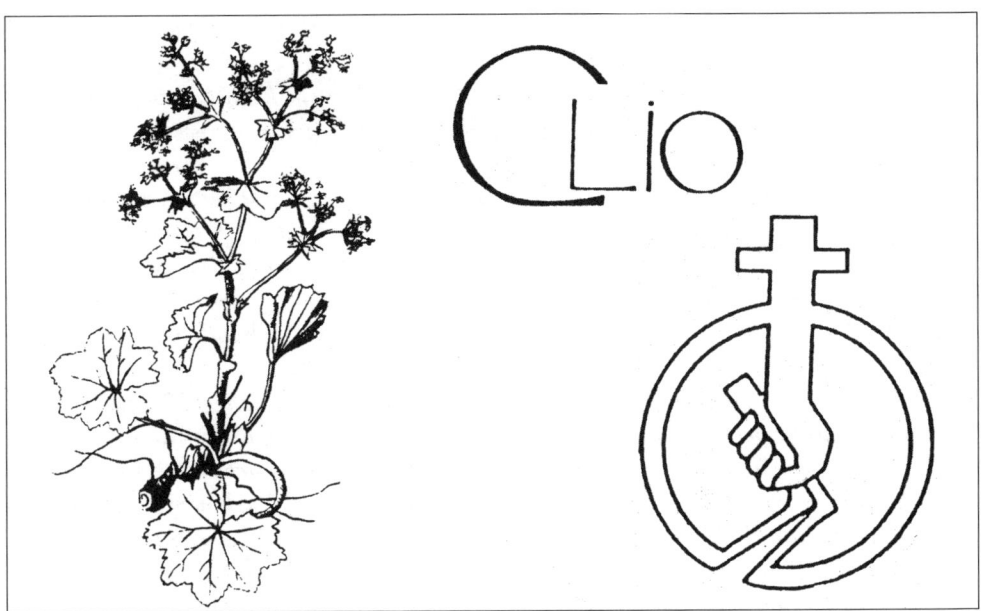

2) Aus dem, was Frauen im Zusammenhang mit Menstruation immer noch glauben oder anwenden.«[17]

Auf der anderen Seite bekämpfen die VertreterInnen der »sanften Medizin« ganz vehement die dauerhafte Dämpfung von Schmerzen durch Tabletten ebenso wie die Langzeitzufuhr von Hormonen. Vor allem aber bekämpfen sie die übergroße Bereitschaft, möglicherweise auch anderweitig lösbaren Problemen operativ zuleibe zu rücken.

Dazwischen gibt es eine ganze Reihe weiterer Ansätze und Verfahren, die sich weder der einen noch der anderen Seite eindeutig zuordnen lassen.

Der springende Punkt ist, daß eine Linderung der Menstruationsschmerzen – und um diese geht es inzwischen in erster Linie – noch immer nicht wirksam und (was die Nebenerscheinungen betrifft) befriedigend erfolgen kann. Es ist zwar bekannt, daß die Schmerzen von den Prostaglandinen im Gebärmuttermuskel verursacht werden, wie aber den sehr unterschiedlich ausgeprägten Beschwerden beizukommen sei, ist nicht ohne erhebliche Einschränkungen zu sagen.

Die über die Schmerztablette hinausgehenden geläufigen Möglichkeiten stellt ein Frauenarzt in einem der klassischen Ratgeber zusammen:

»Bei nicht allzu starken Schmerzen helfen oft schon die alten Hausmittel:
— *Wärme. Setzen Sie sich in eine Badewanne oder legen Sie sich ein Heizkissen auf den Bauch*
— *Trinken Sie einen doppelten Kognak*
— *Schlucken Sie ein oder zwei koffeinhaltige Tabletten. Zwei Tassen starker Kaffee tun es auch.*

---

17 Rodewald, R.: Magie, Heilen, Menstruation, München 1977, S. 14

Alle diese Mittel haben die gleiche Wirkung: Sie erweitern die Blutgefäße und wirken deshalb entkrampfend.

Wenn Ihnen jedoch weder Wärme noch Alkohol noch Koffein Erleichterung verschaffen, dann müssen Sie zum Arzt gehen. Er kann Ihnen auf alle Fälle helfen, und zwar durch eine Hormonbehandlung. (...)

Seit einiger Zeit gibt es auch ein Gestagen, das den Eisprung nicht verhindert, die Regelschmerzen aber zum Verschwinden bringt. Wenn sie das Medikament vom 5. bis zum 25. Zyklustag regelmäßig zweimal täglich einnehmen, vermindert es das Zusammenziehen der Gebärmutter und der Arterien so weit, daß sie beschwerdefrei bleiben.« [18]

Grundsätzlich anders klingen die Ratschläge im Frauenbuchverlag übrigens auch nicht:

»Wenn Menstruationsschmerzen erst spät auftreten (nach dem Alter von 20 bis 25 Jahren), mußt du dich untersuchen lassen, um verschiedene Krankheiten auszuschließen. Myome (Gewächse) in der Gebärmutter können Menstruationsschmerzen verursachen. Oder eine andere Krankheit, die Endometriose. Bei dieser Krankheit findet man kleine Klümpchen von Gebärmutterschleimhaut auf den Organen in der Nähe, z.B. auf den Eierstöcken, den Eileitern, auf der Blase (...) Man behandelt diese Krankheit, indem man hohe Dosen vom Schwangerschaftshormon Progesteron gibt, um dadurch eine Schwangerschaft vorzutäuschen, Eisprung und Monatsblutung zu unterdrücken.

Dadurch schrumpft die überflüssige Schleimhaut allmählich. In einigen Fällen kann es notwendig werden, die versprengte Schleimhaut operativ zu entfernen.« [19]

Gerade aber die regelmäßige Hormonzufuhr wird von vielen Frauen abgelehnt, und chirurgische Eingriffe werden nur im äußersten Notfall erwogen. Doch auf welche Alternativen können die Leidenden zurückgreifen? Wie sehen die Heilungs- oder Linderungschancen z.B. mit naturheilkundlichen oder psychologischen Methoden aus?

Die Menge der RatgeberInnenliteratur, die von Atemübungen, Kräutertees, Gymnastik, Yoga, Autosuggestion bis hin zur altbekannten Hypnose reicht, täuscht über die nach wie vor bestehende Ratlosigkeit hinweg, denn die einzelnen Mittel können zwar punktuell hilfreich sein, aber sie entbinden nicht von der Notwendigkeit, die Ursachen der Menstruationsschmerzen je individuell zu ergründen, soll eine dauerhafte Befreiung von den Beschwerden erfolgen.

Die Selbsthilfegruppen der Frauenbewegung setzen in erster Linie auf die Aufklärung über den eigenen Körper, um Ängste auszuschalten, die auf Unkenntnis oder übernommen Vorurteilen beruhen. Der wesentlichere Schritt jedoch ist das Gruppengespräch über die möglichen Ursachen der Schmerzen: über das Elternhaus, die Erziehung, die Beziehung zu den Eltern und Geschwistern, die Sexualaufklärung zuhause und in der Schule, traumatische Erlebnisse, die Vorgänge der Menarche, die ersten Sexualkontakte – und alles andere, was bedeutsam gewesen sein könnte. Die Erfahrung hat gezeigt, daß die Bearbeitung der Erinnerungen durchaus dazu führen kann, den Knoten zu finden und zu lösen, der die Schmerzen verursacht.

18 Legal, H.-P.: Frauenkrankheiten, München 1979, S. 21 f.
19 Frau – ein Handbuch, München 1978, S. 55

Ärztinnen und Ärzte dringen demgegenüber gewöhnlich erst einmal darauf, alle möglichen körperlichen Ursachen abzuklären, ehe nach psychischen Gründen gesucht wird, und sie warnen davor, ernsthafte körperliche Beschwerden auf diesem Weg zu verschleppen.

Wir werden in diesem Jahrhundert vermutlich keine Lösung mehr kennenlernen, die alle gerechtfertigten Ansprüche an die Behandlung von Menstruationsbeschwerden berücksichtigt.

Selbst der steigende Anteil von Ärztinnen, die gynäkologische Forschung und die Bemühungen der Frauenbewegung haben nicht vermocht, diesen mißlichen Zustand grundsätzlich zu ändern. Das ist eigentlich nicht verwunderlich, denn: Wenn die Menstruation nicht nur die »Achse im Leben einer Frau« (Silló-Seidl), sondern vor allem ihre Schwachstelle ist – der körperliche Vorgang, der am deutlichsten auf Störungen von außen reagiert –, so kann die Menstruation als Problem nicht verschwinden, solange die gesellschaftlichen Probleme der Frau weiterbestehen.

Drei Dinge braucht die Frau: Reinheit, Normalität und den Willen zur Verfügbarkeit

Die gegenwärtige Situation – menstruationsspezifisch betrachtet – zeichnet sich auf der einen Seite durch zahlreiche und bemerkenswerte Fortschritte im gesellschaftlichen, medizinischen und hygienischen Bereich aus. Dennoch kann von einer endgültigen oder auch nur weitgehenden Befreiung der Frau von dem alten Fluch keine Rede sein. Die Vergangenheit wirft noch immer ihre ideologischen Schatten auf die Lebensmöglichkeiten der Gegenwart, und den sich daraus nach wie vor herleitenden Zwängen haben sich neue hinzugesellt. Reinheit, Normalität und Verfügbarkeit stellen die unheilige Dreieinigkeit dar, welche diese Zwänge steuert.

Die Fortschritte der Menstruationshygiene und die Werbung dafür zeigen einerseits die zunehmende Verbesserung der hygienischen Möglichkeiten, sie verweisen aber auch auf die Wandlungen des Frauenbildes, auf dessen Licht- und Schattenseiten.

Werfen wir noch einmal einen Blick zurück:

»Die Werbung für Hygieneartikel änderte sich (...), je nachdem, ob Frauen primär im Haus oder in der Kriegsindustrie gebraucht wurden.

In den 40er Jahren wurden Frauen präsentiert, die dank der richtigen Binden oder Tampons auch während der Menstruation ihrer verantwortungsvollen Arbeit nachgingen. In den 50er und

159

*60er Jahren dagegen dominierten Bilder von Frauen, deren vorrangige Aufgabe darin zu beste-
hen schien, schön zu sein, unbeeinflußt von den Vorgängen ihres Körpers. Die Schlagworte
›Zartheit‹, ›Sicherheit‹ und ›Freiheit‹ wurden bestimmend.*

*Während der 70er Jahre zeigte die Reklame überwiegend junge Frauen, die in ihren ›kriti-
schen Tagen‹ ungehindert sportlichen Aktivitäten nachgingen. Gegen Ende des Jahrzehnts
tauchten dann auch berufstätige Frauen auf, und das Thema ›Sicherheit am Arbeitsplatz‹ kam
zur Sprache. Zu dieser Zeit gewann das Wort ›natürlich‹ an Bedeutung.*

*Ein neuer Werbetrend scheint jetzt dahin zu gehen, daß die Frau mit Hilfe der angepriesenen
Produkte ›ihre Tage erleben darf‹. (...) Die Frau soll jetzt ihre Periode beachten, sie ›ganz natürlich verlaufen‹ und es sich dabei ›gut gehen lassen‹. (...)*

*Diese neueste Entwicklung könnte zum einen auf die gegenwärtige wirtschaftliche Situation
zurückzuführen sein, die es in Hinblick auf den Mangel an Arbeitsplätzen für manchen wün-
schenswert erscheinen läßt, daß Frauen wieder mehr auf ihre körperlichen, reproduktiven Funktionen reduziert werden.*

*Zum anderen könnte dieser Stil der Werbung eine Reaktion auf Impulse sein, die von der
Frauenbewegung ausgingen.«* [20]

Trotz der Veränderungen der gesellschaftlichen Rahmenbedingungen und trotz der
objektiven hygienischen Fortschritte ist die Frage der Reinheit und Reinlichkeit subjektiv
noch ungelöst, wie nicht zuletzt die Flut von Zusatzpräparaten zur Ausmerzung aller
körperlichen Gerüche zeigt.

*»Die tiefe Angst, als unrein zu gelten und von anderen für unrein gehalten zu werden, ist
nicht allein mit unseren Vorstellungen von Hygiene und Körperpflege zu erklären. Die Menstruation fungiert dabei – abgesehen davon, daß sie für die sexuelle Seite der Frau steht – als Symbol für die angeblich naturgegebene Minderwertigkeit der Frau gegenüber dem Mann. Er ist
heute der Maßstab für körperliche und soziale Reinheit wie schon seit Jahrtausenden, und es ist
daher nur folgerichtig, daß eine Frau heute, wo das möglich ist, ihre Regel per Tampon einfach
wegsteckt und so das Thema Menstruation – zumindest äußerlich – zum Verschwinden bringt.
(...) Früher wurde sie wegen ihrer Menstruation aus dem öffentlichen Leben ausgesperrt, heute
sperrt sie selbst die Menstruation aus ihrem Leben aus.«* [21]

Der Gentleman genießt und schweigt – die Lady leidet und schweigt – und wäscht sich
unaufhörlich rein vom Blut, vom Geruch und von der Sünde, denn was sie wäscht, ist
nicht nur der Ort der Unreinheit, sondern auch der Ort der Lust.

Die Reinheit der Frau erweist sich damit als ein so komplexes Problem, daß ihm mit
Reinlichkeitsmaßnahmen kaum beizukommen ist.

Noch begehrenswerter als die Reinheit ist für die Frau jedoch das Prädikat der Normalität.

Die Normgläubigkeit bezieht sich sowohl auf die Beschaffenheit als auch auf den
Rhythmus der Menstruation. Dabei werden starke Blutungen mit eben noch aushaltbaren
Schmerzen eher als Norm betrachtet als schwache, kaum spürbare. So tief steckt der

---

20 Schlehe, J.: Das Blut der fremden Frau, Frankfurt 1987, S. 39 f.
21 Blume/Schneider: a.a.O., S. 43 f.

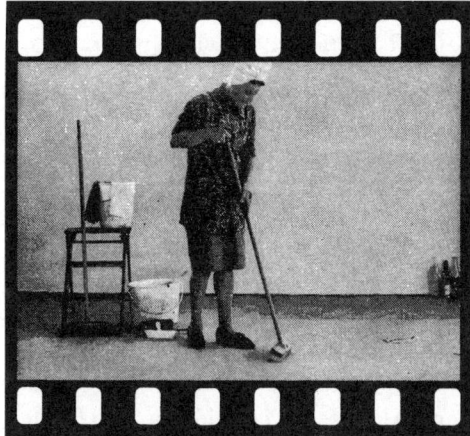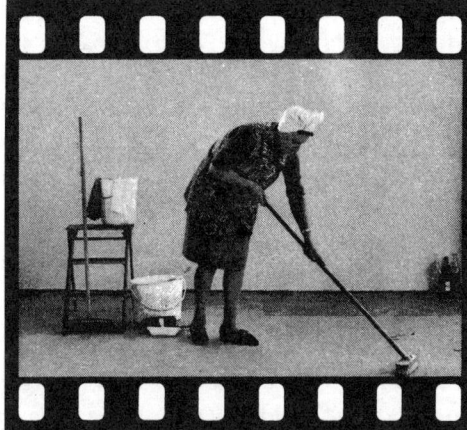

Glaube an die »monatliche Reinigung« in den Köpfen, daß die körperlich unbelastende, spärliche Regelblutung eher zum Anlaß für einen Arztbesuch genommen wird, als der – gesundheitlich durchaus schädliche – »halbe Blutsturz«.

Ebenso irrational wirkt die Fixierung auf den – in der Realität kaum existenten – 28-Tage-Rhythmus der Menstruation.

»Daß sich dieses 28-Tage-Kunstprodukt so hartnäckig hält, liegt daran, daß es so nützlich ist: Es macht die Bewertung von Frauen leichter, die Einteilung in normal und unnormal, in krank und nicht krank. Nachdem die Menstruation aufgrund der wissenschaftlichen Erkenntnisse der letzten Jahrzehnte nicht mehr als Krankheitszustand angesehen werden konnte, traten an die gleiche Stelle sehr enggesteckte Grenzen und Regeln und machten aus der bei jeder Frau individuell ausgeprägten Naturerscheinung Menstruation die sogenannte ›Regel‹: ein Geschehen, das sich bei allen Frauen in immer gleichen Abständen und in immer gleicher Weise zu wiederholen hat.«[22]

Wenn Frauen die Gebote der Reinheit und Normalität hinreichend verinnerlicht haben – ohne sie jemals hundertprozentig erfüllen zu können – sind sie mit dem notwendigen Potential an Schuldgefühlen ausgestattet, um volle Gewähr für die Erfüllung der dritten Forderung zu bieten: der Verfügbarkeit.

Nachdem berechenbar geworden ist, was die Menstruationsbeschwerden die Wirtschaft kosten, die englische Industrie 3%, die amerikanische sogar 8% ihrer gesamten Lohnkosten,[23] ist klar, daß die Schmerzen pharmazeutisch zu eliminieren sind, wenn »man« sich überhaupt noch den Luxus leisten möchte, auch die nicht mehr gebärwilligen Frauen mehr als maximal zweimal im Jahr menstruieren zu lassen.

So sind die periodischen Krankmeldungen in der Tat deutlich zurückgegangen. Um frühzeitig daran zu gewöhnen, daß die Menses kein Grund zum Krankfeiern sein darf, ist es auch in der Schule – zumindest bei den leistungsorientierten Gymnasiastinnen – aus der Mode gekommen, vom Turnunterricht fernzubleiben.

---

22 ebenda, S. 47 f.
23 vgl. Dalton, 1979, S. 114

Auch die sexuelle Verfügbarkeit der Frau ist offensichtlich so groß, daß nur die Periode – wenn überhaupt – als Rettung vor einem unwillkommenen Geschlechtsverkehr zu dienen vermag.

»Wenn eine Frau keinen Geschlechtsverkehr haben möchte, ist die Periode oft die einzige akzeptierte Begründung. (...) Es ist auch eine Ausrede für Frauen, die alleine leben. Indem sie die ›Tage‹ als Entschuldigung vorbrachte, hat schon manche Frau eine Verabredung zum Essen genießen können, ohne befürchten zu müssen, daß sie selbst der Nachtisch sein würde.«[24]

Und so stehen wir gegenwärtig angesichts eines fast umfassenden und allzeitigen Zugriffs auf die Frau vor dem Phänomen, daß sie zwar von der Periode als unausweichlicher Krankheit befreit ist – daß sie damit aber ebenso unausweichlich zu Gesundheit und Funktionstüchtigkeit verurteilt wird, auch wenn sie diese als Fiktion empfindet. Und sie wird dazu verurteilt, darüber zu schweigen. Die Strafe dafür, sich öffentlich für unfähig zu erklären, Tag für Tag die gleiche, unverminderte Aktivität zu entfalten, ist den Frauen bekannt: Schwäche, Krankheit, Hysterie und dergleichen führen zum gesellschaftlichen Ausschluß, wenn sie sich mit dem weiblichen Chromosom verbinden. Das ist ein Naturgesetz – solange die Frauen diese Zusammenhänge stillschweigend akzeptieren.

---

24 Courage, Sonderheft 1979, S. 10

Neues und Altes zu Menstruation und Hygiene – Ein Ausblick

Menstruation heute

Laut einer Umfrage des Bielefelder Meinungsforschungsinstituts Emnid gilt die Menstruation heute als ein Ereignis, auf das 70 % der Befragten gerne verzichten würden.[1] Wichtigste Gründe, keine Periode mehr haben zu wollen, waren menstruationsbedingte Beschwerden sowie eine verbesserte Hygiene und der Wunsch nach Erhöhung der Lebensqualität im allgemeinen.[2] Die wenigsten Frauen sehen die monatliche Blutung als ein Potential, als Zeichen von Fruchtbarkeit und Stärke. Die Periode wird als lästig empfunden, als ein Übel, dessen sich immer mehr Frauen gerne entledigen würden.

Die Zeiten, in denen Weiblichkeit zelebriert wurde und an den Schulen Menstruationsfeiern stattfanden, sind längst vorbei. Das Hochgefühl der Neuen Frauenbewegung ist verflogen, der Alltag ist eingekehrt. Die derzeitige Einstellung gegenüber der Regel ist sicherlich im Vergleich zu den 1950er und 60er Jahren durch mehr Offenheit, mehr Selbstverständlichkeit und eine erhebliche Modernisierung gekennzeichnet. Die Mädchen werden aufgeklärt und auf ihre erste Blutung vorbereitet. Aber trotzdem herrschen nach wie vor besonders in der Altersgruppe der 12- bis 16jährigen Mädchen eine gewisse Unsicherheit und nicht selten sogar negative Einstellungen der Periode gegenüber vor. Auf der einen Seite wird »die Mens« sehnlichst erwartet, weil sie das Ende der Kindheit und die Aufnahme in die Gruppe der »Großen« bedeutet. Aber auf der anderen Seite wird sie von denen, die es schon »erwischt hat«, als lästig empfunden: »Man kann nicht schwimmen gehen und dauernd muß man die Binden wechseln«. In den Interviews, die Karin Kraus und Gudrun Reinke zu dem Thema durchgeführt haben, wird darüber hinaus deutlich, daß der Umstand, daß die Menarche tendenziell immer früher im Leben der jungen Mädchen einsetzt, zu erheblicher Abwehr führt: *»Ich hab geheult und geschrien: ›Scheiße, ich will das noch nicht.‹«*[3]

---

1 zit. nach Elke Wolf: Pille ohne Blutung, in: Pharmazeutische Zeitung, 26, 2000

2 ebd.

3 zit. nach Karin Kraus/Gudrun Reinke: Von der Pubertät bis zu den Wechseljahren. Erfahrungen mit der Menstruation, Frankfurt am Main 1996, S. 26

Erst in späteren Jahren, wenn die Frauen zwischen 20 und 30 Jahre alt sind, wird die Blutung auch als Quelle einer Kraft und Stärke interpretiert. Diese Frauen *sind sicherer im Umgang damit, auch hinsichtlich der Fragen der Hygiene. ... sie haben sich eingerichtet in ihrer Art, die Periode zu erleben*«, schreiben die Autorinnen Karin Kraus und Gudrun Reinke.[4] Da in dieser Lebensphase die Themen »Verhütung, Fruchtbarkeit und Kinderwunsch« im Mittelpunkt stehen, wird die Menstruation hauptsächlich unter dem Gesichtspunkt der Kontrolle über die eigene Fruchtbarkeit bzw. Verhütung betrachtet. Die Beobachtung des Zyklus steht deshalb in der Bedeutung vor den Fragen der Hygiene und des Wohlbefindens.

In der Altersgruppe von Frauen zwischen 30 und 40 Jahren allerdings, so Kraus und Reinke, sei das Verhältnis zur Menstruation sehr entspannt. »*Viele Frauen freuen sich in diesen Jahren an ihrem Zyklus, sie genießen das Gefühl, noch fruchtbar und potent zu sein*«.[5] Dieses positive Erleben der Periode von Frauen in dieser Altersgruppe fanden wir zum Teil während unserer Lesungen bestätigt. Die meisten Zuhörenden gehörten zu dieser Altersgruppe, erinnerten sich gerne und sehr lebhaft an ihre Menarche und beobachteten ziemlich genau ihre körperlichen Vorgänge. »*Ich weiß genau, wann ich meinen Eisprung habe*«, hörten wir oft. Oder: »*Der Zyklus ist ein Seismograph für meinen seelischen Zustand!*«, sagte einmal eine Teilnehmerin.

Auch wenn wir während unserer Lesungen zum Thema »Menstruation« mit Frauen in Kontakt kamen, die sehr bewußt mit ihrer Menstruation umgehen und offen darüber sprechen, ist das Gros der Frauen – wie auch Studien immer wieder zeigen – noch weit entfernt von einem befreiten und lockeren Umgang mit dem Thema.[6] Auch wenn die Periode nicht mehr als Tabu bezeichnet werden kann, über das nicht gesprochen werden darf, zeigen neuere Untersuchungen doch nach wie vor, daß es teilweise eine erschreckende Ahnungslosigkeit unter Frauen gibt.[7] Viele wissen nicht, was allmonatlich passiert, haben nur vage Vorstellungen von dem Zusammenhang zwischen Hirnanhangdrüse, Ovulation und Menstruation. Das Landwirtschaftliche Wochenblatt Westfalen-Lippe zitierte in einem Bericht »Viel Wirbel um wenig Blut« den Bericht eines Mädchens, das dachte, das Ei verfaule in der Gebärmutter.[8] Auch die Wahrnehmung einer 12jährigen wurde dort wiedergegeben, die davon überzeugt war, daß das Blut schmutzig sei und von schlecht gereinigten Lebensmitteln komme.[9]

Die Mär von der Unreinheit der Frauen während ihrer Tage und die Tatsache, daß mit der monatlichen Blutung der Körper von Überflüssigem gereinigt werde, hält sich hartnäckig. Immer noch wird ein bestimmtes Verhalten während der Tage anempfohlen, da die Periode einen Ausnahmezustand darstelle. Am weitesten verbreitet sind die Vorstellungen, daß die Frauen während der Periode keinen Sport treiben, nicht schwimmen gehen, keine schweren Sachen tragen und keine körperlichen Anstrengungen vornehmen

---

4   ebd. S. 45

5   ebd., S. 79

6   vgl. u.a. Sophie Büning / Dagmar Rosenfeld: »Kommt das Ende aller Tage?«, in: Tagesspiegel, Nr. 17 780, 2.6.2002, S. S2

7   vgl. u.a. Büning / Rosenfeld, a.a.O., S. S2

8   Landwirtschaftliches Wochenblatt Westfalen-Lippe, 5. Februar 1998, S. 87

9   ebd.

dürften.[10] Diese Verhaltensregeln werden von Frauengeneration zu Frauengeneration weitergetragen und existieren bis in die heutige Zeit hinein.

Ein anderer Mythos, der unausrottbar scheint, handelt von der »Giftigkeit« des monatlichen Blutes.

Mythen über das Gift im Blut

Vor einiger Zeit war in der TAZ unter der Überschrift »Verdorbenes Blut« zu lesen, was Frauen »anrichten«, wenn sie ihre Tage haben: Die Blutwurst wird sauer und das Pökelfleisch verdirbt.[11] Die Autorin berichtete über den Zusammenhang von Hausschlachtungen und monatlicher Blutung und förderte während ihrer Recherchen Erschreckendes und Erstaunliches zutage. Immer noch herrscht die Vorstellung, daß Frauen, die menstruieren, »nur Unheil anrichten würden« und deshalb den Hausschlachtungen fernzubleiben hätten. *»Wehe, eine* [Menstruierende] *wagt es, den Bluteimer* (mit frischgeschlachtetem Blut, Anm. G. M.) *zu berühren, dann kann man die Suppe gleich weggießen. Handschuhe nützen gar nichts«*, wird die TAZ-Redakteurin von dem Schlachtermeister belehrt.[12] Und in den Salzkeller könne sie erst gar nicht gehen, da gehe der Schinken schon kaputt, wenn die Frau nur in der Nähe sei. Eine seiner Angestellten habe mal 36 Kilo Sauerfleisch verdorben, da sie ihm keinen Glauben schenken wollte. Nach drei Tagen war das Fleisch dahin und die Firma hätte einen echten Verlust gehabt. Wo leben wir eigentlich, fragte sich die TAZ-Redakteurin, und das fragen wir uns ebenfalls.

Bereits vor 20 Jahren haben Christine Mayer und Burkhard Ahlert eine Untersuchung durchgeführt, in deren Rahmen 284 Fragebogen an Personen aus dem Ernährungsgewerbe verteilt wurden.[13] Die beiden Forschenden wollten wissen, inwiefern ein Zusammenhang zwischen Menstruationstabus und Nahrungszubereitung besteht. Das Ergebnis war ernüchternd. Die Ergebnisse verweisen darauf, daß es nach wie vor große Vorbehalte gegenüber menstruierenden Frauen, die Nahrungsmittel herstellen oder verarbeiten, gibt, weil sich daraus Nachteile für die Qualität der Ware ergeben könnten. Besonders unter Verkäuferinnen von Nahrungsmitteln sind solche Tabus weit verbreitet.[14] Am häufigsten wird davor »gewarnt«, während der monatlichen Blutung einzumachen, Fleischwaren zu berühren, einzulegen und Salate herzuzstellen. 11 % gaben an, daß Frauen während ihrer Periode nicht schlachten sollen. Mehr als 55 % der Befragten konnten Menstruationstabus benennen und waren davon überzeugt, daß diese auch berechtigt seien.[15]

Die Theorien über den schädigenden Einfluß menstruierender Frauen auf Lebens- und Genußmittel sind so alt wie die Menstruation selbst. Hintergrund ist die Vorstellung von

---

10 Vgl. Christine Mayer/Burkhard Ahlert: Tradierung von Vorurteilen in Berufsausbildung und -praxis. Menstruationstabus und Nahrungszubereitung, in: Zeitschrift für Berufs- und Wirtschaftspädagogik, 80. Band, Heft 1, 1984, S. 20.

11 TAZ, 2./3. März 2002, S. VII

12 ebd.

13 Christin Mayer/Burkhard Ahlert, a.a.O., S. 15-28

14 ebd., S. 20f

15 ebd., S. 20 u. 23

der Giftigkeit des Blutes und der Unreinheit der Frauen. Da nützt es auch nichts, daß in den 1950er Jahren der wissenschaftliche Nachweis erbracht wurde, daß es kein Menotoxin gibt. Daß es während der Periode zu »Pannen« kommen kann, wird niemand bezweifeln. Aber das hängt eher mit den Hormonschwankungen und den Überlastungsgefühlen aufgrund körperlicher Beschwerden auf der einen Seite und Perfektionswahn auf der anderen Seite zusammen. Wenn der Hefeteig nicht geht, die eingekochte Marmelade schimmelig wird oder bisweilen sogar der Computer abstürzt – am Gift des Blutes liegt es mit Sicherheit nicht.

Das Ende aller Tage?

Seit einigen Jahren diskutieren der brasilianische Gynäkologe Elsimar Coutinho und der US-amerikanische Wissenschaftler Sheldon Segal über die Abschaffung der monatlichen Blutung.[16] Nach ihrer Meinung sei die monatliche Blutung »unnötig« und ein »nutzloser Blutverlust«. Die Frauen von heute seien im Vergleich zu früher nicht mehr so oft schwanger, und durch zu häufige Monatsblutungen und die häufigeren Zellteilungen in der Gebärmutterschleimhaut könne es zu »unkontrollierten Zellteilungen« kommen. Diese erhöhten das Krebsrisiko um ein Vielfaches. Blutarmut und Eisenmangel seien weitere Begleiterscheinungen. Sie schlagen daher vor, die Frauen sollten die Pille nehmen. Die Pille unterdrückt die natürliche Blutung, vermindert daher die Zellteilung und das Krebsrisiko.

Forschern wie Robert Brenner aus den USA und Kristof Chwalisz (Jenapharm) ist es inzwischen gelungen, Rhesusäffinnen am Menstruieren zu hindern. Den Äffinnen wurden zwei verschiedene Antigestagene verabreicht, die die weibliche Hormonbildung blockierten.

Das Ziel der beiden Forscher ist es, denjenigen Frauen Erleichterung zu verschaffen, die allmonatlich unter starken Schmerzen leiden.[17]

Im Sommer 2003 soll nun die 90-Tage-Pille »Seasonale« auf den deutschen Markt kommen.[18] Diese Langzeit-Antibabypille reduziert die 13 Monatsblutungen auf vier Blutungen im Jahr, wofür ja die Forscher Coutinho und Segal ohnehin plädieren. Eine Alternative zur 90-Tage-Pille ist die Dreimonatsspritze, die seit einiger Zeit in Deutschland auf dem Markt ist. Diese funktioniert wie die Einnahme der Antibabypille. Es werden Gestagen-Hormone in das Gesäß und in den Oberarm gespritzt, die langsam in den Körper eindringen. Wie bei der Einnahme der Pille wird dem Körper eine Schwangerschaft vorgetäuscht. Das hat zur Folge, daß keine Hormone aktiv werden, die die Heranreifung einer Eizelle anregen. Der Eisprung bleibt aus, auch wird kaum Gebärmutterschleimhaut aufgebaut. Die Frauen bluten nicht mehr in natürlicher Weise, und nach den drei Monaten dauert es einige Zeit, bis die »normale« Blutung wieder einsetzt.

16 vgl. Elsimar Coutinho/Sheldon Segal »Is Menstruation Obsolete?« Oxford University Press 1999. In Deutschland wurde die Diskussion über die Überflüssigkeit der Menstruation zunächst von der ZEIT (Juni 2000), später vom SPIEGEL (Nr. 12, 18. März 2002, S. 226-228) und dem TAGESSPIEGEL (Nr. 17 780, 2.6.2002, S. S2) aufgegriffen.

17 Vgl. SPIEGEL, 18. März 2002, S. 227

18 vgl. u.a. Büning / Rosenfeld, a.a.O., S. S2

Ist mit diesen neuen Entwicklungen, wie der 90-Tage-Pille bzw. der Dreimonatsspritze und vor allem mit den Forschungen über die Abschaffung der Menstruation, das Ende aller Tage gekommen? Wird es immer mehr Frauen geben, die Schwangerschaftsverhütung mit der vollständigen Beseitigung ihrer Menstruation verbinden wollen? Die Betonung liegt hier auf vollständig, da die Frauen, die die Antibabypille nehmen, ohnehin nur noch eine künstliche Blutung haben und ihren Zyklus beliebig verschieben können.

Schenken wir dem Meinungsforschungsinstitut Emnid Glauben, wird der Trend in der Tat dahin gehen. Frauen werden ihren monatlichen Zyklus selber kontrollieren und die Blutungen mehr und mehr verringern. Aber es gibt auch Gegenbewegungen. Viele Frauen erleben ihre Blutung als »Urgrund von Weiblichkeit«, als einen Beweis von Fruchtbarkeit und Stärke - dies haben wir nicht nur während unserer Lesungen und Vorträge gehört. Es gibt auch Gegenstimmen aus der Fachmedizin, die das Buch von Coutinho und Segal kritisieren.[19] Die Professorin für Endokrinologie von der British Columbia Universität in Vancouver, Jerilyn C. Prior, bezeichnete das Buch als »ungenau«, durchsetzt mit kulturellen und medizinischen Vorurteilen; es sei ein Buch, das die ungleiche Stellung von Frauen in der Gesellschaft nicht miteinbeziehe.[20]

Eine andere Kritikerin der Unterdrückung und Abschaffung der monatlichen Blutung ist die Züricher Professorin für Klinische Psychologie Ulrike Ehlert. Sie fordert mehr Aufklärung über den Zyklus und über die Wirkungsweise der Pille. Sie bemüht sich um einen bewußteren Umgang mit »den Tagen«. Denn, so hält sie an einer Stelle fest: »Frauen, die ihren natürlichen Zyklus erleben, entwickeln ein starkes Körperbewußtsein« und dies wiederum »stärke das Selbstbewußtsein«.[21]

Bunte Vielfalt – Neues aus der »Damenhygiene«

Ganz gleich wie sich diese wissenschaftliche Diskussion weiterentwickelt – solange es die Monatsblutung (noch) gibt, werden auch Damenhygieneprodukte gebraucht.

Im Jahre 2000 wurden in Deutschland 2,8 Milliarden Binden, 1,9 Milliarden Tampons und 3,3 Milliarden Slipeinlagen gekauft.[22] Für diese Damenhygieneprodukte wurden mehr als 1/2 Milliarde Euro ausgegeben.[23] Die Tendenz ist steigend. Besonders in den letzten 20 Jahren hat sich die Produktpalette in diesem Bereich immens erweitert und den Bedürfnissen der Frauen angepaßt. Erwähnenswert sind hierbei vor allem die Einführung von Slipeinlagen in den 1970er Jahren und die Weiterentwicklung von Damenbinden, was die Zusammensetzung, die »Aufnahmefähigkeit« des Blutes und die Größe angeht.

1973 kam zum ersten Mal eine Binde auf den Markt, die mit einem Klebestreifen versehen war. Dies war eine folgenreiche Entdeckung auf dem Gebiet der Damenhygiene,

---

19 Im Internet fanden wir unter den Suchbegriffen »Menstruation und Coutinho« zahlreiche Buchbesprechungen von »Is Menstruation Obsolete«.

20 Jerilyn C. Prior: Ovulatery menstrual cycles are not a problem: Go with the Flow, siehe: www.bcendocrineresearch.com!

21 zit. nach Büning/Rosenfeld, a.a.O.

22 Zahlen aus: Hygieneprodukte – unentbehrlich im täglichen Leben, herausgegeben vom Industrieverband Körperpflege- und Waschmittel e.V., Frankfurt am Main, 2001, S. 10

23 Zahlen aus: Grundlagen zur Damenhygiene. Wissenschaftliche Information für Gynäkologen, herausgegeben von Procter & Gamble, o.J., S. 7

die den Frauen den Umgang mit der monatlichen Blutung enorm erleichterte. Kein Verrutschen der Binde mehr, da diese an der Unterwäsche befestigt werden konnte. Um die gleiche Zeit fand die Slipeinlage Eingang auf den Markt. Diese entwickelte sich sehr rasch zu einem Erfolg und wird heute von circa 40% aller Frauen verwendet.[24]

Ein weiteres Novum in Deutschland war die Einführung der Ultra Binden von Always im Jahre 1991. Zum ersten Mal gab es dünne, saugfähige Binden mit und ohne Flügel in sehr unterschiedlichen Größen, von Always Ultra Normal bis zu Super Plus und ausgestattet mit einem speziellen Kern, der die Flüssigkeit in ein Gel verwandelt und zuverlässig speichert.[25] In den Jahren danach wurde die Qualität der Ultra Binden immer wieder verbessert. Im Herbst 1994 kamen die Alldays Slipeinlagen in verschiedenen Größen auf den Markt. Sie bieten auch Schutz bei schwachen Blutungen und werden heute von vielen Frauen als selbstverständlicher Bestandteil ihrer täglichen Hygiene gesehen.

Die Zeiten der dicken Binde, die aufträgt, das Blut ohnehin nicht genügend auffängt und einen ungenügenden Schutz darstellt, waren und sind glücklicherweise vorbei. Frauen können sich heute einer Vielfalt an Produkten bedienen, sie können wählen sowie ihren Bedarf nach ihren persönlichen Vorlieben und Ansprüchen ausrichten. Erinnern wir uns – das war in der Geschichte nicht immer selbstverständlich, weil Frauen oft nur wenige Alternativen hatten. In den 1950er Jahren beispielsweise, bevor der Tampon in Deutschland eingeführt wurde, hatten Frauen nur die Wahl zwischen einer Einmalbinde, die sehr teuer war, und der Stoffbinde zum Auswaschen.

Laut einer Recherche von Procter & Gamble bevorzugen Frauen heutzutage bei der Arbeit oder in der Freizeit »diskrete und saugstarke Ultra Binden«.[26] Bei sportlicher Betätigung verwenden sie Tampons. Bei besonders starker Blutung kombinieren sie Binden und Tampons oder verwenden auch Nachtbinden. Besonders Frauen zwischen 20 und 29 Jahren kombinieren Slipeinlagen mit Tampons. Mehr als 50% der Frauen benutzen regelmäßig Slipeinlagen außerhalb der Menstruation, um sich «frischer« und »gepflegter« zu fühlen.[27]

Angesichts der sich ständig verbreiternden Palette von Angeboten im Hygieneregal der Supermärkte scheint kein Wunsch mehr unerfüllbar: Die Frauen haben die Auswahl zwischen Tampons, Binden und Slipeinlagen. Eine Vielfalt an Produkten, ideenreich und innovativ, ist auf dem Markt, und die Forschung steht nicht still. Seit dem Jahr 2000 gibt es sogar Slipeinlagen speziell für String Tangas, z.B. die Alldays Tanga. Im letzten Jahr kam mit Alldays Black die weltweit erste schwarze Slipeinlage auf den Markt, andere Firmen zogen schnell nach.

Die Monatshygiene hat sich also nicht nur modernisiert, sie hat sich auch den Erfordernissen der Mode angepaßt. Von dem diskreten Verkauf »unter dem Ladentisch« hat sie

---

24 Vgl. Hygieneprodukte – unentbehrlich im täglichen Leben, a.a.O., S. 39

25 Folgende Always Binden wurden im Juli 1991 eingeführt: Always Ultra Normal, Always Ultra Normal Plus (mit Flügeln), Always Ultra Super Plus (mit Flügeln), Always Normal, Always Normal Plus (mit Flügeln), Always Super Plus (mit Flügeln) und Always Slipeinlagen.

26 Diese und die folgenden Zahlen habe ich entnommen aus: Grundlagen zur Damenhygiene, a..a.O., S. 9

27 ebenda

den Siegeszug in die hellerleuchteten Regale der Kaufhäuser und Märkte angetreten. Vielfalt, Luxus und Bedürfnisorientierung sind die Schlagworte, unter denen sich dieser Prozeß vollzogen hat. Interessanterweise bildet diese Pluralisierung des Angebots und der Nutzung das Bild von Modernisierung ab, das sich in allen gesellschaftlichen Bereichen zeigt: Die Fortschrittlichkeit findet ihren Ausdruck nicht in dem einen »best product« oder der einen »best practice«, sondern in der Vielfalt, welche die gegenwärtigen Individualisierungstendenzen kennzeichnet. Die moderne Frau wählt nach Bedarf und Neigung das Produkt, das ihr am geeignetsten erscheint. Die bunte Vielfalt im Hygieneregal ist also kein Tribut an den Moloch »Konsumfetischismus«, sondern eine sinnvolle Antwort auf eine »Regel«, die keine Regeln kennt.

»Es gibt so viele Wahrheiten, wie es Frauen gibt!«

Die Unterschiedlichkeit der Menstruation und des Menstruationserlebens bei jeder einzelnen Frau auf dieser Welt ist also die wichtigste Erkenntnis, die am Ende dieses Buches steht. Die Aufklärung ist weit fortgeschritten, die medizinischen und hygienischen Angebote scheinen die unangenehmen Begleiterscheinungen der Menstruation auf ein Minimum reduziert zu haben. Ein wenig Geheimnis bleibt – und wird vielleicht auch immer bestehen bleiben, denn nur wenige wissen, was der eigentliche SINN der Menstruation ist.

Auch uns wäre dieses tiefe Geheimnis verborgen geblieben, wenn es uns nicht durch eine betagte Teilnehmerin im Rahmen einer katholischen Akademietagung offenbart worden wäre. Wir sprachen über die unterschiedlichen Lebenserwartungen von Frauen und Männern: sechs bis sieben Jahre. An anderer Stelle addierten wir die Zeit, die Frauen durchschnittlich in ihrem Leben menstruieren: Auch hier kam es zu der Zahl sechs bis sieben Jahre – »zufällig« die gleiche Zahl an Jahren, welche Männer im Durchschnitt früher sterben. Zufällig? »Seht Ihr denn nicht«, sagte die ältere Dame, »die Jahre, die uns im Laufe unseres Lebens ›verloren‹ gehen, bekommen wir am Ende wieder zurück.«

169

Glossar

Abort .... Fehlgeburt, Frühgeburt

Amenorrhoe .... Ausbleiben der monatlichen Blutung

Anästhesie .... Schmerzbetäubung, Narkose

Anomalie.. Unregelmäßigkeit

Antisepsis .... Vernichtung von Krankheitskeimen

Asepsis .... Keimfreiheit von Wunden, Instrumenten, Verbandstoffen u.a.

Bakteriologie.................................. Erforschung der Krankheitserreger

Basallagen .... Lagen an der Grundfläche eines Organs oder eines Körperteils

Cervicalkanal................................. Gebärmutterhalskanal

Chromosom .... sog. Erbkörperchen, sichtbare Träger der genetischen Informationen

Coitus.. Geschlechtsverkehr

coitus interruptus .... vor dem Samenerguß unterbrochener Geschlechtsverkehr

corpus luteum .... Gelbkörper, entsteht im Eierstock nach dem Eisprung

Cytotest... Zellentest

Defloration.................................... Entjungferung

Diätetik.. Ernährungs- und Diätlehre

Diarrhoe .... dünnflüssiger, reichlicher Stuhl

Dilatation .... Erweiterung

Dysmenorrhoe............................... schmerzhafte Monatsblutung

Endokrinologie .... Lehre von der Funktion der Drüsen mit innerer Sekretion

Endometriose................................. Auftreten von Gebärmutterschleimhautgewebe außerhalb der Gebärmutter

Endometritis .... Entzündung der Gebärmutterschleimhaut

Endometrium .... Gebärmutterschleimhaut

Eugenik	Verhinderung der Fortpflanzung »Kranker« zur Verbesserung der Erbanlagen in der Gesamtbevölkerung
Euthanasie	rassisch und eugenisch begründete Ausmerzung von »unwertem« Leben (Nationalsozialismus)
Fermente	ältere Bezeichnung für Enzyme; diese beschleunigen chemische Reaktionen ohne Beeinflussung ihres Gleichgewichts in lebenden Organismen
Follikel	Eibläschen im Eierstock
forensisch	gerichtlich, gerichtsmedizinisch
Genitalien	Geschlechtsorgane
Gynäkologie	Frauenheilkunde
Hymen	Jungfernhäutchen
Hypomenorrhoe	schwache Menstruationsblutung
Hypophyse	Hirnanhangdrüse
Hypothalamus	Teil des Zwischenhirns
Kasernierungsamenorrhoe	Ausbleiben der Blutung infolge (zwangsweiser) gemeinschaftlicher Unterbringung
Kastration	operative Entfernung der Keimdrüsen (Eierstöcke bzw. der Hoden)
Kastrationskomplex	Phantasien und Ängste, die durch die Entfernung oder durch die Androhung der Entfernung der Keimdrüsen (Eierstöcke bzw. Hoden) entstehen
Katamenien	Menstruation
Klimakterium	Wechseljahre
Kohabitation	Beischlaf
Kongestion	lokaler Blutandrang
Kriegsamenorrhoe	Ausbleiben der Blutung durch Kriegseinflüsse
Masturbation	sexuelle Selbstbefriedigung
Menarche	Zeitpunkt des ersten Eintritts der Regelblutung
Menopause	Zeitpunkt der letzten Menstruation
Menorrhagie	zu reichliche und zu lang anhaltende Blutung
Menotoxin	Menstrualgift
Menstrualia praecox	verfrühtes Auftreten der Menstruation
molimina menstrualia	Menstruationsbeschwerden
Myom	gutartiges Geschwür
Neuralgie	Nervenschmerzen

Oligomenorrhoe	zu seltene Blutung
Onanie	sexuelle Selbstbefriedigung
Opiate	Arzneimittel, die Opium enthalten
Ovarektomie	Entfernung der Eierstöcke
Ovarien	Eierstöcke
Ovulation	Eisprung
Pathologie	Wissenschaft von den Krankheiten
phytotoxisch	Pflanzengift enthaltend
Portio	Muttermund
prämenstruell	vorperiodisch, vor der Menstruation
Progesteron	Gelbkörperhormon, das die Schwangerschaftsvorgänge steuert
Proliferationsphase	Aufbauphase der Gebärmutterschleimhaut (erste Zyklusphase)
Prostaglandine	hormonähnliche Stoffe mit gefäßerweiternder und wehenauslösender Wirkung
rektal	den Mastdarm betreffend
Sekretion	Produktion und Absonderung von Stoffen durch Drüsen
Spekulum	(mit einem Spiegel versehenes) Instrument zur Untersuchung innerer Organe
Tube	Eileiter
Uterus	Gebärmutter
Uteruskontraktion	Muskelanspannung der Gebärmutter
Vagina	Scheide
vikariierende Blutung	stellvertretende Blutungen aus anderen Organen, wie zum Beispiel Ohren, Nase, Lunge usw.
Virgo	Jungfrau

Ausgewählte Literatur[1]

ALEXANDER, A.: Physiologie der Menstruation, Hamburg 1841

AMENDT, Günter: Das Sexbuch, Dortmund 1979

BAER, Karl Ernst von: Über die Bildung des Eies der Säugetiere und des Menschen, Leipzig 1827

BERGLER, Reinhold: Psychohygiene und Menstruation, Düsseldorf 1984

BIOLOGIE UND PATHOLOGIE DES WEIBES: hg. von Seitz/Amreich, Berlin, 13 Bände, 2. neubearb. Auflage,1953

BISCHOFF, Th.L.W.: Beweis der von der Begattung unabhängigen periodischen Reifung und Loslösung der Eier der Säugethiere und des Menschen als der ersten Bedingung ihrer Fortpflanzung, Gießen 1844

DERS.: Ueber das Verhältnis der Menstruation zur Eilösung, o.O. 1858

BLUME, Angelika: Das prämenstruelle Syndrom – Krankheit oder Chance?, Reinbek 1987

BLUME, A./SCHNEIDER, S.: Die Regel – eine herbeigeredete Krankheit, Brigitte-Buch, 1984

BÖHM, Max: Lehrbuch der Naturheilmethode. Die Krankheiten der Frauen, Chemnitz 1897

BULLOUGH, Vera/VOGHT, Martha: Women, Menstruation and Nineteenth Century, Bull. Hist. Med 47, 1973, S. 66-82,

BUSCH, Dietrich W.H.: Das Geschlechtsleben der Frau in physiologischer, pathologischer und therapeutischer Hinsicht, 5 Bände, Leipzig 1839 ff.

CENTRALBLATT FÜR GYNÄKOLOGIE: hg. von Heinrich Fritsch, Leipzig, seit 1876

CORAZZA, V./ERNST, A.: In der Regel – wenn die Periode Probleme macht, Köln 1987

DIES.: Das prämenstruelle Syndrom, EMMA, 1987, Nr. 6, S. 42

COURAGE: Menstruation - Die Kulturgeschichte eines Tabus, Sonderheft 1979

DALTON, Katharina: Once a Month. The menstrual syndrome – its causes and consequences, London 1979

DALY, C. D.: Der Menstruationkomplex – Eine psychoanalytische Studie, IMAGO, Band XIV, Leipzig/Wien/Zürich 1928

DALY, Mary: Gyn/Ökologie, München 1981

Delaney, J. u.a. (siehe auch Courage, Sonderheft 1979): The Curse – A Cultural History of Menstruation, New York 1976

DICHTL, Gabriele: Beiträge zur Frauenheilkunde und Geburtshilfe im Dritten Reich, Diss. Heidelberg 1983

DIEPGEN, Paul: Geschichte der Medizin, 5 Bände, Leipzig/Berlin 1914-1928

DOHM, Hedwig: Die Antifeministen, Frankfurt 1976 (Reprint)

DUDEN, Barbara: Geschichte unter der Haut. Ein Eisenacher Arzt und seine Patientinnen um 1730, Stuttgart 1987

EHRENREICH, B./ENGLISH, D.: Hexen, Hebammen und Krankenschwestern, 10. Aufl., München 1983

---

1 Stand: 1991. Wer sich über den aktuellen Stand informieren will, kann sich an den Mabuse-Verlag wenden. Sehr viele Informationen finden Sie auch auf der Website des Museum of Menstruation & Women's Health, www.mum.org.

dies.: Zur Krankheit gezwungen. Eine geschlechtsspezifische Untersuchung der Krankheitsideologie als Instrument zur Unterdrückung der Frau im 19. und 20. Jahrhundert der USA, München 1976

ESSER-MITTAG, Judith: Frauenhygiene mit Tampons, Wiss. Informationen 7, 1981, Heft 2, S. 385-391

dies.: Sexualerziehung und Sexualhygiene, in: Stolecke/Terruhn (Hg.): Pädiatrische Gynäkologie, S. 239-253, Heidelberg 1987

dies.: Tamponhygiene, Sonderdruck Sexualmedizin 6, Wiesbaden 1985

FEHLING., H.: Entwicklung der Geburtshilfe im 19. Jahrhundert, Berlin, 1925

FELS, Helene: Beiträge zur Lehre von der Menstruation vom Beginn der Zellenlehre bis zum Beginn der Lehre von der inneren Sekretion, Diss. Berlin 1961

FISCHER-DÜCKELMANN, Anna: Die Frau als Hausärztin, 2 Bände, Stuttgart 1911

FISCHER-HOMBERGER, Esther: Krankheit Frau und andere Arbeiten zur Medizingeschichte der Frau, Bern/Stuttgart/Wien 1979

dies.: Krankheit Frau. Zur Geschichte der Einbildungen, 2. Aufl., Frankfurt, 1988

FLIESS, Wilhelm: Ueber den ursächlichen Zusammenhang von Nase und Geschlechtsorganen, 2. Aufl., Halle 1910

FRAENKEL, L.: Die Menstruation, in: Handbuch der normalen und pathologischen Physiologie, 14. Band, 1926, S. 445-462

FRAU - Ein Handbuch über Sexualität, München 1978

Das Frauenbuch, hg. von Eugenie von Soden, 2 Bände, Stuttgart 1913

GEBHARD, C.: Die Menstruation, in: Veit (Hg.): Handbuch der Gynäkologie, 3. Band, Wiesbaden 1898, S. 1-108

GEYER-KORDESCH, J./KUHN, A. (Hg.): Frauenkörper – Medizin – Sexualität, Düsseldorf 1986

GRUMBRECHT, Claus: Menstruation, Stuttgart 1980

HALBAN, J.: Ovarium und Menstruation, Sitzungsberichte der Akademie der Wissenschaften. Math.-naturwissenschaftl. Klasse, Abt. III, 110, 1901, S. 71-92

HANDBUCH DER SEXUALWISSENSCHAFTEN: hg. von Albert Moll, Leipzig 1912

HAUSER, G.A./MAMBOURGH,A.: Deutung und Bedeutung der Menstruationsblutung im Wandel der Zeiten, Therapeutische Umschau 30, Juli 1973, Heft 7, S. 471-478

HEGAR, Alfred: Die Castration der Frau vom physiologischen und chirurgischen Standpunkt aus, Leipzig 1878

HIELSCHER, Ingeburg: Untersuchungen über den Einfluß des Lagerlebens auf den Menstruationszyklus der Frau, Diss. Berlin 1945

HOCHFELDEN, B. (Hg.): Das Buch der Wäsche – Ein Leitfaden zur zeit- und sachgemäßen Herstellung von Haus-, Bett- und Leibwäsche, Hannover 1983 (Reprint)

HOLLE, Stefanie: Die Widerlegung des Postulats von der Gleichzeitigkeit der Ovulation und Menstruation, Diss. Erlangen 1984

HOPPENRATH, Henning: Statistische Untersuchungen über Beziehungen zwischen Menarche und Zyklus und einigen Daten über die soziale Stellung der Frau, Diss. Heidelberg 1971

JANSSEN-JURREIT, Marielouise (Hg.): Frauen und Sexualmoral, Frankfurt 1986

JASCHKE, R. Th. von: Lehrbuch der Gynäkologie, Berlin 1921

JOLLY, Ph.: Menstruation und Psychose, Habil. Berlin 1915

JÖRG, Johann Christian Gottfried: Handbuch der Krankheiten der Frauen, 2. Aufl., Leipzig 1821

JÜNCKEN, Samuel Adam: Die Kunst, sein eigener Medicus zu seyn, Nürnberg, 2. Aufl., 1744

KARPENSTEIN-ESSBACH, Christa: Saubere Weiber – authentische Frauen, Konkursbuch 12, Tübingen 1984, S. 147-157

KEILHAUER, Brigitte: Die Regelstörungen bei Flüchtlingen, Diss. Leipzig 1945

KISCH, E.H.: Das Geschlechtsleben des Weibes in psychologischer, pathologischer und hygienischer Beziehung, Berlin/Wien 1904

KNAUS, Hermann: Die periodische Fruchtbarkeit und Unfruchtbarkeit des Weibes, Wien 1934

KÖNIG, F. (Hg.): Ratgeber in gesunden und kranken Tagen, 2 Bände, 16. Aufl., Leipzig, o.J.

KÖNIG, Wolfgang: Das Frauenbild in der deutschsprachigen Gynäkologie um 1900, Diss. Heidelberg 1983

KRAFFT-EBING, Richard von: Psychosis menstrualis. Eine klinisch forensische Studie, Stuttgart 1902

ders.: Untersuchungen über Irre-Sein zur Zeit der Menstruation. Ein Beitrag zur Lehre vom periodischen Irre-Sein, Archiv f. Psychatrie und Nervenkrankheiten 8, 1878, S. 65-107

KRELL, Gertraude: Frauen sind anders – und das macht Angst. Zur Kritik des arbeitswissenschaftlichen Frauenbildes am Beispiel der Menstruation, Psychologie und Gesellschaftskritik 7, 1983, S. 7-23

KRETSCHMER, Ernst: Hysterie, Reflex und Instinkt, 4. Aufl., Leipzig 1946

KRIEGER, Eduard: Die Menstruation. Eine gynäkologische Studie, Berlin 1869

KRÜGER, Joh. Gottlieb: Naturlehre (3. Teil), welcher die Pathologie, die Lehre der Krankheiten in sich fasset, Halle 1750

KÜSTNER, Otto: Grundzüge der Gynäkologie, Jena 1893

LEIBOLD, Gerhard: Die Tage davor. Das prämenstruelle Syndrom, Düsseldorf 1986

LIEPMANN, W.: Die Hygiene der Frau, in: Klemperer/Heilborn (Hg.): Schwabachers med. Bibliothek, Berlin o.J.

ders.: Psychologie der Frau. Versuch einer synthetischen, sexualpsychologischen Entwicklungslehre, Berlin/Wien 1920

LOMBROSO, C./FERRERO, G.: Das Weib als Verbrecherin und Prostituierte, Hamburg 1894

MAHR, Erica: Menstruationserleben, Berlin 1988

MARTIN, A.: Pathologie und Therapie der Frauenkrankheiten, Wien/ Leipzig 1885

MARTIUS, Heinrich: Das kleine Frauenbuch, Stuttgart 1965

MAYER, Louis: Die Beziehungen der krankhaften Zustände und Vorgänge in den Sexualorganen des Weibes zu Geistesstörungen, Berlin 1870

MENDE, Ludwig J.C.: Die Krankheiten der Weiber, Leipzig 1810/11

de la MOTTE: Tractat von Krankheiten schwangerer und gebährender Weibs=Personen. Übersetzt und mit Anmerkungen versehen durch Joh. Gott. Scheid, Straßburg 1732

Müller, Bella: Die Familienärztin, München/Wien 1928

MÜLLER, Carl: Gesundheitspflege der Frau, Schwarzenburg 1949

MÜLLER-HESS, Hans Georg: Die Lehre von der Menstruation vom Beginn der Neuzeit bis zur Begründung der Zellenlehre, Berlin 1938

NEVINNY-STICKEL, Hans: Die Menstruation, ihre Störungen und deren Behandlung, Halle 1951

NOBACH, Aenne: Die körperliche Leistungsfähigkeit der Frau im Menstruationszyklus, Diss. Rostock 1969

PAULI, Otto: Über die Regelstörungen bei Zuchthäuslerinnen und Gefängnisinsassinnen, Diss. Göttingen 1946

PFIRRMANN, Irmgard: Der Einfluß der Arbeit auf den ovariellen Zyklus, Diss. Leipzig 1945

PFLÜGER, Eduard: Untersuchungen aus dem physiologischen Laboratorium zu Bonn, über die Bedeutung und Ursache der Menstruation, Berlin 1865

PLOSS, H.: Das Weib in der Natur- und Völkerkunde, 7. Aufl., 2 Bände, Leipzig 1902

PRYLL, Walter: Das monatliche Unwohlsein der Frau. Entstehung, Hygiene und Störungen der Monatsblutung, Dresden o.J.

PÜSCHEL, E.: Die Menstruation und ihre Tabus, Stuttgart/New York 1988

RECLAM, Carl: Des Weibes Gesundheit und Schönheit. Ärztliche Ratschläge für Frauen und Mädchen, 2. Aufl., Leipzig, 1883

RICHTER, D.C.F.: Die höchst=nothwendige Erkenntniß des Menschen, 8. Aufl., Leipzig 1725

RODEWALD, Rosemarie: Magie, Heilen, Menstruation, München 1977

ROSCH: Die wahre einzige Grundursache der meisten chronischen Krankheiten, bes. der beständigen Leiden des weiblichen Geschlechts, 4. Aufl., Leipzig 1890

RUNGE, Max: Das Weib in seiner geschlechtlichen Eigenart, 4. Aufl., Berlin 1900

SCANZONI, F.W.: Lehrbuch der Krankheiten der weiblichen Sexualorgane, 3. Aufl., Wien 1863

SCHAETZING, Eberhard: Die verstandene Frau, 2. Aufl., München 1954

SCHADEWALDT, Hans: Vorstellungen über Entstehung und Zweck der Menstruation in der antiken Medizin, in: Med. Mitteilungen der Schering AG, 1952, S.87-91

SCHLEHE, Judith: Das Blut der fremden Frau – Menstruation in der anderen und der eigenen Kultur, Frankfurt/New York 1987

SCHNECK, Peter: Zur Geschichte der sozialgynäkologischen Idee: Projekte und Institutionen in Deutschland während des ersten Drittel des 20. Jahrhunderts, Diss. Berlin (Ost) 1983

SCHNECKENBURGER, Sigrid: Die Rezeption der Pflüger'schen Menstruationstheorie zwischen 1865-1880, Diss. Erlangen/Nürnberg 1979

SCHRÖDER, C.: Handbuch der Krankheiten der weiblichen Geschlechtsorgane, hrsg. von M. Hofmeier, 12. Aufl., Leipzig 1898

SCHRÖTER, M.: Das diskrete Tabu – vom Umgang mit der Menstruation, Ravensburg 1984

SCHÜLER, R.: Frauenärzte und Frauen. Das Bild der Frau in deutschen gynäkologischen Lehrbüchern 1860-1930, Diss. Hannover 1978

SCHWENGER, H.: Die Kriegsamenorrhoe, Diss. Halle 1920

60 JAHRE CAMELIA: Eine Marke macht Karriere, o.O. (Nürnberg) o.J.

SEITZ, A.: Der heutige Stand der Lehre von der Menstruation, Med. Klinik 18, 1922, Nr. 32, S. 993-997

SELLHEIM, H.: Gemütsverstimmungen der Frau. Eine medizinisch-juristische Studie, Stuttgart 1930

ders.: Hygiene und Diätetik der Frau, in: Handbuch der Gynäkologie, hg. von W. Stoeckel, 3 Bände, München 1926

SHORTER, E.: Der weibliche Körper als Schicksal. Zur Sozialgeschichte der Frau, München/Zürich 1984

SHUTTLE, P./Redgrave, P.: Die weise Wunde Menstruation, Frankfurt 1980

SIEBOLD, Elias von: Handbuch zur Erkenntniß und Heilung der Frauenzimmerkrankheiten, 2. verm. Aufl., Frankfurt 1821

SILLO-SEIDL, Georg: Frauenreport, Zürich 1971

SIMMER, Hans Heinrich: Innere Sekretion der Ovarien als Ursache der Menstruation. Halbans Falsifikation der Pflügerschen Hypothese, in: Festschrift für Erna Lesky zum 70. Geburtstag, hg. von K. Ganzinger u.a., Wien 1981, S. 123-148

STEINHAUS, Julius: Menstruation und Ovulation in ihren gegenseitigen Beziehungen, Leipzig 1890

STIEVE, Hermann: Schreckblutungen aus der Gebärmutterschleimhaut, Zbl. Gyn. 67, 1943, S. 866-877

STOECKEL, W.: Erinnerungen eines Frauenarztes, München 1966

ders.: Lehrbuch der Gynäkologie, 11.Aufl., Leipzig 1947

STRACK, H.L.: Das Blut im Glauben und Aberglauben der Menschheit, München 1900

STRATZ, C.H.: Die Körperpflege der Frau, 6. Aufl., Stuttgart 1919

ders.: Die Schönheit des weiblichen Körpers, 7. Aufl., Stuttgart 1900

ders.: Zur Behandlung der Dysmenorrhoe, Zbl. Gyn. 49, 1901, S. 1339-1340

TILT, J.: Hygiene des weibliches Geschlechts, Weimar 1854

VELDE, Th. H. van de: Die volkommene Ehe. Eine Studie über ihre Physiologie und Technik, 13. Aufl., Leipzig/Stuttgart 1927

VERDIER, Yvonne: Drei Frauen. Das Leben auf dem Dorf, Stuttgart 1982

VIRCHOW, Rudolf: Der puerpurale Zustand. Das Weib und die Zelle, in: Ges. Abhandlungen zur wiss. Medizin, Frankfurt 1856, S. 735-779

WEBER, Eckard: Gibt es ein Menotoxin?, Diss. Göttingen 1975

WEFERS, Helmut: Über die Regelblutungen und seine Störungen unter besonderer Berücksichtigung der Mangelernährung, Diss. Düsseldorf 1949

WEINZIERL, Siegfried: Frühe Rezeption der Halbanschen Hypothese von der endokrinen Verursachung der Menstruation, Diss. Erlangen/Nürnberg 1980

WINTER, Gerhard F.: Historisches zum menstruellen Zyklus, Halle 1955

ZEITSCHRIFT FÜR PSYCHOANALYTISCHE PÄDAGOGIK:
hg. von P. Federn, A. Freud u.a., Sonderheft »Menstruation«, 5. Jg., 1931, Heft 5/6

Abbildungsnachweis

Seite der Abbildung in Klammern:

(15) Fischer-Homberger, E., Krankheit Frau, Frankfurt 1988, 124; (19) Courage, Sonderheft 1979, 5; (21) ebd.; ·
(25) Kahn, G., Das Weib in der französischen Karikatur, Stuttgart 1907, 33; (27) de la Motte, 1725, Innentitel; ·
(28) Woman's Almanac Philadelphia 1976, 40; (29) Heinsohn/Steiger, Die Vernichtung der weisen Frauen,
Weinheim 1985, 54; (31) Courage, a.a.O., 21; (33) Martin, A., Pathologie und Therapie der Frauen-Krankhei-
ten, Wien/Leipzig 1885, 24; (34) Fritsch, H., Die Krankheiten der Frauen, 6. Aufl., Berlin 1984; (36) Böhm, M.,
Lehrbuch der Naturheilmethode, Chemnitz 1897, 6; (37) Lexicon der Sittsamkeit von A bis Z, o.O. o.J., 111;
(39) Fischer-Dückelmann, A., Die Frau als Hausärztin, 2 Bde., Stuttgart 1911, 2. Bd., Tafel 16; (45) Böhm, M.
a.a.O., 73 f.; (46) ebd., 73 f.; (47 Fürst, L., Die Hygiene der Menstruation, Leipzig 1894, 43; (49) Böhm, M., a.a.O.,
41 f.; (50) ebd.; (52) ebd. 72 f.; (53) ebd.; (55) Kahn, F., Das Leben des Menschen, Bd. 5, Stuttgart 1931, 197; (57)
Israel, N. (Hg.), Die Frau und ihre Welt, Berlin 1910, unpag.; (62) Müller, B., Die Familienärztin, Mün-
chen/Wien 1928, 32 f.; (65) Fischer-Dückelmann, A., a.a.O., Bd. 2, Tafel 20; (66) ebd.; (69) ebd., Bd. 1, unpag.;
(71) Hochfelden, B. (Hg.), Das Buch der Wäsche, Hannover 1983 (Reprint), 34; (72) Häuslicher Ratgeber
1910; (73) Fischer-Dückelmann, A., a.a.O., Bd. 1, 157 (77) Stratz, C. H., a.a.O., 363; (82) Kasseler Post 1929; (83)
60 Jahre Camelia, Nürnberg o.J., 7; (85) Deutsche Zeitschrift für gerichtliche Medizin 10, 1927, 36; (86) Fischer-Homberger, E., a.a.O., 46; (87) Kahn, F., a.a.O., 176; (88) Venzmer, G., Deine Hormone – Dein Schicksal,
Stuttgart 1933, 94b; (92) Monatsschrift Deutscher Ärztinnen, 6. Jahrgang; (93) ebd.; (99) Lexicon der Sittsamkeit von A bis Z, o.O. o.J., 182; (101) Katalog der Fa. Thalysia, o.O. 1933, Titelblatt; (104) FrauenWarte,1939, H.
23; (106) FrauenWarte, 1939, H. 17; (107) FrauenWarte, 1939, H. 16; (111) FrauenWarte, 1939, H. 23, Titelblatt;
(112) verschiedene zeitgenössische Zeitschriften; (113) ebd.; (114) Katalog der Fa. Thalysia, o.O. 1933; (115)
verschiedene zeitgenössische Zeitschriften; (117) Liepmann, W., Gegenwartsfragen der Frauenheilkunde,
Leipzig 1933, 160; (119) FrauenWarte, 1939, H. 17; (122) Czech, D., Kalendarium im KZ Auschwitz-Birkenau,
Frankfurt 1989, 135; (124) FrauenWarte, 1936, H. 7; (125) Constanze 1958, H. 9; (128) Werbung o.b.; (129) Woman's Almanac, a.a.O., 42; (131) Neubert, R., Das neue Ehebuch, Rudolstadt 1957; ; (133) Bourke-White, M.,
Deutschland April 1945, München 1979, Abb. 38; (134) Martius, H., Das kleine Frauenbuch, Stuttgart 1965, 18
(139) Constanze 1/1959; (140) Constanze 1/1959; (141) Johnson & Johnson; (142) Constanze 16/1957; (144)
Westenrieder, a.a.O.; (151) Sexualität konkret, Hamburg 1979, 137; (155) FRAU, ein Handbuch, München
1978, 280; (157) Courage, a.a.O., 45; (159) ebd., 84; (161) Courage, a.a.O., 34; (165) päd extra, 12/1984.

Die Autorinnen

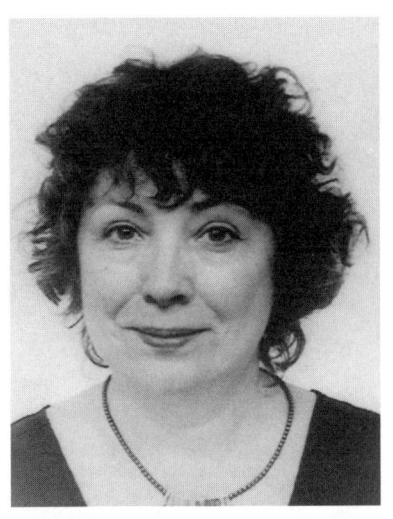

Sabine Hering,

Prof. Dr. phil., geboren 1947 in Hamburg, Gründerin und langjährige Mitarbeiterin des Archivs der deutschen Frauenbewegung in Kassel, seit 1993 lehrt und forscht sie an der Universität in Siegen.

Zahlreiche Veröffentlichungen zur Geschichte der Frauenbewegung, der Wohlfahrtspflege und zur politischen Bildung.

Ihr neues Leben im Post-Klimakterium genießt sie in vollen Zügen. Sie ist aber nach wie vor an der Geschichte der Menstruation und Hygiene interessiert und betätigt sich als Autorin und Vortragsrednerin zur Menstruationsgeschichte und angrenzenden Themen.

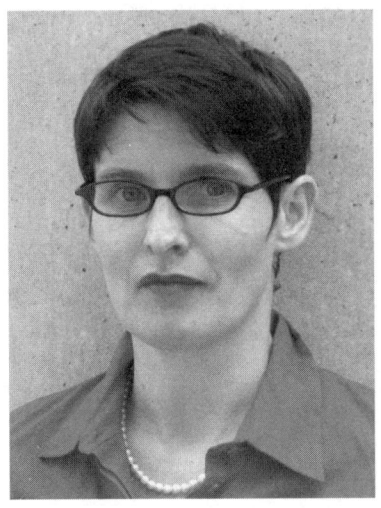

Gudrun Maierhof,

Dr. phil., geboren 1962 in Fulda. Langjährige Mitarbeiterin im Archiv der deutschen Frauenbewegung in Kassel, 1994 bis 1999 freie Autorin in Frankfurt am Main. 1999 bis 2002 Forschungsaufenthalt in den USA.

Zahlreiche Veröffentlichungen zur Frauengeschichte, unter anderem zur jüdischen Selbsthilfe in Deutschland 1933 bis 1943. Zur Zeit lebt sie als freie Autorin und Wissenschaftlerin in Berlin.

Menstruationserleben sehr positiv, Verlauf normal, bisweilen immer noch schmerzhaft, dies hat auch die Arbeit an der 2. Auflage dieses Buches nicht verändert.

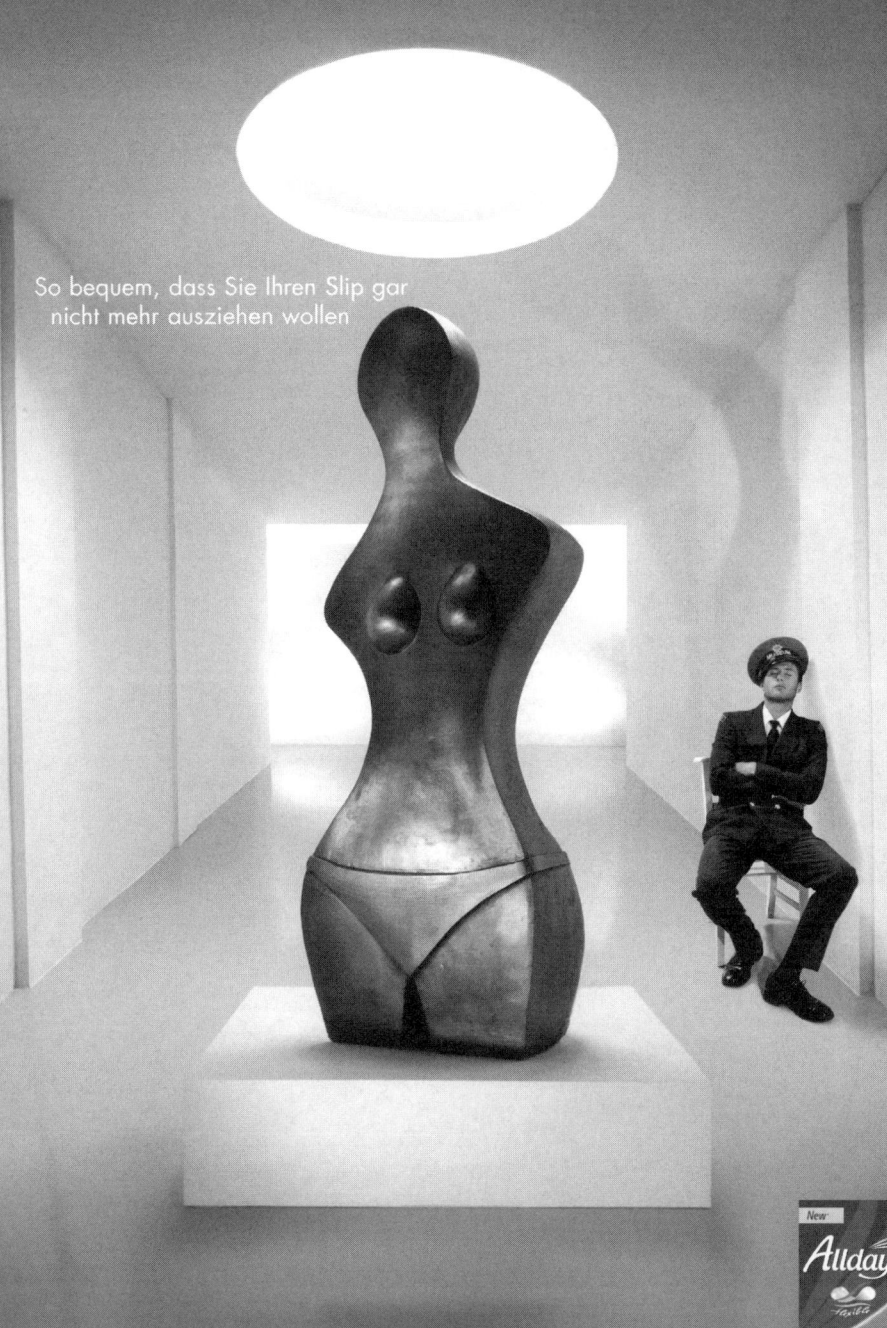

Für Ihre leiChten Tage

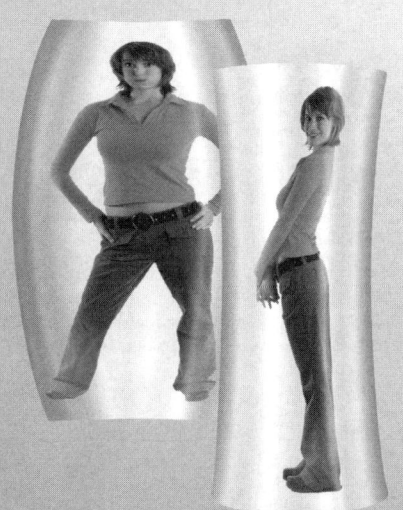

Jede Periode ist anders.
Von Frau zu Frau.
Und von Tag zu Tag.
Während der ersten
Tage ist Ihre Periode
wahrscheinlich stärker,
danach wird sie "leichter".
Deshalb haben wir
eine Binde speziell
für Ihre leichten Tage
entwickelt –
die neue Always Light.

Always Light
Die leiChte Binde
für Ihre leichten Tage

Spricht die Sprache
Ihres Körpers. " " always leicht

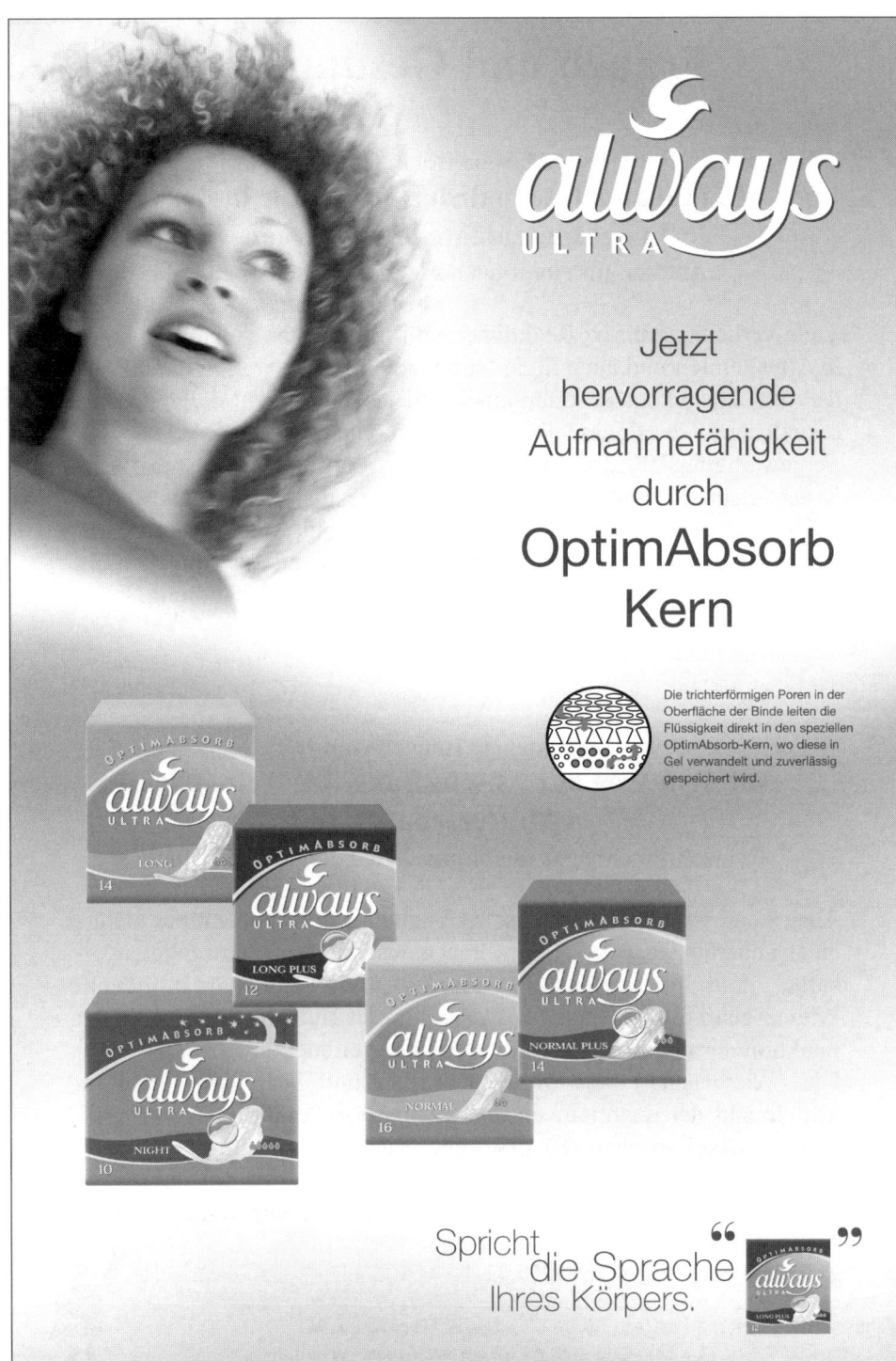

Frauen und Gesundheit

Martina Böhmer
Erfahrungen sexualisierter Gewalt in der Lebensgeschichte alter Frauen
Ansätze für eine frauenorientierte Altenarbeit

Viele Verhaltensweisen, Reaktionen und Botschaften von alten Frauen in Altenheimen und auch in der ambulanten Pflege weisen darauf hin, daß im Pflegekontext traumatisierende Erfahrungen durch erlebte sexualisierte Gewalt aktualisiert werden können.
Vergewaltigung in der Ehe, Zwangsprostitution, frauenspezifische Kriegserlebnisse und auch "alltägliche" sexualisierte Gewalt wurden möglicherweise nie thematisiert oder aufgearbeitet. Die Autorin fordert ein anderes Verständnis für alte Frauen, ein anderes Umgehen mit ihnen - in Pflegesituationen, Diagnosestellung und Behandlung.

136 Seiten, 15,90 Euro, ISBN 3-933050-16-2

Magdalene Heuvelmann
Auf dem Weg zur Abschaffung der weiblichen Mutterschaft?
Deutschsprachige akademische Gynäkologie 1920-1939

Ausgehend von der These, dass weibliche Mutterschaft immer mehr - unter anderem über die Kontrollmechanismen der "Schwangerenvorsorge" und pränatalen Diagnostik - von einer ›männlichen‹ Wissenschaft durchdrungen wird, stellt dieses Buch die Frage nach der Funktion der Gynäkologie in diesem übergreifenden Prozess.
Die "Wissenschaft vom Weib" der 20er und 30er Jahre steht im Mittelpunkt der quantitativen und qualitativen Analyse des akademischen gynäkologischen Diskurses über Mutterschaft. Zugespitzt lautet die Leitfrage der Autorin, ob sich die Gynäkologie bereits damals als eine ›bessere‹ Mutter sieht, als es eine leibliche je sein könnte.

227 S., 24 Euro, ISBN 3-933050-32-4

Mabuse-Verlag GmbH ● Postfach 90 06 47 ● 60446 Frankfurt a. M.
Tel.: 069 - 97 07 40 71 ● Fax: 069 - 70 41 52 ● www.mabuse-verlag.de

Frauen und Gesundheit

Marion Hulverscheidt
Weibliche Genitalverstümmelung
Diskussion und Praxis in der Medizin
während des 19. Jahrhunderts im deutschsprachigen Raum

Weibliche Genitalverstümmelung wird in der öffentlichen Diskussion als barbarischer Akt innerhalb der ‚minderen Zivilisation' einiger afrikanischer Ethnien wahrgenommen. Kaum jemand weiß, dass sie zur Behandlung der Masturbation, der Hysterie und anderer vermeintlich typischer weiblicher Störungen auch im deutschsprachigen Raum praktiziert und sehr kontrovers diskutiert wurde. Marion Hulverscheidt stellt diesen fast vergessenen Abschnitt der Medizingeschichte anhand von Fallbeispielen in klarer und sensibler Sprache erstmals umfassend dar. Dabei werden der historische Rahmen ebenso wie die Verbindungen zur sich konstituierenden Ethnologie und Anthropologie aufgezeigt.

192 S., 21 Euro, ISBN 3-935964-00-5

Stefanie Ackermann
Selbstverletzung als Bewältigungshandeln
junger Frauen

Eine zunehmende Anzahl von Menschen verletzt sich selbst. Sie schneiden sich mit Rasierklingen, Messern oder Scherben, verbrennen sich mit Zigaretten. Stefanie Ackermann erläutert, warum dies hauptsächlich junge Frauen sind und welche Faktoren zur Zunahme dieses Verhaltens führen. Unter Berücksichtigung persönlicher und gesellschaftlicher Bedingungen werden Erklärungsmodelle entwickelt, die Selbstverletzung als Bewältigungshandeln verstehen. Die Autorin zeigt, dass in der Sozialen Arbeit zentrale Handlungsansätze zur Unterstützung dieser jungen Frauen liegen, und lässt Experten, Betroffene und Angehörige zu Wort kommen.

127 S., 17 Euro, ISBN 3-935964-04-8

Mabuse-Verlag GmbH ● Postfach 90 06 47 ● 60446 Frankfurt a. M.
Tel.: 069 - 97 07 40 71 ● Fax: 069 - 70 41 52 ● www.mabuse-verlag.de

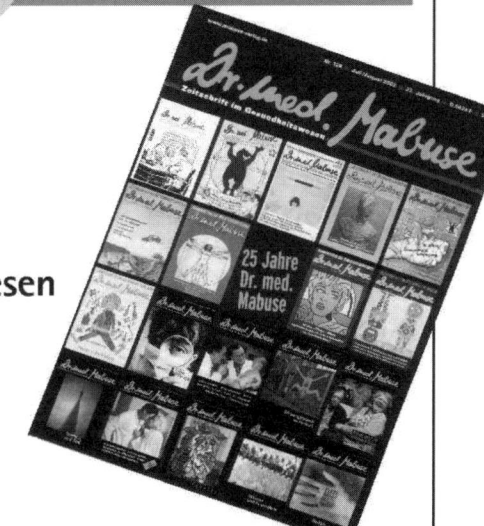
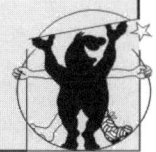